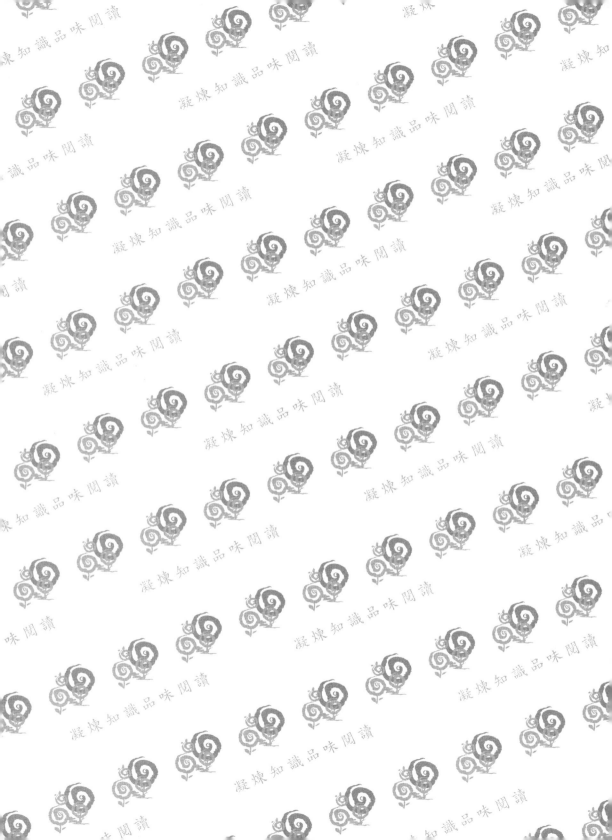

長期照護概論

張宏哲　主編

張宏哲、吳家慧、王潔媛、鄭淑方　合著

五南圖書出版公司 印行

目　錄

第一章
臺灣長期照護政策

王潔媛

第一節　長期照護的定義和理念

　　長期照護之發展與演進跟高齡社會來臨有密切關係，隨著社會與經濟快速變遷，加上家庭型態與家戶人口下滑、婦女勞動參與率提升、疾病型態由急性轉變爲慢性化、生育率降低等改變，造成少子女化與人口老化現象。可知隨著社會變遷與發展，衍生勞動力減少、撫養負擔加重等諸多挑戰，連帶改變健康與環境、公民社會及人權發展的意識。高齡社會中面對生老病死是大多數人必經的歷程，伴隨老化和疾病而來的是許多健康和醫療照護上的問題，家庭如何負擔老、弱、病、苦之多元壓力，尤其是面對老衰及身心障礙者長期密集性的照顧需求，實有賴於健全的長期照護政策建構，藉由國家政策回應不同世代人口數量及結構的轉變，提供持續性與整體性照顧，維持受照顧者的健康及生活自理能力，實爲高齡社會的關鍵性議題。

　　據內政部統計月報資料顯示，我國在1991年臺灣平均每戶有3.94人，2015年家戶人數下降爲2.77人，2022年1月平均每戶人口數量更僅剩下2.59人，再創歷史新低。因爲人口減少、分戶與單身戶增加，也都會導致每戶家戶人數呈現逐年下滑的趨勢，單身族在未來可能躍居成爲社會型態的主流之一，說明我國家庭照顧人力越來越少（內政部，2021）。進一步對照衛生福利部（2018）在長期照顧十年計畫中推估，指出2011年之長期照顧服務需求人數爲27萬9,411人，若將身心障礙者照顧人數一併計入，2018年我國需求長期人數爲58萬814人，2028年則高達81萬1,971人。隨長期照顧服務需求人數逐年成長，長照政策之規劃要滿足不同社經地位和健康狀況及老人本身生涯規劃的需求，明確指出政府必須從基礎性和發展性兩種策略傾向作系統性的規劃，才能有效順應高齡化社會和少子化的社會型態，長照資源布建更是首要任務，落實在地老化政策。

壹、長期照護的定義

　　內政部（2018）公布「108年簡易生命表」中指出，國人的平均壽命為80.9歲，其中男性77.7歲、女性84.2歲，皆創歷年新高。進一步與全球平均壽命比較，我國男、女性平均壽命分別高於全球平均水準7.5歲及9.2歲。以六都而言，2019年的國人平均壽命，以臺北市83.9歲最高，其餘依序為新北市、桃園市、臺中市、臺南市及高雄市；男、女性平均壽命亦均以臺北市最高，呈現自北而南遞減的情形。隨著我國人口之平均餘命（life expectancy）逐年增加，死亡年齡分布也朝向高年齡推進，若將平均壽命分成「健康」及「不健康」兩部分觀察，依衛生福利部統計，2018年國人健康平均餘命72.3歲，不健康平均存活年數8.4年（合80.7歲）（行政院主計總處，2021b），可知對生活品質及家庭照顧者造成的影響，隨著醫療進步，延長壽命已非遙不可及，但生命品質才是真正應該追求的目標，避免讓老年生活的規劃陷入風險。

　　身心障礙者的面貌並不單一，涵蓋不同障礙類別、障礙程度、性別、年齡層及職業，其需求非常多元，隨著身心障礙人口總數持續增加，如何能提升身心障礙者之福祉，需藉由政府或民間之支持系統，因應解決其個人照顧或家庭支持服務之相關需求。根據行政院主計總處（2021a）統計，截至2008年底止，身心障礙者人數共計104萬585人，占總人口數4.52%，2021年3月底我國領有身心障礙證明（手冊）者119.8萬人，占總人口數5.1%。若按身心障礙者年齡別觀察，2021年3月底以65歲以上高齡者占比最高，約占四成五。進一步與性別交叉觀察，女性高齡者比重51.3%，較男性的39.4%，高11.9%。另就障礙等級分，以輕度障礙者46.5萬人（占38.8%）最多，其次中度38.6萬人（占32.2%），重度及極重度各20.5萬人及14.2萬人，兩者合占二成九。從統計數據可知，我國有120萬之身心障礙者多是仰賴非正式照顧體系，對於家庭的財務支出、勞務工作、精神負荷所造成的壓力與負擔實非規模趨於小型的家庭所能長期承擔。建構多元照護的長期照護服務網絡，攸關身心障礙者權益保障及生活福祉，加上失能通常發生在生命晚期，功能障礙使健康照護服務需求更加

多元，疾病慢性化更引發對慢性病患的健康管理及心理適應上的需求，人民更加仰賴長期照護體系的健全發展，藉由國家與家庭責任的劃分、人力資源運用，共同回應高齡社會的照顧需求。

貳、長期照護服務對象及特性

　　長期照顧（long-term care，長期照護）的定義，Kane和Kane（1987）指出乃「針對喪失或未曾擁有日常生活功能者，提供持續一段長時間的醫療、護理、個人與社會支持的照顧；其目的在促進或維持身體功能，增進其獨立自主的正常生活能力」。OECD（2011）指出，長期照顧乃是「一個人伴隨身體或認知功能能力的程度減低所需要的一系列服務，因此較長的時間在於協助其基本日常生活活動依賴，例如：洗澡、穿衣、吃飯、上下床（或椅子）、走動和使用浴廁等」。

　　而我國衛生福利部則認為長期照護係指「針對需長期照護者提供綜合性與連續性之服務；其內容可以從預防、診斷、治療、復健、支持性、維護性以至社會性之服務；其服務對象不僅需包括病患本身，更應考慮到照顧者的需要」。同時，在《長期照顧服務法》第三條中明定「長期照顧：指對身心失能持續已達成預期達六個月以上者，依其個人或其照顧者之需要，所提供之生活支持、協助、社會參與、照顧及相關之醫護服務」（全國法規資料庫，2021）。其中，身心失能者之定義係指身體或心智功能部分或全部喪失，致其日常生活需他人協助者。綜上討論可知，長期照護服務是用來協助身心功能障礙者恢復受損的功能、維持既有的功能，或者提供他們在執行日常生活活動所需的協助。

　　根據2017年「老人狀況調查報告」結果推估，65歲以上生活上需要照顧或協助人數為90.7萬人，其中67%主要由家人照顧，外籍看護工照顧占17.1%，機構照顧占5.8%。需要照顧的家人以「配偶」占49.1%最多，其次為「父母」（含配偶父母）占34.9%。家庭的支持力量日漸薄弱致使應對高齡照護的能量下降，老人成為公共政策主要標的對象，說明在高齡社會中，「家戶規模小型化」對社會與經濟支持功能弱化，影響老人與家

庭照顧者的角色與互動性。為能配合重建及維護發展以獨立生活為導向之照護，長期照護有別於急性醫療，著重於非機構式之社區照護或是居家照護之服務模式。其特質如下：(1)長期照護服務的技術層級雖然較低，但當個案具有多重醫療問題時，其複雜程度隨之提升；(2)長期照護包含健康、醫療、社會、環境、輔具等跨領域之需要，因此其涵蓋的範圍比醫療服務更廣；(3)長期照護體系的發展不只是照顧服務的提供，還必須同時包含居住環境條件以及輔具提供的考量。長期照護服務內涵包含三大類，包含：(1)協助日常生活活動的服務；(2)提供評估、診斷、處置等專業服務；(3)提供輔具和環境改善之服務。說明長期照護之特質強調治療和生活的統合，在理念上，完整的長期照護體系，應結合健康醫療照護及社會福利服務，融入日常生活照顧之中，方能發展綜合性與多元性的服務體系，提供身心功能障礙者完整全人的照顧。

參、長期照護的理念

依據內政部統計，2021年1月底我國老年人口（65歲以上）380.4萬人，占總人口比率自2018年3月底超過聯合國定義之「高齡社會」門檻值14.0%後，續升至 16.2%，至2040年將升至30.2%，2070年持續增加至41.6%，且其中超過四分之一為85歲以上之超高齡老人（行政院主計總處，2021c）。另隨著高齡人口增加，預估死亡數亦將由2020年之19萬人，逐年增加至2040年之28萬人及2070年之33萬人（國家發展委員會，2022），說明我國超高齡人口快速成長。65歲以上長期照顧家人主要照顧者之平均照顧年數為8.9年，平均每日照顧時數為14.2時。其中有49.2%沒有可以輪替的人，主要輪替照顧者為「兒女或其配偶」（25.0%）、「配偶或同居人」（15.2%）。爰此，規劃老人福利政策與長照制度時，應提升對家庭照顧能力的具體支持，以因應人口老化的照顧需求。

長期照護服務的對象是功能障礙者。一般而言，功能障礙係指身體功能障礙與認知功能障礙，身體功能障礙指無法獨立進行日常生活活動（activities of daily living, ADLs）與工具性日常生活活動（instrumental activities of daily living, IADLs）。長期照顧的需求等級是以一個人是否能夠獨立完成日常生活活動，或心智健全的程度作爲評估依據。常見的評估方式包含：

1. ADLs項目，包含吃飯、上下床、穿衣、上廁所、洗澡。
2. IADLs項目，包含購物、洗衣、煮飯、做輕鬆家事、室外走動、打電話、理財、服藥。
3. 認知功能，包含定向感、記憶、抽象思考、判斷、計算、語言能力等。

　　身體功能障礙評估標準以需工具或需人幫忙爲準，長期照護政策如何能因應不同世代人口數量及結構的轉變，營造出友善之高齡社會環境，攸關國民生活福祉。Swartz（2013）以長期照政策爲重點，分析經濟合作暨發展組織（Organization for Economic Copperation and Development, OECD）國家的老年支持政策的變化趨勢，以及各國長期照顧政策的異同，包括：(1)將老年照顧視爲個人責任或社會共同責任；(2)採殘補福利制（只照顧窮人）或全面涵蓋制（有照顧需要的都進入，無論經濟狀況），或混合制（又稱社會安全網，有需要者都符合獲得服務的條件，但依經濟狀況不同而有不同的部分負擔）；(3)由政府決定照顧需要和服務提供方式的程度；(4)財源與永續性；(5)不同服務機構及部門間的協調與整合程度。隨著老年人口快速攀升，福利應採殘補福利制或全面涵蓋制，不僅涉及政府預算與永續性，更涉及政府在決定照顧需要服務提供方式的策略，納入促進老人福利政策與照顧體系銜接和整合的整體考量，以能因應現行老人人口群之需求。

　　鑑於長期照顧服務的迫切需求，如何能讓服務對象及家庭照顧者合理承擔長期照護的負荷，有賴於「量身訂做」的多元服務，且在保有彈性下，避免遷就現況之情境。陳惠姿（1999）則認爲長期照護是指一系列的照護服務，提出5R的觀點，指出應能依照失能者（失去體能或智能者）所保有的功能，長期照護服務應以合理之價格（right cost），在合適之場所（right place），由適當的服務者（right provider），在適當的時段（right timing）提供恰如所需之服務（right level of services），其目的是爲保有尊嚴，能自主地享有優質的生活。服務是爲滿足他人的需要而存在，應盡量貼近使用者的觀點。因此，如何滿足快速增加的長期照護需

求，將是各國醫療體系必須面對嶄新的挑戰。在長期照護服務之政策規劃與檢討上要徵詢使用者的意見，兼顧世界發展的趨勢及未來民眾需求的問題。

第二節　長期照護的政策沿革

　　檢視我國長期照顧相關政策的發展軌跡始於1980年代，在此之前長期照顧服務大多依賴家庭與民間團體志願性服務力量提供老人及貧弱者照顧為主。有感於長期照護的前瞻與必要性，行政院乃積極規劃老人長期照護服務，內政部自1998年起陸續推動第一期至第三期執行加強老人安養服務方案（1998～2007年），為長期照顧多元實驗方案蓬勃發展期。綜合各部會有關老人照顧政策，對於《老福法》的落實有輔佐之效，但此方案因未框列專款經費支應，僅由各部會自行編列預算推動，致執行成效有限。在社政方面，根據《老人福利法》和《身心障礙者保護法》，補助養護機構的設立以及各種相關服務方案的進行，並提供中低收入戶接受長期照護服務的救助等。在衛生體系方面，衛政體系亦陸續執行「建立醫療網第三期計畫」（1997年）、「老人長期照護三年計畫」（1998年）及「醫療網第四期計畫」（新世紀健康照護計畫）（2001～2005年）；規劃加強復健醫療及長期照護服務方案，藉由醫療發展基金的利息補助製造誘因，鼓勵醫院附設護理之家。為整合長期照顧相關部會與資源，行政院經建會於2002～2004年間推行「照顧服務福利及產業發展方案」，首度將照顧服務對象由中低收入失能者擴及一般失能國民，鼓勵非營利團體及民間企業共同投入照顧服務體系，並以全面開發本國籍照顧服務就業人力為目標，期能漸少外籍看護工的聘用（圖1-1）（行政院經濟建設委員會，2005）。

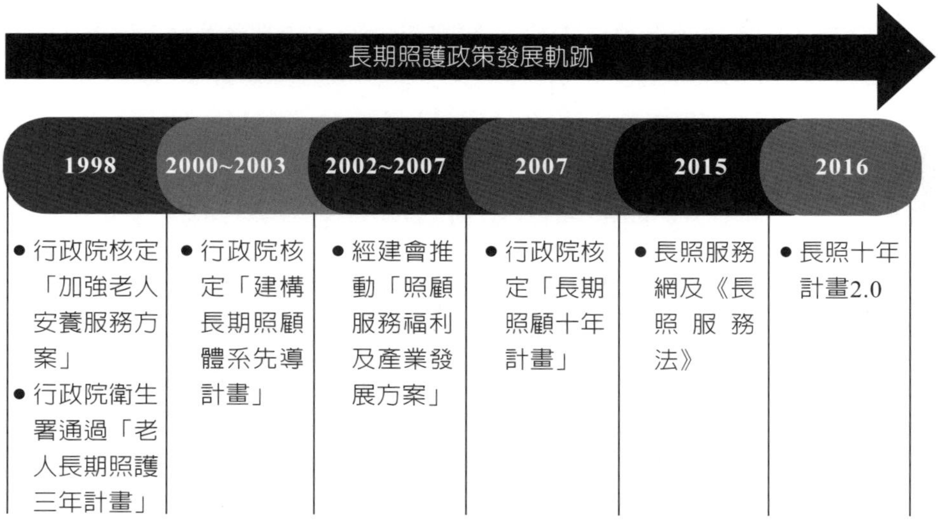

長期照護政策發展軌跡

1998	2000~2003	2002~2007	2007	2015	2016
● 行政院核定「加強老人安養服務方案」 ● 行政院衛生署通過「老人長期照護三年計畫」	● 行政院核定「建構長期照顧體系先導計畫」	● 經建會推動「照顧服務福利及產業發展方案」	● 行政院核定「長期照顧十年計畫」	● 長照服務網及《長照服務法》	● 長照十年計畫2.0

圖1-1　長期照護的整體政策藍圖

資料來源：衛福部（2019）。

壹、建構長期照護體系先導計畫（1998～2003年）

　　行政院社會福利委員會為促進長期照顧服務資源的開發與服務體制的整合，於2000年1月核定「建構長期照護體系先導計畫」三年計畫，以「充實社區化照護設施，普及機構式照護設施」為照護方向，並建立整合性服務網絡，試辦「長期照護管理示範中心」為目標。以「在地老化」作為總目標，參探世界主要國家長期照護經驗、評估全國各地長照服務需要、研議人力資源發展策略、研議發展社區照顧服務、研議照顧管理機制之建構策略、研議財務支持策略、以實驗社區獲取實務經驗、製作老人及身心障礙者教材等多項內容。

　　由內政部委託臺灣大學辦理「建構長期照護體系先導計畫」，第二年計畫則由內政部委託臺北縣政府、嘉義縣政府辦理建構長期照護體系先導計畫臺北縣三鶯實驗社區、嘉義市實驗社區第一年計畫。明定各項重要策略及方法，擴大各類服務體系的合作空間，以研議、宣導、溝通與推展進

一步長期照護相關資訊。其目的在於建構完整之長期照護體系，使因傷病或老衰而導致身心功能障礙的失能者，能獲得適切的服務，以增進其尊嚴獨立生活能力，提升其生活品質。

建構長期照護體系先導計畫之研究團隊（2000），針對現有長期照顧政策提出檢討如下：

（一）行政體系的分歧。

（二）偏重機構照顧，忽略居家支持的設施發展發展策略。

（三）現行法制無法提供居家支持服務的設施發展誘因。

（四）人力發展策略不足。

（五）全民健保給付和醫療網規劃偏離理想長期照護目標。

（六）缺乏完善財務支持機制。

貳、照顧服務福利及產業發展方案（2002～2007年）

為整合長期照顧相關部會與資源，行政院經建會於2002～2004年間召集內政部、衛生署、原住民委員會、農業推廣委員會等相關部會共同推動「照顧服務產業發展方案」，以期能透過更確實的溝通及宣導工作，全面提升照護服務品質、建立照護服務資源網絡，以保障長期照護服務使用者權益。此方案也被列為2002年推動「挑戰2008：國家發展重點計畫中第十項計畫——『新故鄉社區營造』之子計畫」，推行「照顧服務福利及產業發展方案」，此方案透過適度補助一般戶失能者使用居家服務，輕度失能每月全額補助八小時，第九至二十小時補助50%；中重度失能者全額補助十六小時，第十七至三十六小時補助50%，藉此誘發民間需求，創造就業機會，以能有效建立照顧服務管理機制、加強服務輸送系統。此方案重點完全以促進就業為主，投入大量資源企圖創造照顧產業的發展，但仍不敵國人對外籍看護工的依賴（吳玉琴，2011）。

參、醫療網第四期計畫——「新世紀健康照護計畫」

　　為達整合醫療資源，充實民間及公共醫療設施、提升與監督醫療照護品質、加強基層醫療保健服務、醫事人力規劃與提升專業素質以有效推動長期照護相關服務，衛生署由院列管之「醫療網第四期（新世紀健康照護）計畫」，案經行政院2000年7月24日函示由經建會審議通過，執行期間為2000年1月至2004年12月），核定計畫經費33億3,900萬元。計畫實施目如下：

（一）建構區域整合性醫療服務體系，提升醫療資源投資效益；
（二）保障全國民眾獲得有效與優質之醫療服務；
（三）強化基層醫療保健服務，推動社區健康營造工作；
（四）建立前瞻性醫事人力政策，提升專業智能；
（五）落實特定族群醫療照護，保障民眾就醫權益等五項。

肆、大溫暖社會福利套案旗鑑計畫——「長期照顧十年計畫」

　　「我國長期照顧十年計畫」基本目標為「建構完整之我國長期照顧體系，保障身心功能障礙者能獲得適切的服務，增進獨立生活能力，提升生活品質，以維持尊嚴與自主」（行政院，2007）。據此，行政院為加強安養服務，特訂定「加強老人安養服務方案」三年計畫，又核定衛生署提出的「老人長期照護三年計畫」，計畫將使用率低的醫院轉營護理之家、部分安養機構床位轉為養護床位、衛生所兼營日間照護或居家護理業務等，以充實長期照護設施，並規劃單一窗口的試辦，為我國服務網路建構催生。

　　2007年3月14日行政院於通過「我國長期照顧十年計畫」，估計十年內政府將投入817億3,566萬元。第一階段為三年一期，針對「貧富差距、人口老化、少子化、國民健康」四大議題，整合內政部、教育部、衛生署及勞委會等主要部會，此為臺灣因應高齡社會來臨，除國民年金制度之

外，最龐大的社會福利計畫。計畫之服務對象為日常生活需他人協助之失能者，包括65歲以上老人、55歲以上山地原住民及50歲以上之身心障礙者及僅工具性日常生活活動功能（IADLs）失能且獨居之老人等四類。在服務對象失能等級之界定如下：

1. 輕度失能：一至二項日常生活活動功能（ADLs）失能者。
2. 中度失能：三至四項ADLs失能者。
3. 重度失能：五項（含）以上ADLs失能者。

　　此計畫強調跨部門間合作，中央扮演政策規劃及協助資源發展角色，地方則成立跨局室長期照顧推動小組，以達到事權統一、目標一致行政整合效果。第一階段三年衝刺計畫內容如下：

1. 建構長照管理中心綜合評估機制（衛生署、內政部）。
2. 結合民間資源提供長照服務（衛生署、內政部）。
3. 建立支持家庭照顧者體系（衛生署、內政部）。
4. 強化長照服務人力培育與運用（衛生署、內政部、勞委會）。
5. 投入適足專門財源，建立穩健長照財務制度（衛生署、內政部、勞委會、財政部、主計處、經建會）。

　　然隨著社會人口結構急遽變遷；社會問題的複雜性與多樣化連帶引發高度的社會福利需求，既有的社會福利業務及社會福利經費無法完全反映人民之既有需要。隨著政府職能的擴展，如何提供更為前瞻性及有效能的服務，克服因為權責、財力、人力等相關資源的不足之困境，加上城鄉落差的限制，要能配合與落實中央層級的要求仍有其窒礙難行之處，更是當務之急。行政院（2013）指出，「長期照護服務網計畫」說明就照管中心服務體系功能而言，主要職責是採取需求評估後協助個案及家屬取得有效且適當之長照各項服務，建立連結連續性之照顧體系，並藉由整合性的服務輸送，避免服務重疊、片斷與零散，讓有限資源發揮最大效用，培植以社區為基礎的健康照護團隊，俾利長照制度永續發展。然而，面對各地方政府不僅有城鄉落差，地方政府發展資源之能量亦不同。因此，定期檢視各縣市鄉鎮市區長期照顧服務需求、服務發展與使用狀況，透過資源發展縮短長期照顧需求與服務落差，並能鼓勵民間團體機構投入各項長照專業服務。

伍、長期照顧十年計畫（長照2.0）

　　隨著人口老化及照顧服務需求多元化，為因應失能、失智人口增加所衍生之長照需求，提供從支持家庭、居家、社區到住宿式照顧之多元連續服務，建立以社區為基礎之長照服務體系，行政院於2016年12月核定「長照十年計畫2.0」（簡稱長照2.0），並自2017年1月起實施長照2.0，以因應高齡化社會的長照問題（衛生福利部長期照顧司，2019）。同時，為整合長期照顧業務，2018年9月5日設立「長期照顧司」，共分四科辦事，以掌理長期照顧政策、制度發展之規劃、推動及相關法規研擬；長期照顧人力培訓、發展之規劃、推動及執行；長期照顧服務網絡與偏遠地區長期照顧資源之規劃及推動；以及居家、社區與機構長期照顧體系之規劃、推動及執行等。隨著醫藥的進步及人類壽命增加，長期照顧需求的潛在風險也會隨之增加。長期照顧是一項長時間、重複、繁瑣，且高勞力的工作，由家庭成員單獨地負擔成為不可承受之重。人類建構的社會組織具有高度互助性，唯有透過自助互助的模式，共同分擔照顧責任與風險，才能真正獲得壽命延長後有品質的生活。長期照顧司目前分四科（衛生福利部長期照顧司，2019）以掌理：

1. 長期照顧政策、制度發展之規劃、推動及相關法規之研擬。
2. 長期照顧人力培訓、發展之規劃、推動及執行。
3. 長期照顧服務網絡與偏遠地區長期照顧資源之規劃及推動。
4. 居家、社區與機構長期照顧體系之規劃、推動及執行等。

　　「我國長期照顧十年計畫」及「長期照護服務網計畫」已完成其階段性任務，現階段應強化長照服務之普及性及在地化，提高長照服務品質，另由於《長期照顧服務法》通過，使長照服務制度有明確且一致之規範，在各方條件皆完備的情形下，行政院於2015年11月3日核定「長期照顧服務量能提升計畫」（2015～2018年）。該計畫整合過去的長照十年計畫、《長照服務法》及長照服務網計畫，並核定計畫總經費三年約300億元，持續提供民眾既有長照服務並普及長照服務資源、充實與培訓長照人力、適度發展長照服務產業、運用長照基金布建偏遠地區長照資源等。

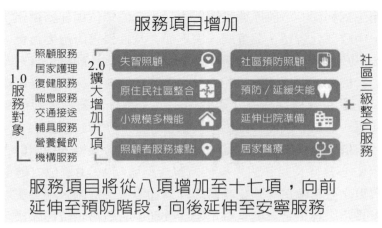

圖1-2　我國長照1.0與2.0的服務項目

資料來源：衛福部（2016）。

　　長照2.0係透過地方政府布建服務資源，運用中央政府核定補助之款項，補助或委託民間團體機構提供長照服務要能順利推動，除需結合中央政府、地方政府、民間團體及機構，跨域合作推動之外，在中央政府統籌辦理整體政策規劃，規劃整體資源發展及穩定長照財源，地方政府負責政策推動與執行，建置長照資源及服務之監督與品質管理更是關鍵（郭昱瑩，2019）。如由地方政府提出盤點情形，結合閒置或低度使用之空間進行布建或修繕公立、公設民營身心障礙福利機構，釋出空間配合長照2.0布建社區整體照顧服務模式資源，自行辦理或委託相關服務團隊進駐辦理，提供失能身心障礙者及長輩之相關長照服務。長照2.0目標為向前端銜接預防保健、活力老化、減緩失能，促進長者健康福祉，提升老人生活品質；向後端提供多目標社區式支持服務，轉銜在宅臨終安寧照顧，減輕家屬照顧壓力，減少長照負擔。除積極推廣社區整體照顧模式試辦計畫、發展創新服務，建構以社區為基礎的健康照護團隊體系，並將服務延伸銜接至出院準備服務、居家醫療等服務。另增加長照1.0現有服務之彈性，將服務對象由四類擴大為八類、服務項目由八項增至十七項，詳見圖1-2。

　　回顧我國長期照顧發展歷程，配合行政院組織改造於2013年7月23日

成立「衛生福利部」，將原衛生署署內二十一個單位與任務編組、五個所屬機關、內政部社會司、兒童局、家庭暴力及性侵害防治委員會、國民年金監理會以及教育部國立中國醫藥研究所等單位，一起整併為八司六處事權統一的新機關。地方政府為配合《長期照顧服務法》第八條規定，直轄市、縣（市）主管機關成立「照管中心」，負責專業需求評估與轉銜機制，以「單一窗口」制度，提供「個案管理」、「轉介服務」、「生活輔具展示及租借」等多項服務，以利接受使用長照者獲得妥適照顧之安排。由於照管中心執行長照評估，與社區整合型服務A及B單位之轉銜情形影響長照政策之服務輸送，強化團體之間溝通與協調機制，中央與地方、地方及承辦長照服務，皆為健全縣市照顧管理中心組織定位與職權，補足照顧管理督導與專員員額，降低照顧管理專員服務對象量，進行照顧管理專員職務分析，建立照顧管理專員訓練與督導體系，皆為提升行政效能，落實長照2.0相關政策之必要。

 ## 第三節　長期照護服務體系

　　《長期照顧服務法》第九條將服務類型分為居家式、社區式、機構住宿式、家庭照顧者支持服務及其他經中央主管機構公告之服務方式等五類。長照十年計畫2.0主要以發展社區照顧為主，期望透過社區照顧方式，讓需要照顧者可以在社區內繼續生活。因此，有需長期照顧服務者經過照顧管理中心評估CMS等級（即長照需要等級，Long-Term Care Case-Mix System, CMS）（表1-1），可使用長照四包錢獲得其所需的照顧服務，目前四包錢用於四大類長期照顧服務，第一類為照顧及專業服務，其中服務類型包括居家照顧、社區照顧及專業服務；第二類為交通接送服務，協助長期照顧使用者往返醫療院所就醫或復健；第三類為輔具與居家無障礙環境改善服務；第四類是喘息服務，提供家庭照顧者獲得休息服務。

　　失能通常發生在生命的晚期，功能障礙使得健康照護服務需求更加多元，而疾病慢性化更引發對慢性病患的健康管理及心理適應上的需求。根

表1-1　新舊制之長照失能程度對照表

評估依據	CMS等級 Long-Term Care Case-Mix System
末達失能程度	1a 診斷失智症無ADLs失能
	1b 衰弱老人伴隨IADLs失能
輕度失能 一至二項ADLs失能	CMS第二～三級
中度失能 三至四項ADLs失能	CMS第四～六級
重度失能 五項以上ADLs失能	CMS第七～八級

資料來源：彙整衛福部（2016）。

據我國2020年國人死因統計結果顯示，我國65歲以上人口主要死因65歲以上均以癌症及心臟疾病居前二名，肺炎及高血壓隨年齡增長排名往前。2020年年齡別事故傷害主要死因類別，45～64歲及65歲以上高齡者，則以跌倒排名第二，須提防高齡者跌倒之風險（衛生福利部，2021）。長照需求人數之推估，依照「長照2.0」核定本顯示，2019年度長照需求之推估人數為79萬4,050人，推估2026年時，長照需求人數將達100萬3,043人（衛生福利部，2016）。

　　高齡者醫療需求更為頻繁，隨老年人口快速成長，慢性病與功能障礙的盛行率將急遽上升，導致失能人口增加，連帶影響長照需求。對照長照服務人數自2017年為10.6萬人，漸次增加至2018年為18萬人，2019年為28.4萬人，截至2020年1至9月之長照服務人數為31.6萬人，長照服務人數持續增長（衛生福利部，2020）。現有的長期照顧2.0是以ABC將社區整體照顧模式銜接起來提供服務，行政院於2016年9月29日通過「長期照顧十年計畫2.0」（簡稱長照2.0），並於2017年1月1日開始實施（衛生福利部，2016）。政府積極於各地布建老人社區關懷據點、老人日照中心，期透過長期照顧管理中心結合社區整合型服務中心之評估，提供各地老人由居家照顧、送餐服務、喘息服務、輔具協助以迄交通服務等，甚至含括居家無障礙環境改善之各類補助，此即「長照四包錢」，付費則依照身分

別區分為一般民眾僅需負擔16%費用，中低收入戶負擔5%，低收入戶則基本零負擔之規範執行。

自2018年1月1日開始推動長照給付及支付新制，以提升長照支付效率、增加長照服務提供量能，共同布建社區整合型服務中心（A）、複合型服務中心（B）及巷弄長照站（C）。民眾有長期照顧需要時，可透過長照服務專線，撥打1966，與各縣市照顧管理中心聯絡，住院病人也可與「出院準備服務負責與照顧管理中心」聯絡，長期照顧管理中心負責評估、核定長照需求等級及服務給付額度，再由A個案單位協助個案擬定照顧計畫，連結及社區資源連結（B單位及C據點），以及後續的追蹤與品質監控盼能建構綿密的照顧資源網絡，提供整合彈性且具近便性的照顧服務，延緩老人的失能、失智，達成健康老化目標，降低養護機構壓力（圖1-3）。

衛福部2018年3月函頒「社區整體照顧服務體系計畫行政作業須知」，推動社區整體照顧服務體系（ABC），鼓勵地方政府結合長照、醫療、社福等單位辦理社區整合型服務中心（A）、複合型服務中心（B）及巷弄長照站（C）摘述如下：

1. A單位：係方案型的服務項目，由符合長照人員資格的個案管理人員協助失能者，依長照需要評估結果擬定照顧服務計畫，協助連結服務資源及個案管理服務，定期追蹤長照服務品質。在服務輸送流程、派案機制及A個管個案量之個案負荷經多次與實務工作者、地方政府及各領域專家學者討論後，衡量個案管理人員服務品質、服務對象失能程度、照顧計畫複雜程度及服務提供單位服務成本等因素，爰以規劃1：150之比例，自2022年起已調降為120案。

2. B單位：係指長期照顧服務提供單位，包含居家式長照機構及社區式長照機構，辦理照顧服務（居家服務、日間照顧、家庭托顧）、專業服務、營養餐飲、交通接送、喘息服務等。

3. C單位：係透過獎助計畫，結合社區基層組織進行預防性的服務，提供社會參與、健康促進、共餐服務、預防及延緩失能服務。

我國截至2020年9月底已布建A級469處、B級829處、C級2,529處，檢視2021年8月底布建之數量已有顯著提升A級699處、B級6,648處、C級

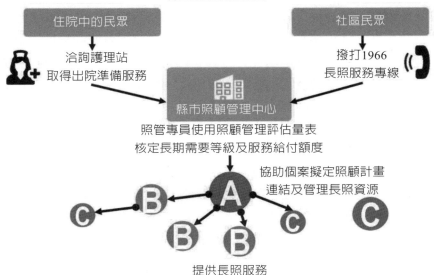

有長期照顧的需要……

住院中的民眾　　　　　　　　　　社區民眾

洽詢護理站　　　　　　　　　　撥打1966
取得出院準備服務　　　　　　　長照服務專線

縣市照顧管理中心

照管專員使用照顧管理評估量表
核定長期需要等級及服務給付額度

協助個案擬定照顧計畫
連結及管理長照資源

提供長照服務

圖1-3　我國ABC社區整體照顧模式

資料來源：衛福部（2016）。

3,576處。長照專業服務以生活照顧為軸心之長照，過去的重點都放在如何照顧、長照給付及支付基準，創新納入專業服務照顧組合，加入自我照顧的精神，透過專業照顧使高齡者能有效執行或參與日常生活活動，而非被動成為被照顧者，以增進日常生活獨立功能，減少照顧需求。專業服務係為滿足個案之長照需要。提供服務應確認長照個案的潛能、個案的動機、照顧者的配合（祝健芳，2021）。同時，為擴增長照服務量能、促進長照相關資源發展，以滿足失能者之多元長照需求，乃推動長照給付支付制度與長照服務提供者特約機制，另基於長照資源合理利用原則，考量長照服務給付公平性及效率性，衛福部擬具「《長期照顧服務法》修正草案」，總統並於2021年6月9日公布，修法共計十七條，主要重點包含：(1)長照特約及給支付制度法制化；(2)落實使用者付費原則；(3)設有長照相關科系私立高級中等以上學校得設立住宿式長照機構；(4)明定未立案長照機構違法樣態及罰則。未來目標在於提升照管中心與社區整合型服務

中心（A單位）專業及服務品質、長照機構管理及品質提升精進、強化人員訓練，落實訓用合一、多元行銷策略，宣導長照服務。

　　復因失智症病程頗長，極需仰賴醫療和社會照顧資源的提供，與後續的照護體系關係密不可分，隨失智症者病程之發展，多會面臨自我照顧能力退化，終至喪失運動及活動能力，日常生活二十四小時須完全依賴他人協助的階段。如何適切因應失智症患者在健康照護與社會需求，對照顧者而言更是充滿挑戰，如何因應失智者及其家庭適切的醫療及照護需求更是必要。因此，長照2.0政策服務對象納入50歲以上失智症者，實因照顧失智者需要特殊的專業，無論在資源面、服務面、需求面與政策面皆與失能者都有顯著差異。由此可知，長期照顧的服務涵蓋機構照顧、居家照顧、社區照顧與特殊照顧。在政策制定者、提供者、消費者及研究者之間，須考量服務體系老人及照顧者的多元需求，在生活及品質照顧上應兼顧雙重目標的回應。

　　同時，爲增加社區內失能失智長輩使用日間照顧服務近便性，提升社區式長照資源使用率，衛生福利部結合地方政府共同推動「一國中學區一日照」，期於2024年時全臺814個國中學區均能有日照服務資源，以均衡日照服務的資源分布。自2019年底推動迄今，日照家數已從四百餘家增至超過七百家，涵蓋國中學區亦由四成增至超過六成，成長1.4倍，在中央、地方政府及民間單位協力合作下，317處尚待設置日照中心的國中學區業已有144處已有規劃設立中之日間照顧中心，預估涵蓋率近八成。衛福部社家署（2017）綜整我國在建構長照服務體系資源建置面與服務使用者兩層面所面臨的挑戰，前者如在資源建置層面包含：(1)服務資源發展緩慢；(2)各服務提供單位之間缺乏整合；(3)服務體系欠缺向前延伸初級預防，向後銜接在宅安寧照護之整合性規劃。後者如服務使用者層面上，則有：(1)服務項目缺乏彈性；(2)服務可接近性待強化；(3)服務時段難回應照顧者需求；(4)家庭照顧者喘息服務需求未被充分滿足等待突破。未來仍繼續朝向強化社區照顧量能，加速布建綿密化服務網絡之目標邁進。

結論

　　世界衛生組織在 1948 年將「健康」定義為：健康不只是疾病或羸弱之消除，而是生理、心理與社會之完全健康安適的狀態（WHO, 1948）。高齡社會老人健康之維護與預防慢性病，有助於提升老人生產力，促進獨立自主生活。社會與家庭如何鼓勵老人多方參與社會，養成健康行為，以利生活品質之提升，在延長健康壽命之際更是活躍老化的關鍵。未來長照政策的發展，除了結合民間與企業資源，回應長照個案與家庭照顧者的實質需求，如何能落實應享有長期且健康的生活、社會參與與適切的居住環境、社會大眾人身安全及性別平等、健康權及生存權更為關鍵。整合臨床上的失能老人在急性、初級、長期照顧服務，並發展出以消費者為導向的輸送體系，承諾直接照顧人力的品質等改變，皆有賴於公共及政策的支持，方能減少服務不連續的限制（Stone et al., 2006）。

　　檢視「長照十年計畫」自2008年推動至今已具一定成效，其服務量占老人失能人口比率，由2007年的2.3%提高至2016年4月的35.7%，「長照2.0」每年預算需求從2017年之162.26億元，逐年成長至2026年之736.48億餘元，十年總計至4,721.68億元。然而，「長照2.0」計畫實施迄今，自2017年至2019年總支出經費分別為118億、356億以迄386億；而現行「長照2.0」計畫執行經費乃依各縣市政府財力分級，以95%～97%由中央支付，僅3%～5%由地方政府負擔居多，未來經費一旦停止或縮減，將影響「長照2.0」計畫之後續推動與執行，且恐增加地方政府在政策執行不確定性，並衝擊人力的穩定及永續性發展。面對長照的政策發展至今所面臨的諸多困境，如長照服務對象涵蓋範圍待擴大、長照人力資源短缺、偏遠地區服務資源不足、預算嚴重不足、家庭照顧者支持與服務體系有待強化、長照服務項目未能回應民眾多元需求、服務輸送體系散置未能集結成網、行政作業繁雜影響民間資源投入等（陳小紅，2020），仍有待未來逐一克服與回應。

參考資料

中文資料

內政部（2021）。民國110年8月戶口統計資料分析。2022年3月2日取自https://www.moi.gov.tw/News_Content.aspx?n=9&s=236254

內政部國情統計通報（2021）。65歲以上人口數及性別比例。2022年1月29日取自https://www.stat.gov.tw/public/Data/132162358VPAVQ8D.pdf

內政部統計處（2020）。國人更長壽了！平均壽命80.9歲再創新高。2022年2月7日取自https://www.moi.gov.tw/News_Content.aspx?n=2&s=198384

全國法規資料庫（2021）。長期照顧服務法。2022年3月2日取自https://law.moj.gov.tw/LawClass/LawAll.aspx?pcode=L0070040

行政院（2007）。我國長期照顧十年計畫——大溫暖社會福利套案之旗艦計畫。臺北：行政院。

行政院（2013）。中華民國人口政策白皮書。2022年3月2日取自https://www.ndc.gov.tw/cp.aspx?n=fbbd5fe5e5f21981

行政院主計總處（2021a）。110年3月底我國身心障礙者人數計119.8萬人。2022年3月2日取自https://www.dgbas.gov.tw/public/Data/162172111OM26LH57.pdf

行政院主計總處（2021b）。107年國人不健康平均存活年數8.4年。https://www.dgbas.gov.tw/public/Data/0820155425H1BK10HM.pdf

行政院主計總處（2021c）。110年1月底老年人口數為380.4萬人，占總人口16.2%。2022年3月2日取自https://www.stat.gov.tw/public/Data/132162358VPAVQ8D.pdf

行政院經濟建設委員會（2005）。照顧服務福利及產業發展方案第一期計畫執行情形總檢討報告。臺北：行政院。

吳玉琴（2011）。臺灣老人長期照顧政策之回顧與展望：老盟觀點。社區發展季刊，*136*，251-263。

吳淑瓊、呂寶靜、盧瑞芬（1998）。配合我國社會福利制度之長期照護政策研究。臺北：行政院研究考核發展委員會。

吳淑瓊、戴玉慈、莊坤洋、張媚、呂寶靜、曹愛蘭、王正、陳正芬（2004）。建構長期照護體先導計畫——理念與實踐。臺灣衛誌，*23*(3)，249-258。

祝健芳（2021）。長照2.0政策推動與未來展望。臺北：衛生福利部長期照顧司。

國家發展委員會（2022）。最新2022至2070年人口推估報告出爐。2022年4月1日取自https://www.ndc.gov.tw/nc_14813_36128

郭昱瑩（2019）。政策設計析論：長期照顧政策為例。文官制度季刊，*11*(2)，1-25。

陳小紅（2020）。長照2.0政策實施初探。監察院編印，2022年3月12日取自https://www.cy.gov.tw/AP_Home/Op_Upload/eDoc/%E5%87%BA%E7%89%88%E5%93%81/109/109000015%E9%95%B7%E7%85%A720.pdf

陳正芬（2011）。我國長期照顧政策之規劃與發展。社區發展季刊，*133*，192-203。

陳淑芬、鄧素文（2010）。臺灣長期照護服務體系的發展。護理雜誌，*57*(4)，5-10。

陳惠姿（1999）。老人社區照護之困境與突破。於中華民國長期照護協會主辦，一九九九年老人社區照護資源運用、開發與整合座談會講義。臺北：行政院衛生署。

衛生福利部（2013）。衛生福利部行政組織圖。2022年3月1日，取自https://www.mohw.gov.tw/cp-7-8-1.html

衛生福利部（2016）。長期照顧十年計畫2.0（106～115年）核定本。2022年3月7日取自https://1966.gov.tw/LTC/cp-4001-42414-201.html

衛生福利部（2019）。長期照顧的整體政策藍圖。2022年2月20日取自https://1966.gov.tw/LTC/cp-5198-42393-201.html

衛生福利部（2020）。「長照2.0執行現況及檢討」專案報告。2022年3月7日取自https://www.mohw.gov.tw/dl-64981-86dfd40d-7294-40d6-b914-52ac5483b43d.html

衛生福利部（2021）。109年度死因統計。2022年2月20日取自https://dep.mohw.gov.tw/dos/lp-5202-113.html

衛生福利部社家署（2017）。公共服務據點整備整建長照衛福據點計畫。2022年3月1日取自https://www.mohw.gov.tw/lp-3874-1.html

衛生福利部長期照顧司（2019）。長期照顧司。2021年3月1日取自https://dep.mohw.gov.tw/DOLTC/cp-4173-44312-123.html

衛生福利部統計處（2017）。106年老人生活狀況調查。2022年3月7日取自https://dep.mohw.gov.tw/DOS/lp-1767-113.html

英文資料

Kane, R. A. & Kane, R. L. (1987). *Long-Term Care: Principles, Programs, and Policies*. New York: Springer.

OECD (2011). *Help Wanted? Providing and Paying for Long-Term Care*. Available http://www.oecd.org/els/healthpoliciesanddata/47884520.pdf

Stone, P. W., Larson, E. L., Mooney-Kane, C., Smolowitz, J., Lin, S. X., and Dick, A. W. (2006). Organizational climate and intensive care unit nurses' intention to leave. *Critical Care Medicine, 34*(7):1907-12.

Swartz, K. (2013). Searching for a balance of responsibilities: OECD countries' changing elderly assistance policies. *Annu Rev Public Health, 34*, 397-412.

WHO (1948). *WHO definition of health*. Retrieved from http://www.who.int/

第二章
日德荷保險和臺灣的辯論

張宏哲

本章簡介日本介護保險、德國長照保險、荷蘭長照保險，以及臺灣長照保險的辯論等主題。每節大綱簡述保險開辦的考量因素、相關法令、財源籌措、給付方式、管理機制和服務體系，最後討論臺灣長照保險辯論的議題。

 ## 第一節　日本介護保險簡介

壹、介護保險開辦背景

　　日本開辦保險的因素很多元，主要的原因包括人口老化趨勢、減少社會性住院的浪費和緩解照顧者照顧的壓力，這些原因簡述如下（徐明仿，2017；李光廷，2008）。

一、人口趨勢

　　日本的人口老化趨勢嚴重且迅速，1997年65歲以上的人口比0～14歲的人口多，老年人口占總人口的15.7%，約1,976萬人，當年12月通過《介護保險法》，2000年人口總數開始下降，老化情形更為嚴重，2000年4月施行介護保險，此時，老年人口比率已經占總人口的17.3%（2,187萬人）。2015年老年人口26.7%，老化情形比歐美和亞洲各國嚴重，除了老年人口的比例相對高之外，老年人口比例倍增（例如：從7%倍增到14%）所需要的年數（約25年）比歐美各國（需要約50～90年）短促，表示可以回應老化問題的時間極為有限，顯示議題的急迫性。

二、社會性住院

　　介護保險開辦的部分原因是為了減少「社會性住院」（病情已經穩定

卻仍然留在醫院）的醫療支出和負荷，這種情形又以失智長者留置醫院耗費醫療資源的情形最為嚴重。另外，介護保險的開辦有助於提升長照服務的量能，除了可以因應與日俱增的長期照顧需求之外，也希望能夠減少臥床病人攀升的問題，間接地有助於減少長者住院的人數和住院日數。

三、家庭照顧負荷

人口老化、少子化和家庭結構的變遷，使得與子女同住的長者人數驟減，與子女同住的人口數降低了50%，老老照顧的安排也快速增加，加上婦女就業比例不斷攀升，第一線長照照顧人力急速下降，家庭照顧者介護的時間因而不斷增加，導致長照的悲歌和負面事件不斷激增（例如：老人虐待和自殺的悲劇），這些趨勢使得介護保險的開辦成為迫切的國家政策。

貳、法令和立法沿革

本段簡述介護保險的立法沿革（徐明仿，2017；周毓文、莊金珠、曹毓珊、蔣翠蘋，2009；李光廷，2008）。

一、介護保險之前

1929年就已經成立《介護法》，1950年通過《生活保護法》，對象是孤苦無依和需要安置的長者；1963年通過《老人福利法》，規範居家照顧和機構式照顧服務；為了介護保險的開辦做準備，於1989年開始了第一個黃金計畫，聚焦在服務資源和量能的發展。1994年開始新黃金計畫，持續發展服務體系，擴充服務資源和量能。

二、法令的理念

日本在1997年12月通過《介護保險法》，法令的主要理念是以提供照顧服務協助長者日常生活的活動和工具性日常生活活動，維護失能和失智者尊嚴，同時減輕家屬照顧負擔，特別是老老照顧配偶越來越多，負荷高於比較年輕的照顧者，只有透過社會保險民眾風險共擔制度的設計，才有可能減輕他們的身體、心理、社會和財務負擔，並落實在地老化理念。日本《介護保險法》對長者人權很重視，將禁止老人虐待和禁止約束的規範納入《介護保險法》的條文。

三、保險人界定

和其他開辦長照保險的國家相較之下，日本介護保險的保險人最獨特，市町村被界定為保險人，不是由特定的機構負責，主要是因為過去健保經驗以及落實在地化的理念，讓區域性特質、多元化、彈性化能夠顯示在保險的規劃裡；但是考量單一市町村的人口和財源的規模可能太小，容易造成保險財政不穩定，數個市町村可以組合成規模較大的「廣域連合」，作為數個市町村的共同保險人。

為了減少《保險法》的理念和實際落實兩者之間的落差，日本介護保險設置三年定期檢視和調整的機制，成為日本保險的最大特質之一，這項調整又建立在嚴謹的保險現況、介護服務實況和使用服務行為等資料的蒐集和分析的實證基礎上，使得調整的方向能夠確實反映實況。

參、保險財務與財源

一、保險財源分配

日本介護保險的財源分配包括保費和稅收（徐明仿，2017；周毓文

等，2009；李光廷，2008）。

(一) 保費

保險的保費收入占保險總經費的50%，第一類保險人（65歲以上老人）負擔的比例約20%，第二類保險人（40～60歲）負擔的比率比較高，約占30%。第一類保險人保費金額是由各市町村依當地服務需求量訂定，因此區域的人口老化的程度和失能人口的盛行率可能造成區域保費的落差。第二類被保險人的保費由保險人和雇主各分擔一半，因此，職業類別的薪資差異，也可能造成保費分擔金額的不同。

(二) 稅收

所有開辦長照保險的國家之中，政府稅收在保險總經費所占的比例，以日本最高，稅收大約占50%，包括國庫公務預算（20%）、都道府縣（12.5%）、市町村（12.5%）和調整交付金（類似統籌分配款）5%。最後一項的「調整交付金」是由市町村彈性調整保費，調整的考量因素是年齡層的保險認定率和區域的老人平均所得。年齡方面，75歲以上長者的保險認定率約31.7%，相較之下65～74歲長者僅4.4%，所以需要考量75歲以上老人的比率；在區域方面，必須考量區域的所得分布，例如：老人所得高的區域，需要繳的保費相對低，所得低的區，保費占所得的比率相對高，因此需要調整以平衡區域的差異，調整交付金交由各市町村自行調整，緩解市町村間財政落差。

(三) 自付額

為了落實使用者付費的理念，減少不必要的浪費，遏阻「既然繳了保費，不用白不用」的心態，長照保險都有自付額的設計，日本介護保險也不例外，因此，保險的少數的經費來自被保險人使用服務所付的自付額，每筆服務費用必須自付10%。相較於臺灣，從2002～2007年推動的「照顧服務福利及產業發展方案」，因為老人及身心障礙者的照顧需求，結合福利和產業的發展，建構比較完整的照顧服務體系，跳脫「殘補式」（只

補助低收和中低收入戶）的福利框架，開始擴充到一般戶的補助，起初的自付額定為40%，後來長照1.0計畫降調為30%，長照2.0計畫，照顧與專業服務降調為16%，比較接近日本介護保險的自付額水準。

　　從上述的財務分擔的情形可以看出即使強調民眾風險分擔的社會保險，一半左右的財源還是必須依靠稅收才有可能永續，日本的介護保險一半依靠保險，一半依靠稅收，保險和稅收攜手合作，不論是保險或稅收兩者都可能受到經濟和社會變遷的影響，造成保險財務的波動。

(四) 實收情形

　　以2016年為例（徐明仿，2017），第一類被保險人（65歲以上長者）繳費比例約22%（2.1兆），第二類被保險人（40～64歲）繳納的比例約28%（2.7兆），中央公務預算提供20%（1.8兆）和調整交付金5%（0.5兆）、都道府縣14.5%（1.4兆）、市町村12.5%（1.2兆）。收入總額9.6兆，支出8.9兆，餘絀0.7兆（服務使用者者的部分負擔）。

二、收支與調整機制

　　日本介護保險每三年檢討一次，並且依據檢討結果進行必要的調整，需要調整通常是為了節省資源和管控支出，隨著老年人口快速成長，失能人數攀升，少子化趨勢和工作人口逐年縮減，財務狀況只會逐漸惡化，調整是必要的措施，調整通常是以調升保費、調升比較富有的被保險人的保費、調升自付額、增加自付額項目、調升服務費、調降給付條件、提高補助門檻、鬆綁保險內和非保險相關的服務兩者之間可以同時使用或交互使用的政策。例如：2015年調整情形（徐明仿，2017）：

(一) 調整保費

　　為了公平分配，減少貧富之間的落差，強化資源配置的正義，介護保險的調整傾向於調高高收入者的保費，降低或減輕低收入者的保費。

(二) 調整自付額

2000～2015年自付額為服務費用的10%，2015年有些服務項目的自付額調整為20%，低收和中低維持免付費。另外，年金和其他所得280萬以上的獨老或是年金和其他所得346萬以上的夫妻，自付額調高10%～20%。

(三) 調整服務費

原本高額照護的服務費負擔設定一個上限，年金和其他所得收入在383萬以上的獨老和520萬以上的夫妻，上限予以調高，表示調高服務費的負擔。

(四) 補助門檻提高

為了避免資源不當使用和節省資源，低所得被保險人的機構住宿和餐費的補助審查變得更為嚴謹，單身超過1,000萬，夫妻超過2,000萬改為不補助。

(五) 給付標準的調整

為了節省資源和平衡預算，介護保險將過去可以使用某些服務的失能等級予以提高，藉以減少服務使用的人數，這項措施以「需支援」類別的調整幅度最大，過去「需支援一至二級」就可以使用「訪問照護」和「通所照護」服務，現在這兩項服務從介護保險服務中移除，轉道市町村的地方支援事業。過去需照護一至五級就可以入住老人特別養護之家，現在調高為三級以上才可入住。

(六) 法規鬆綁

開放介護保險內和保險之外的服務使用者可以內外互用，例如：使用介護保險制度內的日間照顧服務（day service）的人未來也可以使用介護保險制度之外的住宿日間照顧服務。

肆、資格認定和給付

一、申請和審查

(一) 申請窗口

　　想使用介護保險服務的被保險人可以向所在地的市町村或是「地區整體支援中心」提出「需介護認定」的申請手續（徐明仿，2017；周毓文等，2009；李光廷，2008）。

(二) 訪視評估

　　市町村會派遣調查員或委託照護服務業者派遣照顧管理師（care manager）前往申請者家中訪視，進行第一次審查，以專用軟體及電腦評估和記載受認定者的身心狀況。評估項目主要是：日常生活活動功能（ADL）和工具性日常生活活動功能（IADL）、認知功能（記憶、集中力、行為能力、意思理解）、行為精神問題（BPSD）、社會生活適應，另外，還有特別的醫療及日常生活自立程度的評估，這項自立程度評估分成障礙高齡者自立度及認知症高齡者自立度兩類。照顧管理師或調查員依據受評估者的狀態區分為需要維持或是具有改善的可能性，算出要介護的基準時間，屬於第一次判定。

(三) 認定審查

　　「介護認定審查會」由保健、醫療和社會福祉等五位專家組成，依據派遣調查員或照顧管理師進行的第一次訪視調查和審查結果的資料，參考家醫科醫師或主治醫師提供的意見書，進行第二次判定。認定結果於三十日內通知，認定前後的等級如果差異不大，有效期可以維持二年，差異如果很大則有效期為半年。

二、給付和個案管理

(一) 給付等級

　　介護保險的照護等級區分成兩大類，共七級（徐明仿，2017；周毓文等，2009；李光廷，2008）。

1. 要支援一基準時間≥25分，<32分；要支援二基準時間≥32分，<50分。
2. 要介護一基準時間≥32分，<50分；要介護二基準時間≥50分，<70分；要照護三基準時間≥70分，<90分；要介護四基準時間≥90分，<110分；要介護五基準時間≥110分。

(二) 給付額度

　　認定級數確認之後，必須確認支付額度的限度：

1. 要支援一（2,290～4,870單位）；要支援二（4,196～10,400）。
2. 要介護一（7,580～16,580）；要介護二（10,456～19,480）；要介護三（15,670～26,750）；要介護四（19,049～30,600）；要介護五（23,308～35,830）。

　　每單位約10日圓，機構可以考慮機構服務屬性和個案特質決定增加或減少收費。介護保險體系為了反映偏遠地區或特殊時段的人力和成本，每單位額度可以彈性調升，鼓勵偏鄉和特殊時段的服務。

(三) 個案管理

　　照顧經理除了前述的失能評估之外，在市町村核定給付之後，還有下列相關的責任，這些責任與我國長照2.0的「社區整合型服務中心」（簡稱「A單位個管」）很類似：

1. 擬定照顧計畫：照顧經理必須依據失能和需求評估的結果，考量被保險人和家庭的期待，擬定多元照顧計畫，並依據被保險人的給付額度連結服務資源，另外必須依個案實際情形修訂照顧計畫。
2. 定期不定期訪視：照顧經理接受保險人委託，每個月至少訪視個案一次，確認照護服務的情形、確保服務的品質、評估服務的效果、發現和

解決服務相關的問題。

3. 修訂服務計畫：除了定期不定期訪視之外，照顧經理也有責任接受個案和家屬的陳情，考量他們的意見，彈性修改照護計畫。

4. 協調服務機構：當服務使用者和服務機構之間的關係有些問題，或者有服務的糾紛，照顧經理必須協助協調資源的連結和轉介。服務的連結可以考慮照顧經理自己服務的機構。這和我國長照2.0的A單位個管可以連結自家的服務的規範一樣，容易造成球員兼裁判的問題。

伍、服務連結和使用

本段說明介護保險的服務連結和服務供給和使用情形。

一、現金和實物給付

德國的長照保險給付有現金和實物（服務）給付兩種，由於現金給付影響民眾以現金購買服務的意願，最終影響服務產業的發展，另外，家庭照顧者不一定會拿到現金，或者從現金給付獲益，緩解照顧負荷，日本的介護保險只提供實物給付，沒有現金給付。另外，日本的介護保險從40歲開始納保，但是40～64歲被保險人被限定只有罹患和老人相關的16種疾病才可使用服務，相較之下，65歲以上被認定需要照護均可使用服務。

介護保險的開辦使得家庭照顧者能夠使用正式的長照服務，希望有助於降低家庭照顧者負荷，不過，政策制定者不希望看到的是「道德的風險」（moral hazard），也就是家庭使用了正式的長照服務之後，可能造成照顧投入的時數和人力都縮減的問題，這種情形確實是發生了（佐藤信人，2010），這就是長期照護正式服務和家庭照顧非正式服務兩者之間的替代效應（張宏哲，2010）。

二、使用率和機構數成長

　　辦理社會保險比較常被提到的擔憂是保險開辦之後，民眾存著「既然繳了保費，不用白不用」的預期心態，服務使用人數可能大幅攀升，使得服務體系無法支應，這種情形並沒有發生（徐明仿，2017）。介護保險開辦之後的三至五年，使用率約成長三至五成，逐年成長，從2000～2014年，各種類型的服務都有倍增的情形，例如：團體家屋據點數量成長18.5倍（從675到12,511）、日間照顧機構數5.2倍（從8,037到41,660）、居家服務機構數3.6倍（從9,833到34,992）、輔具租賃3.1倍（從3,685到8,209）、居家護理家數1.7倍（從4,730到8,164）、特別養護老人之家1.6倍（從4,486到7,251）、老人保健型機構1.5倍（從2,683到4,099）。保險開辦之後，居家式服務和社區式服務的使用占多數，後來費用比較高的住宿式照護的使用率急速上升，為了抑制服務的使用，只好加收住宿費和餐費。

三、經營管理者的消長

　　從表2-1可以看出介護保險服務的經營管理者的消長，除了小規機有些不一樣之外，其餘的服務類別，2000年保險開辦的時候，社會福利法人在居家服務、日間照顧和團體家屋等三種服務類型所占的比例都高於營利法人和醫療法人；輔具租賃絕大多數是由營利法人經營，居家護理則是醫療法人。經過十四年之後，2014年六個服務項目都是營利法人居多，除了小規模多機能和居家護理之外，開放民間參與經營的居家型和社區型等四種服務類型甚至超過50%以上。由此可見，介護保險為了服務量能的提升必須開放民營化和市場化，結果就是營利法人在服務市場的市占率快速攀升，相關的問題也開始浮現，例如：以營利為依歸選擇服務對象、選擇可以獲利的區域和服務類型、關閉獲利不如預期的事業等（林淑馨，2020）。

表2-1 介護保險服務經營管理者的消長

服務類別	年度	社會福利法人	醫療法人	營利法人	總家數
輔具租賃	2000	8.3%	2.6%	82.6%	2,685
	2014	2.6%	1.4%	92.6%	8,209
居家服務	2000	43.2%	10.4%	30.3%	9,833
	2014	19.6%	6.2%	4.5%	34,992
日間照顧	2000	66.0%	4.2%	58.4%	8,037
	2014	27.7%	6.4%	58.4%	41,660
團體家屋	2000	37.5%	31.1%	21.2%	675
	2014	24.1%	17.0%	53.1%	12,511
小規機	2006	21.9%	13.9%	46.5%	187
	2014	31.6%	13.2%	45.9%	4,663
居家護理	2000	10.4%	53.3%	6.4%	4,730
	2014	7.4%	32.5%	40.3%	8,164

資料來源：取自徐明仿（2017）。

 第二節　德國長照保險簡介

壹、人口老化和照顧負擔

　　和其他國家的趨勢雷同，德國的人口老化和失能人口快速增加，老人人口比例增加，特別是80歲以上的高齡長者，加上出生率降低、核心家庭盛行、獨居人數上升等趨勢，使得扶老比逐年攀升（15～64歲青壯年和65歲以上老人的比率）；老人人口快速成長，家庭照顧的能量卻反而衰退，婦女投入職場的趨勢造成家庭照顧者供給的不足，家庭照顧的壓力加重，尤其是女性必須兼顧職場和照顧，或因為照顧必須辭掉工作，衝擊到家庭財務狀況。

造成家庭和國家負荷最嚴重的問題是住宿型機構照護的支出，德國的住宿式機構服務的費用昂貴，造成家庭沉重的財務負擔，家庭負擔不起只好依靠社會救助。依估計，保險開辦之前，約有九成的家庭必須依賴社會救助（江清馦，2009），老化和失能人數增加的趨勢，依賴社會救助的人數也不斷攀升，形成地方政府重大的財務負擔，成為開辦長照保險重要的目的之一。

貳、立法背景和長照意涵

　　本段說明德國長照保險開辦與立法的目的和背景。

一、保險開辦和立法目的

　　保險開辦之前必須事先立法，如前所述，除了因應人口老化和照顧的問題之外，主要的考量還是這兩項因素帶來的財務負擔，所以保險開辦和立法的主要目可以歸因於為了解決地方財務的問題，民眾付不起昂貴的住宿式機構服務，必須依賴地方政府的社會救助，依估計地方政府社會救助預算，有七成用於補助長照住宿式機構的使用，開辦長照保險成為必要的措施（江清馦，2009；王品，2014）。王品（2014）的分析顯示這項措施確實具有減輕地方政府財務的成效。不過，保險開辦的目的雖然是「強化居家和社區式服務使用，抑制住宿式服務的使用」，隨著保險的實施，使用住宿式服務的人數卻不斷增加，住宿型機構的費用也不斷提高，使得該項服務方案的整體支出不斷攀升。在這種情形之下，任何保險都會引入調整機制，抑制支出的成長，日本介護保險如此，德國的長照保險也不例外，例如：以價制量、給付條件趨嚴、增加服務費（膳食和其他費用）；問題是這些措施又使得民眾負擔增加，依靠社會救助的人數也隨著攀升，地方政府社會救助經費的支出也跟著上升，財務負擔也逐漸加重，特別是住宿式服務費用高漲的德西區域（王品，2014）。如何在需求、供給和服務費用制定之間取得平衡，確實考驗政府和政策制定者的智慧。

二、長期照護需求的界定

德國《長照社會保險法》第十一篇第十四條定義的「照護需求」係指當身、心、靈生病或障礙，日常生活需持續性、規律性地被照顧至少六個月時，就具備照護需求（林美色，2011）。「至少六個月」屬於比較嚴格的標準（王品，2014）。我國的《長期照顧服務法》第三條（衛生福利部，2021）將長期照顧界定為：「指身心失能持續已達或預期達六個月以上者，依其個人或其照顧者之需要，所提供之生活支持、協助、社會參與、照顧及相關之醫護服務。」兩者都是以六個月為基準，照顧的內涵也是強調日常生活的支持或協助，醫護照護所占的比例很有限；比較不同的是我國的法規提到身心失能，德國的法規則除了身體和心理之外，也擴及靈性的層面，屬於高層次的生活照顧層面。問題是這個層面的照顧要如何落實並沒有任何的說明，服務體制的設計也沒有包括這一項。

三、長照和私人保險

德國長照保險於1994年立法（Pflege-Versicherungsgesetz; Long-Term Care Insurance Act），1995年實施。就像健康保險一樣，德國長照保險屬於社會風險共擔、普及式和強制全民納保，加入健保同時加入長照保險。和其他各國比較不同的是：德國和荷蘭的長照保險和私人長照保險並存。德國提供不加入長保的人也要加入私人長保，德國的長保之外有私人保險可以選擇，長保是針對薪資低於投保薪資上限的工作人員和家屬，私人保險則是薪資高於投保薪資上限者，得以免除強制納保規範，改投私人健康或長照保險，這些人有些具有雇主的身分。2014年投保社會保險的人約占全國納保人的86%，私人保險則占13%，從保險開辦以來，這樣的比例似乎維持穩定（王品，2014），社會保險和私人保險並存有助於降低財務虧損的擴大（江清馦，2009）。

參、財務與財源籌措

一、依賴保費收入

幾乎所有社會保險都是採「隨收隨付」制度，也就是當期收取保費，當期支付保險的服務費和相關支出，這種制度嚴重受到人口老化和少子化的衝擊，因為老人人口快速成長，少子化之下的青壯人口數快速下降，工作人口下降表示能夠負擔保費的人數縮減，社會保險無以為繼，這也是任何社會保險的「世代正義」的問題。在保險的財務來源方面，日本的財務有一半依賴政府稅收，荷蘭在保險開辦之初高度依賴政府，隨後減少這項依賴，德國長照保險的財源絕大多數依賴保費的收入（民眾和雇主），政府在這方面的挹注很少，這是世界幾個開辦長照保險的國家之中（如：荷蘭、德國、盧森堡、韓國、以色列）比較少見的例子（Fischer, 2022）。依賴民眾的保費挹注就容易受到人口結構的老化和少子化的影響，調整保費、減少給付項目、增加自費項目、增加自負額等，都是調節保險經費的方法。

二、經濟的衝擊和影響

經濟會影響保險的財務，不景氣衝擊政府的稅收和預算，德國比較不依賴政府預算，這方面的衝擊比較小，但是依賴民眾保費和雇主負擔的體系就很容易受到經濟情況的影響，人口結構和經濟不景氣的影響使得德國的長照保險的財務逐年惡化，似乎成為難解的問題（王品，2014）。

肆、資格認定和給付

一、資格認定程序

　　德國長照保險的申請流程主要：任何需要照護的被保險人都可以向負責保險行政的民間機構進行申請，申請之後則由「健康保險醫事鑑定（或服務）處」負責評估和鑑定，鑑定的地點由服務使用者自由和彈性的選擇，可以選擇在住家、醫院或身心障礙機構。鑑定之後確認照護等級、擬定照護計畫、完成照護確認或再確認的報告、核定照護計畫和項目，通常是在申請照護認定六十日內獲得結果通知，必要時進行照護安全審核，如果有異議可以申請再確認。過程之中必要時可以進行照護查核和確保品質。

二、現金和實物給付

　　德國長照保險是少數提供現金和實物給付兩者並行的國家，照顧者可以選擇拿現金或使用長照服務。荷蘭的現金給付限制比較嚴格，相較之下，德國的標準比較寬鬆，不會追蹤現金的使用和是否由照顧者取得。王品（2014）回顧德國保險相關文獻的結果顯示：現金給付背後存在著德國長期以來有關家庭傳統角色的分工，德國長期的傳統是「男主外女主內」，長照保險的開辦也想維持這項傳統，提供現金給付鼓勵婦女留在家中扮演家庭照顧者的角色，照顧失能失智長者。

　　王品（2014）分析保險開辦1995～2013年期間民眾選擇現金和居家服務的比例，呈現出穩定的8：2的趨勢，後來雖然因為聘僱外籍看護而有些退潮，但是民眾偏好現金給付的態度持恆，現金給付對於節省保險的支出確實很有助益。現金給付鼓勵德國人依賴家庭和親朋好友鄰居提供照顧的傳統，照顧者也能夠得到「薪資」支付，屬於照顧服務的選擇方式之一，但是德國的現金給付也不是沒有爭議，包括：

(一)現金的領取

　　對象因為管控鬆散，無法確認照顧者真的得到現金給付，照顧者很可能又是家庭權力的弱勢者，包括婦女、離婚、未婚、職業和收入比較低階，這些人在家庭之中可能比較沒有決定權，領取現金的決定可能也沒有聲音。

(二)負荷和品質

　　領取現金之後，除非政府或照顧者支持相關服務能夠協助緩解照顧負荷的問題，否則照顧者面對的問題可能被忽略，除了影響他們的權益之外，也影響照顧的品質，家庭照顧畢竟是私領域的事務，照顧品質似乎也不容易監控，即使有監控機制，也很難落實。

(三)照顧者權益

　　如果長照保險的開辦是為了延續德國過去家庭照顧的傳統，政策的設計就會以延續照顧者的角色和生涯為主軸。過去有關照顧者支持政策的辯論聚焦在延續或替代的兩種方向，由於照顧角色的父權選擇過程（家庭弱勢的婦女獲選的機會最大）和家庭照顧分工的不公平，使得批判老人學女性主義專家（Hooyman, 2015）反對延續照顧者的角色和照顧的生涯，主張以社會照顧（social care）替代家庭照顧（family care）。從這項觀點看來，德國的長照保險想要永續女性照顧角色的政策思維是錯誤的措施。不過，如果社會照顧暫時無法實現，批判老人學專家也希望把「家務無給職」或「愛的勞務」轉變成為「家務有給職」，從這個觀點看來，德國的長照保險也有可取之處。

(四)產業的發展

　　現金給付通常不利於長期照顧產業的發展，選擇現金給付的人通常不一定會購買服務，德國的保險開辦之後，不論是居家式或是住宿式機構的家數、人力和服務量能都呈穩定的成長狀態，但是因為選擇現金的人數遠多於使用服務者，這些產業的發展也容易形成供過於求的現象。另外，現

金給付鼓勵女性留在家庭照顧自己的長者，也影響女性參與就業的人數，進而影響長照產業的人力供給。雖然德國長照保險的給付方式經過改革，允許被保險人可以同時選擇現金和居家照顧服務，但是現金給付仍然占多數，長照服務的人數受限，服務成長也受限，照顧產業的發展也會受限。相較之下，日本的介護保險只有實物給付，沒有現金給付，產業的發展極其可觀。

三、照護需求等級

德國的長照保險資格的等級認定主要是依據四個面向（王品，2014）：(1)個人衛生：洗澡、如廁、刷牙、排尿與排便等日常生活功能；(2)營養攝取：烹調或進食；(3)移動：上下床、穿脫衣物、走路、站立、上下樓等；(4)家務照料：購物、煮飯、打掃、洗衣等。在認定方面，將需要照護的程度區分成三個等級，每個等級都規範服務時間和頻率，但是服務項目並沒有清楚界定，只是粗略提到個人衛生、營養攝取和身體活動等。對照之下，我國長照2.0服務的核定有清楚界定支付碼照顧項目。三個等級如下（林美色，2011）：

(一) 顯著之照護需求者

服務的項目主要是個人衛生、營養攝取或身體活動，至少有兩項日常事務每日需至少一次，家務照料扶助每週需多次扶助；由家屬或其他非職業性照護服務人員每天所提供基本照護至少四十五分鐘，而整體照護服務至少九十分鐘。

(二) 嚴重之照護需求者

個人衛生、營養攝取或身體活動部分，每日不同時段需至少三次之扶助及每週多次之家務照料扶助；由家屬或其他非職業性照護服務人員每天所提供的基本照護至少每日兩小時，整體照護服務至少三小時。

(三) 最嚴重之照護需求者

於個人衛生、營養攝取或身體活動部分，日夜需受扶助且每週需數次之家務照料扶助，此外，由家屬或其他非職業性照護服務人員所提供之基本照護每天至少四小時，整體照護服務則至少五小時；又晚上十點至隔天早上六點，屬於夜間照護。

2008年進行政策上的修訂，在這三個等級前後個別加入「零級或輕級」（有照顧需求但還沒達到一級）和「特別嚴重級」（夜間至少三次需要ADLs照顧，ADLs 與 IADLs 合計需要超過六小時的照顧）（王美色，2011）。為了節省保險的財務支出，失能程度必須達到第一級，才能夠得到保險的給付，排除了輕度失能者，雖然節省財務支出，但是對延緩失能或預防失能程度惡化比較不利（王品，2014）。

就像其他長照保險制度，不可能滿足被保險人的所有需求，上述這些給付僅能夠滿足部分的需求，整體而言，德國長照保險大約能夠滿足服務使用者需求的40%左右（王品，2014）。

四、按件計酬

正如其他長照保險的服務計價，德國長照保險屬於按件計酬的方式，明確規範服務項目、服務時間和服務頻率，這樣的計價方式比較能夠掌控服務的輸送，清楚定義也讓服務提供者和接受者都能夠預期，比較少爭議。但是比較缺乏情緒和靈性支持的空間。我國的長照2.0似乎同樣也有類似的問題，先前的長照1.0比較傾向於按時計酬，專業人員完成服務項目之後，仍有時間進行情緒支持；相較之下，長照2.0明確規範服務項目和時間，有時候B單位個案管理者的給付核定還在短短的兩個小時擠進多個支付碼服務項目，每個服務項目的時間都被壓縮，幾乎沒有剩餘時間提供情緒或靈性支持。

伍、個案管理機制

　　保險的管理通常是以保險法和服務法的立法加以規範，在立法方面，國家（政府和議會）扮演主要的角色，日本、荷蘭和德國都是如此。在保險行政方面，日本和荷蘭政府的角色比較持重，相較之下，德國政府延續全民健康保險的行政制度，民間團體扮演比較重要的角色，健保和長照保險兩種保險的保費都是由健保行政體系負責收取。民間機構的角色還包括失能評估與資格認定，以及服務提供者報酬的決定和審議（Fischer, 2022）。

　　Fischer（2022）認為德國是所有開辦長照保險的國家之中，家庭或個人的角色比較持重的國家，也就是尊重民眾或消費者的主權，民眾可以自行選擇給付類型（現金、實物或者兩者混和），鼓勵發展個別化和多元化照顧服務型態和服務項目，供民眾多元的選擇，民眾也可以決定使用保險體制內或體制外的服務。

陸、長照的服務體系

　　本段討論民營化與非營利事業的消長、家庭照顧者成為服務提供者和居家與住宿式機構服務的消長情形。

一、民營化和營利事業

　　Fischer（2022）的分析顯示：和多數開辦長照保險國家一樣，德國政府在服務輸送方面，除了法規制定之外，幾乎沒有扮演服務輸送的角色，民間單位肩負絕大部分的角色和責任。和日本與荷蘭一樣，保險開始的時候，非營利事業扮演主要或絕大部分的角色，保險實施之後，為了落實保險的主要目的之一，就是引入競爭機制，引進營利事業。王品（2014）的分析顯示隨著保險實施日久，德國的營利事業的家數、市占

率和成長率都逐年成長，相較之下，非營利事業逐漸消退；王品回顧相關文獻，分析1992～2011年大約十年間德國服務產業的結果顯示：非營利居家服務機構的市占率從1992年的49%降為2011年的35.7%，同期間營利業者則從46%升高到62.9%。不過，和日本介護保險相較之下，德國和荷蘭的營利事業和非營利事業的消長趨勢比較沒有那麼嚴重。

二、家庭成為服務提供者

如前所述，由於德國的長照保險除了和實物給付之外，也包括現金給付，由家庭照顧者領取，因此，服務輸送者也包括家庭照顧者。不過，隨著保險的進程，領取現金的人數和比例有稍微下降的趨勢，轉而使用長照服務，更重要的是家庭開始聘請外籍移工協助照顧。另外，由於政府沒有針對照顧者的品質加以監測，服務的品質也無確保的機制。

三、多元服務類型的量能

從王品（2014）的分析可以看出：在德國的長照服務類型發展方面，服務量能依序為住宿式服務、居家照顧服務和日間照顧與短期住宿服務，住宿式機構服務的量能（滿足需求）高於居家式服務，量能最不足的就是日間照顧和短期住宿服務，失智社區照顧相關的服務供給更是嚴重不足。這些服務的供給量能有區域上的差異，在居家服務供給量能比較充足的地區，請領現金給付的人數相對比較少，顯示服務供給有助於減少現金給付的現象。

德國的居家照顧服務機構的數量和照顧人力雖然不斷成長，但是人力仍有不足的問題，由於整個服務的架構是以服務輸送者的意志為主，忽略照顧者的期待，加上人力不穩定、服務時段不友善、服務安排不具彈性等問題，影響民眾使用的意願，寧可領取現金（王品，2014）。另外，由於市場化的機制的引進，居家服務的家數快速成長，競爭過於激烈，營運

成本增加，利潤縮水，非營利事業和小型服務單位難以生存，合併和大型化與集中化的趨勢順勢而起（林美色，2011）。

 ## 第三節　荷蘭長照保險簡介

壹、人口老化的趨勢

　　荷蘭推動長照保險的原因主要是：人口老化、慢性病盛行（需要長照勝過急性醫療）、社會性住院（長期住院使得醫療費用高漲）和身心障礙者（特別是精神疾病照護）照顧的高額費用、女性就業照顧者減少和照顧負荷重（林美色，2011；江清釀，2009）。另外，長照保險的實施有荷蘭公共政策的重要傳統，就是傳統的統合主義（corporatism）或新統合主義（Polder Model）的實踐，不論傳統或創新，這項統合主義的目的是為了消除僵化的科層制度，強化政府、民間團體、企業與勞團之間的合作夥伴關係。這項傳統和荷蘭強調社會公平正義的福利國家政策的傳統結合，將民眾的健康照護視為社會民眾的重要權利，成為荷蘭推動長期照護保險制度的重要因素（江清釀，2009）。

貳、法令和立法沿革

　　基於醫療費用支出的攀升，荷蘭國會在1967年12月通過《特殊醫療費用支出法》（Algemene Wet Bijzondere Ziektekosten, AWBZ）的立法，1968年1月開始正式實施，長照保險規定全民納保，15歲開始繳保費，荷蘭成為世界第一個開辦長照保險的國家（江清釀，2009）。保險實施35年之後，由於人口老化迅速，醫療費用也快速成長，加上長照市場的效能和競爭力不足，因此，開始進行一連串的立法和政策的修訂，2006年通過AWBZ的修正案；其中一項改革是引進私人保險，荷蘭原先沒有社會保險和私人保險並存的政策，2006年的改革要求長照保險的被保險

人購買私人保險，增加保障和減少保險財務負擔加重的風險（江清馦，2009）。2007年再通過《社會支持法》，2012再通過《長期照護法》，這些法令的目的是要降低保險財源的負荷、責任轉嫁民眾和雇主、引進民間企業提升市場競爭，強化服務效能。

參、財務與財源籌措

如前所述，荷蘭1967年通過AWBZ，1968年實施保險，保險大部分的財源是依賴政府預算，社會大眾的負擔比較少，主要的考量是避免社會（民眾和雇主）大眾突然必須分擔保費而造成財務上的負擔。不過，這種政府擔負大部分的財源的安排只在保險開辦的時候，1980年代開始，國家負擔的保險財務已經下降到20%左右，相反地，80%左右的財源是由民眾和雇主負擔，15歲以下免繳保費，由政府稅收負擔（Fischer, 2022）。荷蘭長照保險的主要財源是被保險人的保費（雇主不需負擔）、部分負擔收入和政府稅收補貼。由於人口快速老化，AWBZ的成本和費率不斷攀升。前述的保險現代化改革（2005年立法，2006年實行）和2006年的《社會支持法》（2007年實施）主軸在於擴大民眾參與和部分項目（如：家事服務）轉由非正式照顧者提供協助，目的是減少保險的財務負擔。

肆、資格和給付

荷蘭的長照保險屬於全民納保的強制保險，每位繳交保費的國民都有使用的權利，有居留權和繳稅的外國人也包括在內。不過，使用者主要是AWBZ鎖定的老人（身體退化和失智）、失能者和精神障礙者三大目標案主群。實際使用的資格、給付額度、服務類型與項目，都是經過「照護評估中心」的評估和確認。評估工具主要是世界衛生組織的ICF系統（International Classification of Functioning, Disability and Health）（江清馦，2009）。

荷蘭長照保險的給付方式與德國相近，包括實物（含醫療）、現金（1995年開始）和兩者混和給付。與德國類似，現金給付可以由非正式的家庭成員、親戚朋友、鄰居領取（江清馦，2009）。不過，德國現金給付的標準比較寬鬆，荷蘭比較嚴格，規定只有照顧者可領取，而且必須用於購買照顧服務，最近的趨勢傾向於鬆綁這項規範，放寬領取的資格。雖然保險開辦之後，使用現金的人數大增，但是2008年的統計顯示現金給付人數仍然只有服務使用人數的七分之一。

伍、行政體系和個管系統

本段說明荷蘭長照保險的行政體系。

一、行政管理系統

和德國長照保險一樣，荷蘭的保險行政除了中央管理中心之外，其餘組織主要是由民間機構負責，簡述如下（江清馦，2009）：

(一) 保險人

荷蘭AWBZ的保險人全部是私人保險公司，無一例外，想要成為保險公司，必須向健康保險局註冊，民眾則可以自己選擇保險人。

(二) 健康福利體育部

「健康福利體育部」是衛生福利主管機關，負責制定政策和立法，統籌所有的行政管理事宜。

(三) 中央管理中心

「中央管理中心」屬於政府組織，代表保險人登錄和核算部分負擔，並支付費用給服務提供的機構。

(四) 健康保險委員會

各地的「健康保險委員會」（Health Care Insurance Board）是由民間團體組成，角色是負責政府、保險人、被保險人和服務提供者之間的協調工作，任務包括政府政策與立法和保險基金與預算監督管理和諮詢者、服務品質監測者、民眾照護權利的確保者和被現行保險制度排除在外的民眾的保障。

(五) 健康照護委員會

「健康照護保險監理委員會」和「全民健康保險費率管理委員會」於2006年成立，任務是審查和監督保險的預算決算結算和帳務、管控服務市場的成本、制定保險費率、確保保險相關法規的落實等，監管對象主要是服務提供者和長照私人保險公司。

二、個案管理系統

荷蘭的個管系統由地方負責，主要是民間組織（江清馦，2009），包括：

(一) 區域照護管理中心

區域照管中心肩負著AWBZ的管理任務，主要責任和保險人與服務提供機構簽約合作，提供區域性服務供需的諮詢，確保照護服務能夠到位和執行，並且確保服務輸送能夠因應民眾需求量身訂製對應的服務。

(二) 照護評估中心

服務使用者可以透過申請窗口（市政府或家庭醫師）提出申請，接著由「照護評估中心」進行需求評估和審查，流程包括評估失能等級、擬定照護計畫、確認需要協助的服務的類型和服務項目，接著連結服務資源。

陸、長照服務體系

　　本段說明荷蘭的長照服務體系，主題包括市場化、法源與服務類型和包裹式照護等。

一、市場化趨勢

　　荷蘭和日本一樣，在保險開辦之初，服務輸送都是依賴民間組織，日本依賴民間組織提供服務的程度遠甚於荷蘭（Fischer, 2022），荷蘭因為缺乏自由競爭機制，在2003年引進規範性市場模式，2006年的改革區分保險主軸（以服務慢性、重大疾病、精神障礙為主）和社會支持性模式，後者由地方政府負責，重視公民參與的社會與志願服務，原先由保險提供的家事服務也納入，財源依賴稅收，民眾不需繳保費，某些服務酌收部分負擔。和日本一樣，荷蘭的營利事業機構的服務輸送占有率逐漸超越民間團體，日本遠勝過荷蘭，荷蘭提供比較強的規範。

二、法源與服務類型

　　2012年《長期照護法》開始執行，荷蘭的照護依法令可以分成三類：

(一) 長期照護法

　　該法源於《醫療費用法》，以失智和嚴重身心障礙需要全天照顧的個案為對象，服務項目包括住院及到府看護（三餐、家務，協助出門）、個人化協助（例如：更衣或洗澡）、醫療協助（疾病治療或就醫）、日常娛樂規劃（運動、休閒娛樂、社交）、就醫交通、輔具和醫療器材。

(二) 社會支持法

　　該法範定的服務對象主要是銀髮族和輕度身心障礙者，不需要二十四

小時照顧，服務目的在於協助他們獨立自主的生活，包括家事服務、環境整理、交通服務、爬梯機和就業輔導等。比較具有特色的就是Alpha Care。這種非正式照顧是由家庭主婦提供的居家照顧服務，費用不高，每週最多不能超過十六小時。

(三) 青少年保護法

該法規範的服務項目包括：個人照護、護理、支持性陪同指導、積極主動性陪同指導、治療和入住機構等。

三、照護包制度

AWBZ現代化改革措施的目標除了提升服務效能之外，也賦予服務使用者更多自由選擇權，因而推出長照保險「照護等級包」（care level packages）制度，被保險人經照護評估中心決定需求等級之後，依據被保險人類型和需求、每週照護總時數、服務類型與項目，決定相對應的「照護包」取得服務（江清馦，2009）。每個「服務包」都有一定的價格和最高額度的限制。服務對象的需求和特質可以分為七類，每類都有相對應的「照護包」，包括：身體疾病或障礙、精神障礙長者、心理障礙者、生理障礙者、官能障礙者、精神障礙者、嚴重社會心理問題者。

照護包服務推出的用意是要依據個案需求為他們量身訂製個別化和彈性的服務，但是包裹式服務的問題也常是因為包裹而無法符合個案的需求，形成資源浪費的問題（Fischer, 2022）。

四、品質確保機制

在品質確保方面，荷蘭長照保險有以下的機制（江清馦，2009）：

(一) 區域照護管理中心

如前所述，這類中心是由多個保險公司在每個服務區域設立，進行照顧服務的管理，能夠掌握區域服務的資源和供需情形，為保險公司和服務輸送者提供諮詢，以確保民眾服務的需求能夠得到滿足。

(二) 健康照護委員會

前述的「健康照護保險監理委員會」和「全民健康保險費率管理委員會」的主要任務包括：保險預算的審查與帳務監督、確認服務成本與訂定保險費率，另外兼負服務品質查核的責任。

(三) 品質認證機制

依據《醫療保健市場秩序法》（Market Structure Healthcare Act）的規定，荷蘭於2006年成立「健康照護局」（Healthcare Authority），負責監督荷蘭的醫療照護市場，主要對象是保險人和服務輸送者。除了確保照護服務市場的運作效能之外，也兼顧服務使用者的權益（林建成，2009）。另外，荷蘭政府對於非營利組織的品質確保機制是採ISO9001和HKZ的品質認證（江清馦，2009），前者重視服務程序或過程的品質，後者透過檢測指標評估服務成果的品質，兩種品質認證都是每年認證一次，且以事先不通知的突襲方式進行查核。

 第四節　臺灣長照保險辯論

本節討論我國長照保險辯論相關的議題，以前面三節日本、德國和荷蘭長照保險相關的議題作為導引，進行說明。

壹、推動相關因素

從前述的三國的長照保險可以看出人口的快速老化、社會性的住院、長期照顧造成民眾的負擔等因素是辦理開辦保險的主要因素。

一、人口快速老化

人口快速老化和失能人口增加，長期照顧的需求殷切，通常是開辦保險的主要因素之一。目前荷蘭老年人口占總人口的比例約20.2%，德國約22.4%，日本則高達29.8%，日本在2000年推動介護保險的時候，老人人口比例大約17.3%。相較之下，1993年臺灣老人的人口達到7%，正式進入高齡化社會，2018年達到14%，2023年約達17.56%，並不算高。但是從7%倍化到14%所需的時間很短，僅約25年左右，老化指數高達147.9（老年人口對幼年人口的比）；相較之下，德國和荷蘭老年人口比例倍化所花的時間約我國的倍數。顯示出我國可以回應老化與失能議題的時間相對短促。過去有關臺灣開辦保險時機的討論，有些學者專家就以日本開辦時候的老年人口比例（17.3%）為基準。

二、節省支出

各國開辦長照保險的重要目的主要是節省財務和資源，例如：減少社會性住院（又稱輕症住院）的醫療開銷、節省住宿型機構造成的家庭財務的負荷，或減少家庭因為無法支應住宿機構的費用依賴社會救助造成地方政府財政負擔。我國社會性住院的問題，從相關的文獻和資料並不多，可以研判問題似乎並不嚴重。在社會性住院的因素方面，「全民健康保險爭議審議委員會」（簡稱爭審會，2008）針對某醫院的輕症住院案例進行分析，歸納出三項主因，包括：區域的醫院病床供過於求、醫院讓輕症病患住院增加收入、減少財務負擔；另外，家庭和社會結構改變造成家庭照

顧能力下降，輕症病患社會性住院增加；最後就是照護輕症病患的中期照護服務（護理之家和居家護理，又稱後急性或亞急性照護）資源不足和給付不足的問題。最後這項問題也呈現出全民健康保險和長照服務之間的連動關係，健保可以強化這類給付，或者長照體系強化這些服務的提供和給付，有助於減少社會化住院的數量。

　　整體看來，我國的社會性住院的問題很少引起關注，問題似乎不大，不太需要以開辦長照保險解決這項問題。即使亞急性或中期照護體系不完整，這項問題造成的社會性住院的衝擊似乎也不大。另外，德國住宿式機構費用昂貴造成民眾負擔過重，必須依賴社會救助導致地方政府財務不勝負荷的問題，臺灣在這項費用的補助政策屬於殘補式，只補助低收和中低收入戶，因此，地方政府的財務負擔不大，但是民眾的負荷卻很重。

三、家庭負荷

　　不論長照政策的屬性和措施是什麼，不論這些措施提供多少長照服務和照顧者支持服務，家庭都是長期照顧的主要提供者和服務費用的主要支付者。從衛生福利部「老人生活狀況調查」（2017）的結果可以看出60%以上的照顧者是女性，40%照顧者年齡介於55～69歲之間，25%左右的照顧者70歲以上。平均照顧年資約7.8年，每日照顧約11小時，50%以上的照顧者沒有照顧替手，43%左右的照顧者曾經感到身心不舒服。27.9%照顧者因為照顧使得社交關係變不好，29.4%的照顧者經濟變不好，這些數據凸顯家庭照顧者的負荷和困境。

　　《長照服務法》特別將家庭照顧者支持服務列入（第十三條），強調資訊提供和轉介、長照知識和技能訓練、喘息服務、情緒支持及團體服務轉介、其他有助於提升照顧能力及和生活品質之服務。長照保險的開辦被視為是透過社會大眾的風險共同承擔的理念，目的是紓解家庭照顧的壓力或負荷，包括前述的住宿式機構的使用造成的財務負荷。臺灣的長照保險規劃（李玉春，2009）學者的建議是服務為主現金給付為輔，10%自付額。

貳、保險的辯論

本段簡述保險初步規劃的情形、贊成保險的意見和反對保險的論述。由於缺乏正式的辯論，這些觀點或意見的蒐集也不盡完整，可能零碎不全，加以整理以供參考。

一、保險規劃簡述

臺灣長照保險的規劃已經進行多年，最重要的是2009年中央政府跨部會、專家學者和民間機構代表組成的「行政院長期照護保險推動小組」的規劃，以及「國家發展委員會」委託的幾個長照保險可行性和規劃的研究案，例如：李玉春等人（2013）和楊志良（2009）。版本和建議雖然多元，最後比較確定的是建立法源依據（《長照保險法》和《長照服務法》），採取類似健保的「全民納保全民給付」方式，20歲開始繳保費，暫定費率約健保的1/5到1/4，負擔從高依序為雇主、民眾和政府（待討論與調整）、健保和長保「兩保一收」（同時繳）、健保長保行政一體、實物給付為主現金為輔。

馬政府原先規劃《長照保險法》朝著保險的路持續下去，但是2016年政黨輪替，保險制的規劃在蔡政府之下似乎中止，執行似乎更遙遙無期（謝明瑞、周信佑，2016）。尤其是服務量能不足和雇主對於負擔比例過重的反彈。不過，蔡政府和立法院延續過去的規劃，陸續通過2017年《長照保險法》和《長照服務法》。

二、雙方意見彙整

(一) 贊成意見

本段簡述贊成的意見，說明如下：

1. 長照的餅不夠大

　　在長照2.0之前，包括長照1.0的長照政策已經推行多年，但是全國長照整體服務量能極為不足，以長照1.0補助的居家照顧服務為例（例如：臺北市），不論是居家服務機構的數量（約十八家）、服務員人數（約六百至八百人）和個案人數（5,000人左右），都很有限。這種現象的主要原因在於長照的經費預算有限，長照的餅不夠大（李玉春等，2013）。長照1.0和先前的政策之下，服務機構的行政費和服務員的薪資都嚴重偏低，服務員的時薪一直固定在每小時180元（臺北市230元），服務機構慘澹經營，又因為沒有落實《勞動基準法》，勞資關係不對等，照顧服務員的勞工權益沒有受到該有的保障。經營管理者也只限於非營利事業的社會福利團體，似乎缺乏競爭市場的刺激，社會福利團體也擔憂營利與競爭對於品質的衝擊；另外，由於民眾的自付額偏高（雖然從原先的40%降為30%），服務時段受限（晚上和週六日服務不多），使用人數比較無法擴充，量能有限。

　　主張開辦保險的人認為長照的服務體系必須產業化，產業化的重要措施就是加大「長照的餅」（財源和預算），只有社會保險的開辦才有可能讓長照的餅的規模擴大。

2. 財源不足問題

　　長照2.0最常被詬病的就是依賴稅收，包括遺贈稅、菸稅、菸品健康福利捐、捐贈收入、基金孳息收入、其他收入（房地合一稅）和政府預算撥充；稅收受到經濟景氣的影響，可能產生不穩定的問題。不過，從過去五年左右的營運情形可以看出長照2.0的經費雖然不斷成長，但年年有餘絀，並沒有不足的情形；主要的原因可能是補助僅限於居家式和社區式服務，沒有包括費用昂貴民眾負擔很重的住宿式機構（目前是殘補式措施）。政府有在研議住宿式機構的補助（長照3.0），但是一直沒有更策進的作為。目前住宿式機構的補助是依照所得級距，每年最高補助6萬元，2013年，失能等級四級以上，機構住滿一百八十天每年補助12萬元，一般戶也適用。但是這項補助的額度對減少家庭負擔助益不大。

3. 家庭支持不足

　　家庭照顧者的支持是長照重要的政策之一，支持的方式主要是長照與

喘息服務、支持性服務和現金給付。長照2.0提供前兩者,包括家庭照顧者支持的方案,目前僅存的現金補助就是社會福利的「中低收入老人特別照顧津貼」(5,000元/月),因為金額有限且必須全職照顧,請領的人已經不多,未來長照保險規劃如果包括現金給付,有助於落實家庭照顧者有薪給的理念,目前長照2.0並沒有這項補助。另外,由於住宿式機構服務使用的費用負擔沉重,目前長照2.0又沒有提供,透過保險的開辦提供這項補助,也是主張開辦長照保險的重要原因之一。如果反對保險的人認為住宿式機構會拖垮保險財務,因為使用人數會不斷攀升;德國和日本保險確實遇到這種情形,但是透過調高給付和自負額的調節機制,不會造成拖垮的問題。

4. 最關鍵的措施

李玉春和行政院長期照顧保險規劃小組(2013)認為保險辦理的挑戰很多,三項挑戰最為重要,其中最關鍵的挑戰就是政府的決心,保險需要政府編列預算,政府預算所需經費是可以籌措的,有決心,克服經費預算也不是問題。保險開辦的另一項阻礙就是雇主的意向,為員工納保增加營運成本,這項成本也可能轉嫁給員工,影響雙方納保的意願;他們認為雇主可以被說服,例如:老年給付也是員工重要的福利之一。最後,由於社會保險越來越多,家庭的保費負擔越來越重,該團隊認為需要改革現存的社會保險,強化開源節流的機制。

(二) 反對意見

1. 服務量能不足

2017年長照2.0正式上路,2018年正式推出給付及支付基準新制,這是李玉春和長保小組(2013)為了保險開辦規劃和設計的系統,推出這套系統讓外界以為民進黨政府準備捨棄稅收制,為重返保險新制而鋪路,只是薛瑞元的「長照保險子虛烏有」(見2018年各大媒體)否認這種可能性,認為需要長照的人當中只有一成得到服務,顯示量能的不足。

2. 社會保險負擔

臺灣目前的社會保險已經不少,雖然有些保險保費的負擔並不高,如

果再增加一個長照保險，家庭在保險的負荷方面可能會過重，贊成長照保險的專家也體認到這項問題（李玉春等人，2013），希望透過各個保險節流的方式降低負擔，但是這項措施涉及多個保險節流的複雜問題，也可能影響民意對於保險的支持。政務委員林萬億（2016）堅持以稅收為主要來源，因為推行保險會讓國人繳稅的稅率增加1.9%，長照保險的稅率是稅收的2到3倍，顯示負擔加重，顯示開辦保險，國人會反彈。

3. 世代正義問題

從德國保險的經驗可以看出「世代正義」議題的重要性，這項問題指的是少子化和快速老化使得扶老比急速上升，青壯人口的負擔加重，社會保險屬於隨收隨付制，除了加重青壯人口的負擔之外，也使得年輕開始繳保費的人，老年階段需要使用長照服務的時候，面臨財務和人力都無法支撐的窘境。

4. 財團禁臠和意向

長照服務模式之中，財務耗費最大的就是住宿式機構照護，保險開辦之後這項服務的使用量通常會大幅成長，不過，這項問題似乎不難解決，日本和德國透過以價制量（提高自付額和減少給付項目）的機制進行調整。反對保險者可能會擔心日本介護保險在民營化和市場化之後產生的問題，例如：壟斷市場、逆選案主、忽略案量少獲利不佳的偏鄉、任意退出市場和吸脂策略等問題（林淑馨，2020）；隨著保險開辦，財團在市場的占有率快速成長，財團壟斷的情形越來越嚴重，尤其是需要厚實的財務資源的住宿式機構服務，更有可能被財團壟斷，成為財團的禁臠。

另外，增加一項社會保險對於雇主而言，增加營運成本，加上初步規劃雇主負擔的比例偏高，可能引起反彈，轉嫁成本給受僱者，調整雇主保費負擔比例的調整仍在未定之數。

三、最近的發展

2018年初，薛瑞元「長照保險子虛烏有」的意見是因為服務量能很小（涵蓋率僅一成），長照2.0實施五年左右，效能斐然，提高服務機構

行政費和服務員薪資之後，特約制之下的市場競爭機制，照顧和專業服務自付額降到16%左右，服務的量能提升許多，以2017～2022年（5月）為例，A單位個管從80個成長到680個（成長8.5倍），特約的B單位從2017年的199個成長到2022年（5月）的6,852個（成長34.4倍）。日間照顧從205個成長到765個（成長3.7倍）。照顧服務員從25,194位成長到91,767（成長3.64倍），服務使用者從10萬人左右成長到40萬7千人（3.8倍）。

這項成果部分印證贊成保險制的專家的觀點：「長照的餅如果夠大，加上市場競爭機制，量能就會出來」，換言之，目前長照2.0的餅不夠大，財源不穩定，必須依靠保險大餅的財源，量能才有可能擴充和永續。

結論

長照保險的開辦與否的辯論涉及國家未來制度的方向，人口快速老化似乎讓這項制度的決定充滿迫切性，但是涉及的議題多元且複雜，短期的未來似乎無解，值得注意的是，從保險的財源看來，並沒有純粹的社會保險，社會保險還是需要政府稅收的挹注，任何制度的財源難免受到經濟的影響，在臺灣政治的環境之下，還受到政黨意向的影響，如何跳脫政黨的意向，回歸制度規劃的理性關係著臺灣長照的未來。

參考資料

中文資料

王品（2014）。德國長期照顧保險效應分析：1995-2013。人文及社會科學集刊，*27*(1)，135-203。

全民健康保險爭議審議委員會（2008）。輕病住院之爭議案例。醫療爭議審議報導系列34。取自https://service.mohw.gov.tw/MOHW_Upload/dmchistory/Period34.pdf

江清馣（2009）。德國、荷蘭長期照護保險內容與相關法令之研究。行政院國家發

展委員會委託研究案。

佐藤信人（2010）。日本介護保險實施十年的回顧與評價。中華民國老人福祉協
　　會，從日本介護保險十年經驗談台灣長期照護保險的發展研討會。

李玉春（2009）。長期照顧保險法制給付方式及給付項目之評估。行政院經濟建設
　　委員會，委託研究案期末報告。

李玉春、林麗嬋、吳肖琪、鄭文輝、傅立葉、衛生署長期照護保險籌備小組
　　（2013）。臺灣長期照護保險之規劃與展望。社區發展季刊，*141*，26-44。

李光廷（2008）。日本介護保險實施現況、發展與未來。研考雙月刊，*32*(6)，53-
　　67。

周毓文、莊金珠、曹毓珊、蔣翠蘋（2009）。日本介護保險制度之研究。行政院經
　　濟建設委員會出國研習報告。取自https://ws.ndc.gov.tw/001/administrator/10/
　　relfile/5673/4349/0062164.pdf

林建成（2009）。從荷蘭的經驗看我國未來長照保險的推動。國政基金會，國政研
　　究報告。

林美色（2011）。長期照護保險：德國荷蘭模式析論。臺北：巨流。

林淑馨（2020）。社會福利民營化與市場化：以日本介護保險制度為例。公共行政
　　學報，*58*，89-126。

林萬億（2016，6月18日）。長照保險稅率是稅收2倍。人間福報，5版。

徐明仿（2017）。日本介護保險實施15年之回顧。社區發展季刊，*153*，61-77。

高友智（2019）。林萬億：暫不考慮長照保險、長照機構服務品質需提升。
　　ĀnkěCare創新照顧。取自https://www.ankecare.com/article/126-14147

張宏哲（2010）。長期照護正式和非正式體系之間關係的模式——研究和實務議題
　　的探討。社區發展季刊，*132*，264-277。

楊志良（2009）。長期照護保險法制組織體制及保險對象之評估。行政院經濟建設
　　委員會委託研究案期末報告，編號(98)023.806。

衛生福利部（2017）。106年老人狀況調查主要家庭照顧者調查報告。取自https://
　　www.mohw.gov.tw/dl-70607-5ecf9013-0a80-4ca1-9041-78e06beada4b.html

衛生福利部（2021）。長期照顧服務法。取自https://law.moj.gov.tw/LawClass/La-
　　wAll.aspx?pcode=L0070040

謝明瑞、周信佑（2016）。長照保險制與長照稅收制之比較分析。財團法人國家政
　　策研究基金會國政研究報告。取自https://www.npf.org.tw/2/15908

英文資料

Fischer, J. (2022). The social long-term care insurance model: Comparing actor configurations across countries and time. *Journal of International and Comparative Social Policy*, *38*(2), 93-110.

Hooyman, N. (2015). Social and health disparities in aging: Gender inequities in long-term care. *Generations*, *15*, 1-9.

第三章
長期照護個案管理實務

王潔媛

第一節　個案管理定義

　　高齡社會中核心家庭成主流，面對老化和疾病的生老病死必經歷程，伴隨健康與醫療照護上多元需求，如何能提供符合老人與家庭不同對象之適切服務，讓高齡者或身心障礙者能藉由服務輸送體系獲得具連續性之服務，確保資源能獲得有效的運用，回應個別化需求與家庭照顧者期待，已是高齡社會發展與演進下相當迫切的社會議題。隨著家戶規模漸縮小，家庭結構改變，連帶影響傳統之照顧角色與功能，家庭照顧者在回應密集性照顧需求照顧負荷及經濟多重壓力，如何能透過「個案管理」實施減少資源浪費，加強不同體系間的分工與整合性，皆為能否順利提供各項長期照顧服務之關鍵影響因素。說明個案管理實施除有賴於整體性系統面之需求評估，以協助長期照顧需求者能獲得適切服務外，如何能藉由資源網絡多方參與及共識性，維持受照顧者的健康及生活自理能力，並達到減輕家庭照顧者身心負擔，皆為落實持續性照護之目標。

　　何謂「個案管理」？根據美國社會工作專業人員協會（NASW）在1987年出版的《社會工作辭典》中將個案管理定義如下：「個案管理係由社會工作專業人員為一群或某一案主統整協調活動的一種過程。在此過程中藉著各個不同福利及相關機構之工作人員相互溝通與協調，而以團隊合作之方式為案主提供其所需之服務，並以擴大服務之成效為其主要目的。當提供案主所需的服務必須經由許多不同的專業人員、福利機構、衛生保健單位或人力資源來達成時，個案管理即可發揮其協調與監督功能。」根據衛福部（2022）公告，我國截至2022年3月領有身心障礙者已超過1,203,754萬人，有高達752,222人是因為疾病導致，65歲以上之身障者更高達546,533人，已占有45.40%之比例。若與2020年及2010年各身心障礙類別人數變動相較，以「失智症者」增加3.4萬人次之，在各障礙類別之變動幅度則以「失智症」增加1.03倍居首位。鑑於失智者隨疾病歷程變化而有不同徵狀，加上老化導致的異質性，如何能隨著疾病病程變化，建構及發展系統面服務網絡，有效回應高齡者在健康醫療生理、心理和社會多種因素交互影響多重需求，成為影響服務輸送的關鍵。

個案管理模式皆是根據臨床經驗及結果發展而來（Guarino, 2011），根據Rose和Moore（1995）以服務對象、個案管理師（供給者）與服務提供方式的關係，將個案管理區分為案主取向模式（client-driven model）與供給者取向模式（provider-driven model）。案主取向模式重視案主表達不同意見，如鼓勵失智者發聲，促進其選擇權，以激發服務對象潛能及信心，發掘其優勢及充權案主，以面對自己的問題。而供給者模式則考量的是效率，統整資源及監控案主行為，以廉價服務代替昂貴服務，此模式核心即為體系控制。說明個案管理的目的不僅在於改善服務對象資訊不足的困境，面對失能、失智等慢性的診斷確立之後，高齡者與家庭照顧者如何回應面對，甚至需要學習生活之重新建構，更須賦予與疾病共處的意義（Tang & Anderson, 1999），藉由發展出新的生活適應策略達到新的平衡。

　　葉莉莉（2007）則指出，個案管理是落實管理式照護（managed care）的方法策略之一，為一個健康評估、計畫與提供照護、協調，與監測、評價等服務的系統，需要包含多種學科組成之照護小組的整合和合作，以符合個案個別化的健康需求（Newell, 1996; White & Hall, 2006）。Kongstvedt（1993）提出「個案管理是一種管理的方法，用在給那些較嚴重或花費較高的個案。目標是能協調照護以求同時促進持續性及照護品質又能降低花費」；隨高齡社會來臨，個案管理的內涵會隨著時空而演變，無論是在資料資訊化、提供個案所有的服務或處理之需求及問題，抑或是連結其他資源以進行服務的提供，在長期照護服務的範疇上無論是何種層級的照護，必須回歸個案管理被使用的情境，才能真正發揮個案管理的功能和意義（邱怡玟，2009），使可運用的資源發揮最大效益，銜接急性醫療照護與長期照護體系中最重要的一個橋梁，也是最可把個案管理發揮和運用得淋漓盡致的一項服務，需要多元資源回應其照顧需求。以我國現有參與長期照護服務的專業人力，涵蓋醫學、護理、營養、物理治療、職能治療、語言治療及社會工作、藥師等跨專業領域，缺一不可，如何能有良好的整合並建立專業共識，為長照個案及其家庭量身訂做適切的照護計畫，此種服務模式應可發揮極大功能（葉莉莉，2007）。

　　綜上討論，可知「個案管理」之定義係為一種協調與整合各種人類服

務輸送體系所提供之服務活動，以滿足案主生活需求與身心健康為目的的方法與過程，其實施是基於個案管理員與案主彼此間之信任與授權關係，其目的在於使案主盡速獲得所需服務，透過繼續性照顧服務介入，以恢復或維持可能達成最高程度之獨立功能。說明個案管理之服務關係涵蓋直接與間接性的服務，提供服務對象之建議諮詢，有系統地連結專業服務單位與非正式資源及網絡，藉由社區多元服務之提供，建構高齡社會中資源管理的能力，無論是對於服務提供組織及個案管理師都是必備的核心能力（楊培珊，2005），方能適切地扮演個案代理人之專業角色。

 ## 第二節　個案管理目標及理念

　　「個案管理」最早可溯及1920年，精神科醫師及社工人員照顧社區的精神病患與慢性病患的個案服務，1960年代社會服務方案擴張，但卻以一種相當複雜、片斷且重複性之缺乏統整的方式，透過各種管道提供服務，導致服務輸送的鴻溝。1970年代早期在衛生、教育和福利部補助一系列的示範方案，以改善州和地方層次之聯邦服務方案的統整；1970年代中期「個案管理」一詞出現於北美的健康與社會服務文獻，1980年代美國的人群服務已普遍採用個案管理，且成為頗受關注的人群服務工作方法（黃源協、陳伶珠、童伊迪，2017），然而發展至今個案管理被操作的方式，依不同組織的結構與種類具相當變異性。

　　英國衛生部早於1990年政策指南中提出照顧（護）管理的六項功能，分別為：(1)確保資源能夠被有效運用；(2)使人們能在社區中生活，以恢復或維持其自立；(3)將因身心障礙或疾病產生的影響降至最低；(4)以尊重的態度對待服務使用者，並提供同等的機會；(5)鼓勵個人作選擇和自決，並增進其既有的能力與照護資源；(6)促進使用者、照顧者及服務提供者和代表他們的組織之間的合作（DoH, 1990; DoH/SSI, 1991）。當時人群服務專業為因應去機構化、失業率攀升及貧窮問題擴大等所帶來之需求多元化、服務片斷化、缺乏協調和低服務效率等問題，而產生

此新型的社會工作模式，並普遍用於心理衛生、長期照護（顧）、兒童照顧、愛滋病（HIV/AIDS）照顧等領域。個案管理被視為提供社會工作服務之一種取向，藉由連結與協調各種不同服務活動體系之運作方式，發展有系統解決問題的過程。個案管理之目的是品質提升（quality improvement）、個案的臨床指標（clinical outcomes）改善、減少不適當的入院、減少在危機中的時間或減少住院日數（length of stay）、善用資源（resource utilization）、持續照護（continuity care）及節制資本（cost control）。

Rapp和Poertner（1992）指出「以案主為中心的管理」，開宗明義指出「管理就是績效」（management as performance），而管理之目的就是希望看到更多的績效，說明個案管理不但重視目標導向，更重視結果導向，可說是銜接出院準備服務、社區照護、居家護理，乃至於保險機構的廣泛運用（White & Hall, 2006）。個案管理於長期照護之實踐可達成「專業團隊整合」、「持續性照護」與「服務提供適切」三個重要目標（葉莉莉，2007）。以年齡層及職業來說，身心障礙人口異質性高，隨著總人口數持續攀升，如何能因應身障者多元需求及減輕照顧者之負荷，皆為落實身心障礙者之福祉與權益保障之關鍵，實需藉由政府或民間之支持系統，因應其個人照顧或家庭支持服務之相關需求。以臺灣的早期療育服務為例，已經由關注兒童身心發展、兒童成效，轉變為以家庭為焦點之服務模式，為協助地方政府輔導轄管通報轉介中心、個案管理中心推動早期療育業務，在強調重視家庭與外在環境互動的生態觀點的思潮下，家庭服務關注「預防弱勢家庭免於受到身心健康的威脅」，故早期療育服務由落實初級健康篩檢服務（primary prevention）、落實次級通報作業（secondary prevention）與三級家庭支持系統建立（中華民國智障者家長總會，2019）。綜上討論，以長期照顧個案為例，個案管理之目標涵蓋下列七項（陳惠姿、李孟芬，2011）：

(1) 評估個案需求。
(2) 增加案家獲取資源的能力，並降低運用資源的障礙。
(3) 減緩或維持個案生活功能狀況。
(4) 預防個案意外事故及合併症之發生。

(5) 延緩長期照顧個案使用機構式照護。

(6) 減低長期照顧個案不當使用急診之頻率。

(7) 減低長期照顧個案不當使用門診之頻率。

　　然而，個案管理扮演實踐「團隊整合」的角色，如何回應轉銜個管在分工認知差異、工作內容之界線、資源轉介網絡不足等挑戰，仍有賴個案管理者於團隊中擔任協調溝通的角色，方能統整「服務功能輸送過程」。個案管理者的職責可為團隊會議召集人，負責與團隊成員協調照護目標與計畫後，連結個案／家屬所需的服務資源；並隨時評估、監督及修正照護計畫的進行，為具相當關鍵性之協調角色。

 ## 第三節　個案管理的對象及特性

　　個案管理的應用領域及對象涵蓋心理衛生、身心障礙、早期療育、慢性精神疾病、失智照顧、長期照顧以及兒童福利之寄養與收容機構、酒藥癮濫用等服務領域。其中，長期照護既涉獵之事項涵蓋巨觀或總體面（macroscopic），須由公部門主導建置解決，涉及微觀或個體面（microscopic）者則須由以稱職合宜之照護管理者（care manager）串聯長期照護相關之人、事、物、時、地，利用長期照護專業操作技巧及評估工具，在巨觀或總體設計建置完妥之框架、機制、平臺、流程下，落實其照護評估、擬定執行相關計畫、模式（組）、活動設計、團隊組成運作等照護管理之角色（李世代，2003）。個案管理為一助人的過程，有來自不同的專業、機構間的工作者，以服務對象為中心，透過需求評估、擬定目標、資源連結、克服障礙等整合服務過程，協助服務對象減少原本生活方式可能產生的傷害，進而增進其健康、激發自我效能，並且提升生活品質，以個案最佳福祉為目標（黃源協、陳伶珠、童伊迪，2004；王玠，1998）。

　　個案管理是一種個人化的服務輸送，強調的是符合特定社會情境下的個人需求（Frankel & Gelman, 1998），故建構多元照護的長期照護服務

網絡，攸關身心障礙者權益保障及生活福祉，加上失能通常發生在生命晚期，功能障礙使健康照護服務需求更加多元，疾病慢性化更引發對慢性病患的健康管理及心理適應上的需求，人民更加仰賴長期照護體系的健全發展，藉由國家與家庭責任的劃分、人力資源運用，共同回應高齡社會的照顧需求。我國於2016年12月核定「長照十年計畫2.0」（簡稱長照2.0），並自2017年1月起實施長照2.0，以因應高齡化社會的長照問題。並自2017年1月起實施長照2.0，因應高齡化社會的長照問題（衛福部，2019），長照2.0包含十七項服務項目整合為「照顧及專業服務」、「交通接送服務」、「輔具服務及居家無障礙環境改善服務」及「喘息服務」等四類給付。政府近年在長期照護服務政策性的支持與滾動式修正，更使得服務提供者（包含公部門、民間非營利單位及營利單位）數量日增。

　　楊培珊（2007）指出，隨著長期照護領域的規模日漸擴展與複雜化，資源管理的專業能力需求勢必越來越高，如何藉由連續性的「個案管理」來整合現有多元資源，結合跨專業團隊，回應服務對象與家庭照顧者的需求，對於照護品質及效率提升皆能有所助益，發展高齡社會中的長照體系，建構與連續性之服務回應需求。在長期照顧服務中最常見的跨專業角色如下（衛福部，2021）：

(1) 照顧服務員（個案生活照顧）：提供個案日常身體照顧，包含翻身、餵食、沐浴、扶持上下床、服藥等。

(2) 照顧管理專員、照顧管理專員（評估失能狀況）：評估失能狀況、核定政府補助額度、調配照顧內容、撰寫照顧計畫。

(3) 個案管理員（連結長照服務）：討論及調整照顧計畫、連結長照服務、追蹤服務品質、擔任申訴管道。

(4) 長期照顧醫生（居家失能個案健康管理）：連結照顧計畫、個案健康與慢病管理、居家醫療、居家安寧等。

　　檢視衛生福利部訂定之社區整體照顧服務體系計畫行政作業須知（2018年3月12日發布，2019年6月12日修正）第六條第五項，具體規範A單位個案管理員應具備之資格如下：

1. 具一年以上長期照顧服務（以下簡稱長照服務）相關工作經驗者：
　(1) 師級以上醫事人員、社會工作師。

(2) 碩士以上學校老人照顧及公共衛生相關科、系、所畢業。

2. 具二年以上長期照顧服務（以下簡稱長照服務）相關工作經驗者：

　　(1) 專科以上學校醫事人員相關科、系、所畢業或公共衛生、醫務管理、社會工作、老人照顧或長期照顧相關科、系、所、學位學程、科畢業。

　　(2) 具社會工作師應考資格。

3. 具三年以上相關長照服務工作經驗：

　　(1) 領有照顧服務員技術士證。

　　(2) 高中（職）護理或老人照顧相科系畢業者。

　　(3) 領有專門職業證書，包括護士、藥劑生、職能治療生、物理治療生等。

　　(4) 於衛福部社區整體照顧服務體系計畫行政作業須知修正公告前已任職。

　　以長期照顧服務的對象為例，服務的不僅是一個人，而是一個群體，尤其是以家庭為中心實務必須考慮既存的複雜家庭關係，於進行家庭介入時能契合多樣的家庭信念、價值與功能型態使用彈性的介入策略，如此始能因應家庭需求的優先性，及社區為基礎的特性。並配合長期照顧個案在功能或自我照顧能力不同程度之照顧措施，目標在使其保有自尊、自主及獨立性，或享有品質之生活。說明提供長期專業照顧服務的重點並不僅只是直接照顧而已，長期照護應包含有診斷、預防、治療、復健、支持性及維護性的服務。更重要的是尚需要檢視有什麼系統性制度上的缺失、不足，去彌補這些缺口，找出這群個案特有的能力、社會的資源，而進行資源的連結、轉介，所以其定義為在社區為特殊群體協調多重服務（coordination of services），以充分運用資源（optimization of resources），達成最佳的群體健康成效（optimum case outcomes）的照護管理（Joo & Huber, 2013）。

第四節　長期照護服務體系之個案管理實施

　　長期照護服務的對象是功能障礙者，2007年行政院訂定的長期照顧十年計畫核定本，其所指的長期照顧（long-term care）是指針對先天或後天喪失日常生活功能的人們，提供長期的健康照顧（health care）、個人照顧（personal care）與社會服務（social services）。其照顧需求通常以日常生活活動（activities of daily living, ADLs），如盥洗、穿衣、用餐等，工具性日常生活活動（instrumental activities of daily living, IADLs）及心智功能程度作爲評估

　　依據行政院（2007），一般而言功能障礙係指身體功能障礙與認知功能障礙，身體功能障礙指無法獨立進行日常生活活動（ADLs）與工具性日常生活活動（IADLs），通常是出院準備服務最常用來選擇個案的指標，再佐以個案的年齡、過去住院史、居住狀態、心智功能或是身上留置的管路等即可初步篩檢出可能需要長期照護的個案，接著再透過完善資訊系統的建構，連結病房和出院準備服務單位，讓符合收案條件的住院個案無一漏失地完全進入出院準備服務體系，正確傳遞個案的基本資料與現況，個案管理師進行個案的需求確認，就更可達到準確且效率。

一、長期照顧個案管理的流程與評估

　　個案管理的過程約可分爲個案的選擇和確認、個案問題的評估、服務計畫的擬定、服務計畫的執行、監督和評值和結案六個階段。在長期照顧的服務使用者需求等級是以一個人是否能夠獨立完成日常生活活動，或心智健全的程度作爲評估依據。Ballew和Mink（1996）認爲當個案管理者充分發揮其諮商、整合及倡導者三種角色時，個案管理將產生下列功能：
(1) 預估：包括接案、社會史與家庭史之收集、特殊問題之評量等。
(2) 計畫：包括訂定服務計畫，與其他相關專業人員及機構協調連繫安排及參與個案研討等。

(3) 連結：其目標在於連結案主與服務，並確保服務資源之有效使用。

(4) 監督：主要在於了解服務執行是否依處遇計畫之發展，即過程評估。

(5) 倡導：係指經由某些積極性溝通與協調行動，協助案主開發或獲得必要但目前卻欠缺或不存在之服務資源。

(6) 評估：其目的主要在於了解服務輸送的成效，亦即是否達到預期服務成效，以作為未來訂定服務計畫的參考。

在長期照顧領域中多運用評估多元評估量表（Multi-Dimensional Assessment Instrument）蒐集資訊，內容涵蓋個案基本資料、溝通及短期記憶、日常生活與自我照顧功能（ADLs; IADLs）、健康狀況、特殊複雜照護需求、照顧者基本資料、家庭支持狀況、居家環境、社會資源狀況、情緒及行為型態等資訊需整合在照顧計畫之中，常見評估方式包括下列面向：

1. 日常生活活動（ADLs）項目：包括吃飯、上下床、穿衣、上廁所、洗澡。

2. 工具性日常生活活動（ADLs）項目：使用電話、服藥、處理財物、上街購物、備餐、家務處理、洗衣服及外出活動。

3. 認知功能簡易篩選表（Short Portable Mental Status Questionnaire, SPMSQ）：包含定向感、記憶、抽象思考、判斷、計算、語言能力等。

進一步分析個案管理師介入服務輸送程度的深淺，Summers（2016）將個管分為三個層次：

(1) 行政模式（administrative）：適用少量協助之功能較佳的案主，個案管理師的涉入程度較低，且不一定要有固定的個案管理師。

(2) 資源協調模式（resource coordination）：則是對於處遇自己的計畫上有困難的案主，需要更多協助來因應其長期困難，個案管理師需要協調其他資源服務案主，其涉入程度也較深。

(3) 密集模式（intensive）：是指案主自己或他人存在有較高的危險，需要較密集的照顧，要較多的監管及協助。

表3-1為我國長期照顧服務內容的給付內涵，照顧管理係指任何對於個別案主的管理、協調和檢討服務的策略；亦即，照顧管理是管理個人需求服務的過程（DoH/SSI, 1991），個案管理師需藉由與家屬及服務使用

者、服務提供單位共同討論，當服務介入之後對使用者目前狀況造成的影響，作為未來合作及減少資源浪費之多重目標。

表3-1 長期照顧服務內容

長照四包錢	給付原則	給付金額	身分別
照顧及專業服務	依失能等級每月給付	10,020～36,180元	一般戶部分負擔：給付額度×16% 中低收入戶部分負擔：給付額度×5%
輔具及居家無障礙環境改善服務	每三年給付	40,000元	一般戶部分負擔：給付額度×30% 中低收入戶部分負擔：給付額度×10%
交通接送	依失能等級每月給付	1,680～2,400元	一般戶部分負擔：給付額度×21～30% 中低收入戶部分負擔：給付額度×7～10%
喘息服務	喘息服務額度依據長照需要等級每年給付	32,340～48,510元	一般戶部分負擔：給付額度×16% 中低收入戶部分負擔：給付額度×5% 自2020年12月1日起，被照顧者經評估為失能等級第二至八級，可於所聘外籍看護因故無法照顧（如請假、休假等）期間申請喘息服務

資料來源：衛福部（2021）。

進行長期照顧服務需求評估時可分為四大層次（李世代，2003），分別為：

(1) 決定服務使用資格之服務資格評估（assessment for eligibility for services）。
(2) 除決定服務使用資格外之針對個案單純需求之評估（simple needs assessment）。
(3) 以需求評估為基礎擬定照顧（護）計畫（care planning），並嘗試協助個案連結服務。
(4) 多元需求評估追蹤（comprehensive needs assessment follow-up）。

從此四大層次說明可知，在針對個案多元複雜需求評估擬定完整照顧計畫時，為使服務對象能獲得適當層級之照護服務，亦需要針對服務提供

的執行情況進行檢討或複核，依據檢討或複核結果修正照顧計畫或結案。以照顧管理專員為例，其任務包含受理民眾申請長照評估、照顧計畫核定與服務諮詢、派案A單位及監督接案時效、審核所擬照顧計畫，及長照個案服務品質管控、辦理長照個案討論會議。然而，長期照護具有長期性與複雜性的特質，面對多元專業介入，如何避免缺乏整合性，兼顧照護品質與成本效益，亦需結合創新策略。由此可知資源管理已經成為長期照護服務成功關鍵，資源管理的主要目標在於提升資源運用效能，避免資源缺口、資源重疊或錯誤使用而造成浪費，同時亦能創造更具永續發展能力的資源系統（楊培珊，2005）。

行政院於2016年9月29日通過「長期照顧十年計畫2.0」（簡稱長照2.0），並於2017年1月1日開始實施（衛生福利部，2016），長期照顧2.0是以ABC將社區整體照顧模式銜接起來提供服務，政府積極於各地布建老人社區關懷據點、老人日照中心，透過長期照顧管理中心結合社區整合型服務中心評估，提供各地老人由居家照顧、送餐服務、喘息服務、輔具協助以迄交通服務等，甚至含括居家無障礙環境改善之各類補助，此即「長照四包錢」（表3-2），付費則依照身區分為一般民眾僅需負擔16%費用，中低收入戶負擔5%，低收入戶則基本零負擔之規範執行。補助額度可保留六個月，經過照顧管理專員評估後，根據服務對象失能狀況及需求擬定照顧計畫及核定額度，再由個案管理員協助連結服務，提供合適的照顧服務。長照2.0社區整體照顧服務體系，A-B-C模式A單位須身兼照顧管理與服務供給角色，接受照管中心照會或轉介之個案後，於照會或轉介後次工作日起三個日曆天內完成照顧計畫，送回至照專督導審核後照會B單位提供服務。A單位個案管理員在派案過程應給予服務對象及家屬充足服務資訊，並以服務對象選擇意願優先，考量服務單位之服務量能，協助個案達成照顧目標者優先，以能落實即時性與可近性。

表3-2 長照四包錢服務內容

長照服務項目	長照服務項目內容	聘請外籍看護工之使用內涵
照顧及專業服務	1. 居家照顧：受過專業訓練的照顧服務員到家中協助失能者，包含基本身體清潔、基本日常照顧、測量生命徵象、餵食、餐食照顧、協助沐浴及洗頭、陪同外出或就醫、到宅沐浴車服務等。 2. 社區照顧：將失能者送到長照服務提供單位接受服務，提供生活照顧、健康促進、文康休閒活動等，場域包含：日間照顧中心、托顧家庭等。 3. 專業服務：包含針對失能者的身心狀態及復能動機，導入維持或提升自我照顧能力不退化的復能照護服務，以及針對營養、進食與吞嚥、困擾行為、臥床或長期活動受限等照護服務，提供失能個案個人化的整體性照顧指導，避免個案因受照顧不當，而衍生更多醫療及照顧需要，讓其可恢復自立生活，減少家庭照顧者負荷。	聘請外籍看護工家庭也可以申請長照服務，內容包含： 1. 照顧及專業服務：額度僅給付30%，且限使用專業服務、到宅沐浴車服務。 2. 交通接送服務：協助失能者往返醫療院所就醫或復健。 3. 輔具及居家無障礙環境改善服務：居家生活輔具購置或租賃、居家無障礙設施改善。
交通接送服務	協助失能者往返醫療院所就醫或復健。	
輔具及居家無障礙環境改善服務	包含居家生活輔具購置或租賃，如助行器、拐杖、輪椅、移位腰帶、居家用照顧床等以及居家無障礙設施改善，如可動式扶手、固定式斜坡道、防滑措施等。	

長照服務項目	長照服務項目內容	聘請外籍看護工之使用內涵
喘息服務 提供短期照顧服務，讓家庭照顧者獲得休息。	1. 社區喘息服務：讓長照個案到日間照顧中心、小規模多機能服務中心及巷弄長照站接受照顧，包含護理照護（日間照顧中心）、協助沐浴、進食、服藥、活動安排及交通接送服務等。 2. 居家喘息服務：提供半天三小時及全天六小時兩種不同的服務時段，照顧服務員會到家中，提供身體照顧服務，協助如廁、沐浴、更換衣服、口腔清潔、進食、服藥、翻身、拍背、陪同運動、上下床、被動肢體關節活動、協助使用輔具等。 3. 機構喘息服務：家庭照顧者可安排至長照住宿式機構接受短期全天照顧、停留，由機構人員提供二十四小時的照顧服務。	外籍看護工無法協助照顧持續三十天以上者，提供喘息服務補助；另自2018年12月1日起，擴大聘請外籍看護工長照家庭使用喘息服務，只要長照個案屬七至八級者，且獨居（僅與外籍家庭看護工同住）或主要照顧者為70歲以上，即使外籍看護工短時間休假（未達三十天），亦可申請喘息服務補助，減輕照顧負擔。

資料來源：衛福部（2021）。

長期照顧管理服務流程

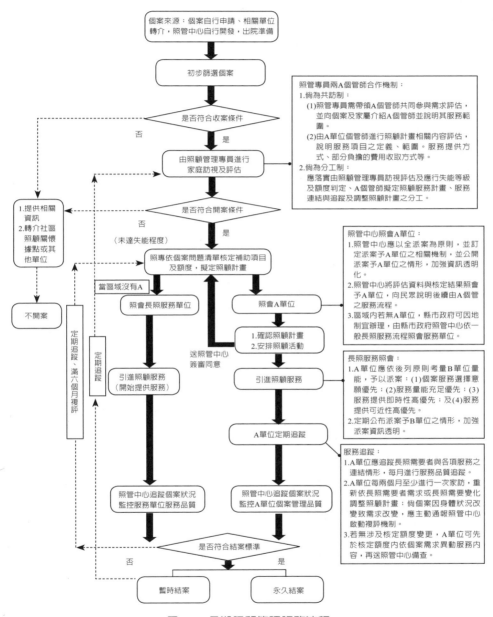

圖3-1　長期照顧管理服務流程

第五節　長期照顧個案管理照顧計畫實施

　　在長照失能等級原僅以輕、中、重三級作為區分，自2018年改為長照給付及支付基準，依長期照護案例分類系統（Long-Term Care Case-Mix System, LTC-CMS）核定長照需要等級，更能真實反映長照使用者的實際情況，核定時也能提供更適切的服務額度、內容，滿足不同失能程度的照顧需要。照顧管理流程包含：初步篩選個案、照專評估需要等級與給付額度、照會A單位、A單位確認照顧組合與照顧計畫、轉介網絡單位提供服務、定期追蹤、調整與核備照顧計畫、結案等。社會民眾在使用長照服務前「必須先了解哪些是主要需求，哪些是次要需求，排定優先順序，在有限的資源、有限的額度預算下，才能做出最好的安排」。

　　以高齡者為例，可能需要洗澡、備餐、復能，或需要有人幫忙打掃環境、整理家務，但因每一項目都須付費，如何能在預算有限的情況下更需要做好規劃，釐清照護重點。如長照2.0服務對象為：65歲以上失能老人、領有身心障礙證明（手冊）者、55～64歲原住民、50歲以上失智症者，只要符合其中一項可以申請長期照顧服務。在長照新制將原有的十七項長照服務，整合為「照顧及專業服務」、「交通接送服務」、「輔具服務及居家無障礙環境改善服務」及「喘息服務」等四大類給付。同時在2018年10月5日發布修正長期照顧給付及支付基準，採定額給付，包括個人額度及家庭照顧者支持服務，服務是以照顧組合為給付支付單位，可鼓勵跨專業間的合作，以能獲得更完整、適切的長照服務。居家照顧為例，其基本身體清潔含梳頭修面、穿脫衣服、床上擦澡、床上洗頭、排泄物清理（含當次更換尿片、倒尿袋等）。基本日常照顧含：協助翻身、移位、上下床、坐下／離座、刷牙洗臉、穿脫衣服、如廁、更換尿片或衛生棉、倒尿桶、清洗便桶、造廔袋清理、清洗臉及／或手、刮鬍子、修剪指（趾）甲、協助用藥、服藥、整理床（及更換床單）、會陰沖洗（無使用身體清潔）等，每日限用六單位（三小時）。

一、長期照護服務體系個案管理服務流程

　　我國自2018年1月1日開始推動長照給付及支付新制，以提升長照支付效率、增加長照服務提供量能，共同布建社區整合型服務中心（Ａ）、複合型服務中心（Ｂ）、巷弄長照站（Ｃ）。民眾有長期照顧需要時，可透過長照服務專線，撥打1966與各縣市照顧管理中心聯絡，住院病人可與「出院準備服務負責與照顧管理中心」聯絡，由長期照顧管理中心負責評估、核定長照需求等級及服務給付額度，再由Ａ個案單位協助個案擬定照顧計畫，連結及社區資源連結（Ｂ單位及Ｃ據點），以及後續的追蹤與品質監控盼能建構綿密的照顧資源網絡，提供整合彈性且具近便性的照顧服務，延緩老人的失能、失智，達成健康老化目標，降低養護機構壓力。衛福部2018年3月函頒「社區整體照顧服務體系計畫行政作業須知」，推動社區整體照顧服務體系（ＡＢＣ），鼓勵地方政府結合長照、醫療、社福等單位辦理社區整合型服務中心（Ａ）、複合型服務中心（Ｂ）及「巷弄長照站」（Ｃ），其角色與內涵分別摘述如下：

㈠ Ａ 單位

　　經直轄市、縣（市）政府合法立案，並具辦理長照服務經驗之組織或機構。由符合長照人員資格的個案管理人員協助失能者，依長照需要評估結果擬定照顧服務計畫，協助連結服務資源及個案管理服務，定期追蹤長照服務品質。個管師須依長照需要者需求擬定照顧服務計畫並連結服務。即時因應需求調整計畫、定期每月服務品質追蹤、定期盤點服務區域內之長照資源，強化服務連結效能，串聯社區服務、落實個案管理。原規劃1：150之比例，自2022年起將調降為1：120案。

㈡ Ｂ 單位

　　依法經直轄市、縣（市）政府特約、許可、委託或補助辦理長照服務之單位係指長期照顧服務提供單位，包含居家式長照機構及社區式長照機構，辦理照顧服務（居家服務、日間照顧、家庭托顧）、專業服務、營養

餐飲、交通接送、喘息服務等。

(三) C 單位

　　立案之社會團體（含社區發展協會）或財團法人社會福利、宗教組織、文教基金會捐助章程中明定辦理社會福利事項者等團體。係透過獎助計畫，結合社區基層組織進行預防性的服務，提供社會參與、健康促進、共餐服務、預防及延緩失能服務。

　　圖3-2說明社區整合型服務中心（A）個管人員擬定照顧計畫共涵蓋如前置作業、擬定計畫、連結服務、服務追蹤以及諮詢及申訴處理等五大階段，每個階段之實施內涵詳閱圖3-2：

圖3-2　社區整合型服務中心（A）個管人員擬定照顧計畫

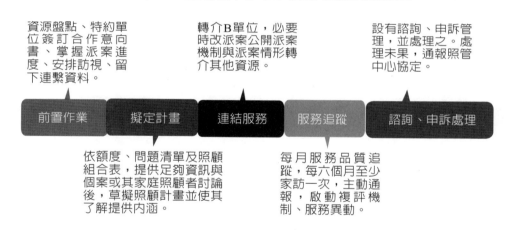

資源盤點、特約單位簽訂合作意向書、掌握派案進度、安排訪視、留下連繫資料。

轉介B單位，必要時改派案公開派案機制與派案情形轉介其他資源。

設有諮詢、申訴管理，並處理之。處理未果，通報照管中心協定。

前置作業　　擬定計畫　　連結服務　　服務追蹤　　諮詢、申訴處理

依額度、問題清單及照顧組合表，提供足夠資訊與個案或其家庭照顧者討論後，草擬照顧計畫並使其了解提供內涵。

每月服務品質追蹤，每六個月至少家訪一次，主動通報，啟動複評機制、服務異動。

　　上述為長照2.0A單位角色為失能者擬定照顧服務計畫及連結或提供長照服務。依「長期照顧（照顧服務、專業服務、交通接送服務、輔具服務及居家無障礙）給付及支付基準」，提供組合編號AA01「照顧計畫擬定與服務連結」、AA02「照顧管理」。B單位：專責提供長照服務，如居家服務、日間照顧、家庭托顧、居家護理、社區及居家復健、交通接送、餐飲服務、輔具服務、喘息服務等。C單位則需提供社會參與、健康

促進、共餐服務、預防及延緩失能服務。具有量能之單位可再增加提供喘息服務（臨時托顧）。A單位承接照管中心轉介長照失能者，並依照管專員核定之額度、問題清單，為失能者擬定照顧服務計畫、連結B單位提供長照服務，並定期進行服務品質追蹤，接受服務諮詢、申訴及處理等。有關服務流程各縣市政府可因地制宜彈性調整。A單位扮演個案管理之核心，須兼顧公平派案應給予個案充足的服務資訊，並以服務使用者最佳利益為優先，藉由派案資訊透明化。然而，在實務操作上常面臨有關服務流程及派案原則未必能相符之困境。

圖3-3　社區整合型服務中心（A）個管人員擬定照顧計畫

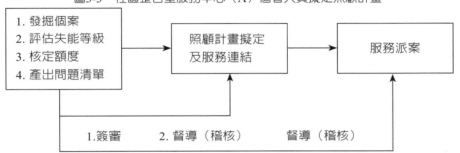

圖3-3為社區整合型服務中心（A）個管人員擬定照顧計畫之流程與分工，可知個案管理師角色與功能受到與服務提供單位及「長期照顧管理中心」照顧管理專員三方間建立夥伴關係之影響程度，個案管理師如何能在監督各項服務計畫之進度，評估執行計畫成效、負責居家服務、營養餐飲、輔助器具補助、日間照顧、家庭托顧、交通接送、養護、失智症機構管理與輔導等服務購買與補助之資源運用，成為影響服務輸送系統是否具有連續性（continuity）之關鍵因素，也說明個案管理師具有盤點、整備和開發網絡資源之積極角色，以服務對象之福祉為最大考量，如何與其分享專業資訊，則有賴於個案與專業人員建立的信任及合作關係，方能了解個案的價值觀及對服務之期待。

二、長期照護體系個案管理的資源連結

　　隨著高齡者醫療需求更為頻繁，面對慢性病與功能障礙的盛行率持續攀升，對照長照服務人數自2017年為10.6萬人，漸次增加至2018年為18萬人，2019年為28.4萬人，截至2020年1～9月之長照服務人數為31.6萬人，長照服務人數持續增長（衛生福利部，2020）。加上臺灣老人居住型態改變，三代以上家庭減少，兩代家庭增加；65歲以上老人家庭組成獨居及雙老（僅與配偶同居）占全人口比率已近達30%。老人期待與子女同住比率降低，僅與配偶同住比率提高，居住方式改變皆會影響老人對服務需求提供與輸送之模式。因此，可知目前在長期照護實務上對於資源網絡的開發運用，不僅跟管理的概念一樣越來越重要，更是影響服務適切性（appropriateness of care）之關鍵性議題。如長期照護服務的提供，須同時顧及使用者的需要與自主權、服務的成本與品質，才能保障服務的適切性，影響因素則須同時納入「使用者、提供者、機構與環境」等四大層面進行檢視，了解服務對象在運用資源的障礙因素，透過定期進行資訊的盤點與管理，藉此促進服務提供者的合作關係，增進服務輸送之效率。

　　吳佳珊、周承珍、劉純如等（2019）提出社區導向的個案管理（community-based case management）已證明可以降低與醫院相關的指標，特別是再入院率、成本效益良好、個案的臨床指標及滿意度（Joo & Huber, 2014）。說明在提供照顧服務的對象，不僅是一個人，而是一個群體：照顧的重點並不只是直接照顧或是護理，而要將眼光放在系統性制度上是否有何缺失與不足，進而彌補資源缺口，方能找出個案特有的能力，進行服務對象所需資源的連結與轉介。因此，以其定義為在社區為特殊群體協調多重服務（coordination of services），以充分運用資源（optimization of resources），達成最佳的群體健康成效（optimum case outcomes）的照護管理（Joo & Huber, 2013）。檢視現有「長期照顧十年計畫」提供服務的資源單位以公部門的社政、衛政單位、老人福利團體、公會、住宿型長照機構、居家護理所、醫院、診所、民間交通公司等為主，此照顧服務網絡成為個案管理師進行資源評估之範疇。

　　個案管理師須對「個人因素」及「環境因素」兩大層面進行評估，在

個人因素包含服務使用者的外在資源、個人／家庭能力、外在阻力、個人／家庭障礙適應能力佳、是否有改變動機、自我表達的能力及意願等。在環境因素則以連結在地資源優先，考量資源的可近性及適當性，尤其是因城鄉差距所造成的長照資源分配上的失衡，如在都會區因有長照需求的個案量較多，補助款相對也較爲充足，各家單位成立 A 單位的意願與資格皆較偏鄉區域高，導致偏鄉地區可能面臨單位進駐不足之困境，亦有縣市是由在地衛生所擔負起 A 單位的責任，協助建構在地的長期照顧服務體系。個案管理師主要角色即在爲個案辯護及代言，需據實提供服務對象完整資訊，並在取得同意後，進行服務或資源的選擇及協調整合。然而，在運用社會資源確認可能遭遇的問題，如機構提供不充分或誤導的訊息、機構提供資源的訊息未能適時更新方案和設備經常改變、特殊需求的個案呈現出所需要的協助超出目前可用。

因此，在實務操作上個案管理師需先了解服務對象或家屬目前已經接受或曾經使用過的服務、享有資源內涵爲何，方能在協助安排照顧計畫時避免資源重複使用之問題。尤其是面對城鄉差距資源之落差，個管師連結資源多會面臨社區無法提供俱全服務，若先設計介入計畫，可能導致資源無法配合，而必須經常修改計畫，並協調安排／轉介各項服務，並進行後續的追蹤、結案及評價。然而，在進行資源評估時，須注意個人的社會網絡並非都是有幫助或可強化正向行爲，社會網絡不必然是社會支持的網絡，甚至可能是負面的、壓迫的或不利的。評估重點包括某一特定網絡的全部成員數、成員彼此之間的連繫程度、關係本質、網絡內的接觸頻率、關係持續的品質（黃源協、陳伶珠、童伊迪，2017）。由此可知，個案管理師在連結與運用資源前，亦需先確認資源的特性，如服務提供機構的功能／任務、服務使用的資格要件及費用，其他尚需評估使用者最關切的是服務之可用性、品質和可靠性及在體系中的重要人士。

結論

長期照顧爲團隊照護的整合性服務體系，長照專業服務的多元發展目

標在於維持個案自主生活爲主軸，達到在地老化之目標。長期照顧個案管理有別於急性醫療，其差異爲進入長期照顧後時間較急性期長，服務對象同時包含長期照顧個案，尚須考慮家庭照顧者的意願及能力，因爲家庭也掌握有相當的決定權。可知個案管理如何能夠及時回應服務對象與家庭照顧者需求的制度設計，說明個案管理師不僅是單純的資料收集，而是依據服務對象的需求將照顧資源依據優先順序以最理想的模式來配置，說明政策面對需求面及供給面之影響。因此，在2021長照推動重點即爲提升長照2.0照顧管理中心與社區整合型服務中心（A單位）專業及服務品質，藉由「發展合作夥伴關係、明確權責分工與派案、落實品質監督」之面向建構及落實A單位人力進用及案量管理。長照2.0將原本屬於照管中心照管專員的「擬定照顧計畫的權責」權責，分出移至A級社區整合服務中心（A單位），現行則由A單位個案管理人員（師）承接照管中心轉介的長照需求者，並以個案爲中心，每六個月擬定與檢視照顧計畫及服務連結，並將服務派案予B單位（複合型服務中心）；發展至今，仍有長照機構對於照管中心專員（照專）與A單位的個案管理師（A個管）的角色分工無法清楚辨識的挑戰。

王增勇（2003）指出當「個案管理」成爲管理者，個案管理師是否會因此而脫離「服務者」的角色，藉此提升自己的專業地位，並成爲隱藏在各專業背後積極投入成爲「個案管理」背後的動力，此爲提醒個案管理師無形塑專業間權力位階的象徵符號力量。莊舒涵（2021）的研究指出，究竟應由誰來決定給與不給？一次性的專業評估即可確認個案需求的假象，都呈現了評估的侷限性與其背後反映之權力關係。忽略地方差異的評估與補助機制、與個案生活經驗脫離的政策語言和工作邏輯、與評估和補助機制相伴而生的監控系統，這些都是在落實個案管理角色時需要特別敏感的動力與影響之生態。回顧我國發展之脈絡，現於各直轄市、縣（市）政府補助、委託或特約之社區整合型服務中心且完成社區整合型服務中心個案管理人員認證之個案管理人員。A單位個案管理人員工作負荷導致人員流動大，培訓不敷運用等惡性循環亂象，如何能增加A單位個案管理人員的穩定度，建構合理成本、高品質及有效率之長期照顧服務，亦爲高齡社會中永續發展之基礎。

參考資料

中文資料

中華民國智障者家長總會（2019）。兒童發展通報轉介暨個案管理中心工作手冊。衛生福利部社會及家庭署委託。

王玠、李開敏、陳雪真譯（1998）。個案管理。臺北：心理。

王增勇（2003）。照顧與控制之間——以「個案管理」在社工場域的論述實踐為例，臺灣社會研究季刊，143-183。

行政院（2007）。我國長期照顧制度總結規劃報告核定本。臺北：行政院。

吳佳珊、周承珍、劉純如、江季蓁、周芳妃、劉影梅（2019）。社區個案管理——整合照護模式的新紀元。領導護理，*20*(4)，1-15。

李世代（2003）。長期照護與照顧（護）管理。社區發展季刊，*141*，141-160。

李宗派（1998）。探討個案管理概念與實務過程。社區發展季刊，*104*，307-320。

邱怡玟（2009）。長期照護個案管理。護理雜誌，*56*(2)，17-21。

莊舒涵（2021）。當被罵成為日常——A級社區整合型服務中心個案管理員之建制民族誌分析。臺北：國立政治大學社會工作研究所碩士學位論文。

陳惠姿、李孟芬（2011）。個案管理在社區老人長期照護之應用。護理雜誌，*48*(3)，25-32。

黃源協、陳伶珠、童伊迪（2017）。個案管理與照護管理。臺北：雙葉。

楊培珊（2003）。長期照護工作中資源管理的內涵與作法。長期照護雜誌，*7*(2)，112-120。

楊培珊（2005）。長期照護資源管理與社會工作。國家政策季刊，*4*(4)，93-108。

葉莉莉（2007）。長期照護中的個案管理服務。長期照護雜誌，*11*(3)，219-226。

衛生福利部（2016）。長期照顧十年計畫2.0核訂本。2022年4月1日取自https://ltc-learning.org/base/10001/door/co_message/10/10_1051219%E9%95%B7%E7%85%A72.0%E6%A0%B8%E5%AE%9A%E6%9C%AC.pdf

衛生福利部（2019）。衛生福利部社區整體照顧服務體系計畫行政作業須知。2022年4月1日取自https://www.mohw.gov.tw/dl-78230-f55c5b1f-4be8-410b-8ff0-b69e2702eb47.html

衛生福利部（2020）。「長照2.0 執行現況及檢討」專案報告。取自https://www.mohw.gov.tw/dl-64981-86dfd40d-7294-40d6-b914-52ac5483b43d.html

衛生福利部（2021）。我想申請長照！。2022年4月1日取自https://1966.gov.tw/LTC/

cp-4495-48857-201.html?fbclid=IwAR1LGXzXzEbjz7-_6zyg_0ZEhIff_6cYy96R
aH_59RPy9zQF9Z8w-Wdw3yE

衛生福利部（2022）。身心障礙者人數按類別及縣市別分。取自 https://dep.mohw.
gov.tw/ dos/cp-5224-62359-113.html

英文資料

Ballew, J. R., & Mink, G. (1996). *Case Management in Social Work*. Springfield, IL: Charles C. Thomas.

DoH (1990). *Community Care in the Next Decade and Beyond: Policy and Guidance*. London: HMSO.

DoH/SSI (1991). *Care Management and Assessment, Practitioners' Guide*. London: HMSO.

Frankel, A. J., & Gelman, S. R. (1998). *Case Management: An Introduction to Concepts and Skills*. New York: Oxford University Press.

Guarino, K. (2011). *Step by Step: A Comprehensive Approach to Case Management*. The National Center on Family Homelessness.

Joo, J. Y., & Huber, D. L. (2014). An integrative review of nurse-led community-based case management effectiveness. *International Nursing Review*, *61*(1), 14-24. doi:10.1111/inr.12068

Kongstvedt, P. R. (1993). Formal physician performance evaluations. In Kongstvedt, P. R. (ed.), *The Managed Health Care Handbook* (2nd ed.), 189-198. Gaithersburg, MD: Aspen.

Newell, M. (1996). *Using nursing case management to improve health outcome*. Gaithersburg, MD: An Aspen.

Rapp & Poertner (1992). *Social administration: A client-centered approach*. New York: Longman.

Rose, S. M., & Moore, V. L. (1995). Case Management. *Encyclopedia of Social Work* (19th ed.). Washington: NASW.

Ross, S., Goodwin, N., & Curry, N. (2011). *Case management: What is it and how it can best be implemented*. King's Fund.

Summers, N. (2016). *Fundamentals of Case Management Practice: Skill for Human Services* (5th ed). Australia: Cengage Learning.

Tang, Y. S., & Anderson, J. M. (1999). Human agency and the process of healing: Lessons learned from women living with a chronic illness rewriting the expert. *Nursing Inquiry, 6,* 83-93.

White, P., & Hall, M. E. (2006). Mapping the literature of case management nursing. *Journal of Medical Library Association, 94*(2), E99-E106.

第四章
長期照護社區照護實務——2.0的社區照護

吳家慧

前言

　　長期照護照服務從長期照護（以下簡稱長照）十年計畫至今已經推展多年，全球和臺灣高齡議題也在各種傳媒或社會議題間多有討論。長照需求逐年增加，依長照十年計畫2.0核定本內資料顯示預估2026年的需求人數將成長至922,636人，但即便如此，社區民眾對於規劃給高齡者或身障者在社區裡共融和進行社會參與的計畫還是因為不夠理解，在自身或自家的長照需求產生前較不會主動積極地認識或參與甚至還會排斥或害怕。以筆者在實務工作中遇過的案例來說，社區民眾害怕身障者或高齡者與一般人不同的外顯狀態例如因病痛而有的呻吟聲、肢體萎縮或是顏面傷殘、擔心會影響房價、頻繁的救護車聲音會讓民眾覺得不安等等原因，而這也顯示出民眾對於長照的友善概念在社區中的落實得加緊腳步，否則即便政府有心要布建更趨完整的社區照護也會因為民意的反對而變得窒礙難行。

　　然而，改變社區對於高齡和身障的歧視與刻板印象需要有相關配套措施與循序漸進的方法，更需要相關穩定在社區耕耘，已經是社區民眾熟悉的跨專業團隊共同來合作方易見成效，但在這之前專業間對於長照在社區的發展模式要能達成共識，也需真的理解和接受社區照護網絡建置完整的重要性，才能放下專業的本位主義共同努力將社區照護的資源布建完整以有效預防延緩失能失智與縮短長照年限，布建出一個對專業團隊、服務對象、長照發展都最有利的網絡，對筆者來說，這個網絡最重要的功能就是將需要長照服務的民眾都能留在自己熟悉的社區環境中生活並被有品質的服務照護，盡量能縮短入住住宿型機構的年分。這樣的期許來自於致力「去機構化」的想望，故於此處加以補充說明，如果社區照護的建置與人才的培育或相關方案的推展速度跟不上長照需求，網絡無法建立起來，家庭在沒有足夠的社區資源支持的狀況下不得已都還是要把親友送進機構，那去機構化的政策就難以落實，只能流於空談。所以在談社區照護之前，需先就如何在去機構化後至正常化的發展概念做一說明整理。

表4-1　照顧機構化可能導致的負向狀況整理

	機構化	導致的結果
形象	收容、救濟、可怕、恐懼、隔離、封閉。	即便需要長時間照顧還是不敢入住機構，不得已要入住就絕食抗議，家屬照顧不來但也不敢將須照護者送至機構導致長照悲歌。
方式	偏僻地區、人群之外、規模龐大、集中團體照護、沒有隱私、不注重個別需求、被剝奪社會角色。	被照護者與世隔離、失去自主與人互動能力，完全依賴機構卻乏生活動機，就算不喜歡也無法脫離。

　　正常化運動始於1950年代後期的北歐，強調只以「健康的人」為中心的社會並不是正常的社會，主張身心障礙或高齡者應該在社區中和一般人共同生活，翻轉了社會福祉政策和照顧理念，促使從機構導向福祉轉換到居家導向福祉（曾思瑜等，2017）。這樣的轉變與華人社會的照顧期待有著相似和相異之處。相似處是華人家庭因文化傳統價值觀中有照顧長輩照顧家人的觀念，如果家中有人需要被照顧，通常會以家人離職回家照顧或僱用服務人力進入家中的方式來因應，但並非這樣就表示被照顧者能夠保有適當隱私、社會接觸和情感交流，很多時候，被照顧者的活動範圍是被侷限在家中某個固定的空間，接觸到的人也只是固定的主要照顧者，導致其雖然住在社區中但也形同與世隔絕。

　　1956年5月《中華日報》記者衛蕾披露臺灣民間俗稱「瘋女十八年」的真實案件就是在講述思覺失調患者被當犯人囚禁起來的悲慘故事[1]，故事中的主角被其家人「正大光明」的囚禁在村子的廟宇裡，村民雖然都知道，但在記者披露前沒有人也沒有政府單位出面去阻止和提供協助給主角和其家屬，而這個真實事件只是當時社會這類問題的冰山一角，其實還有無數待在家中生活的身障者與高齡者因為社區照顧無法提供協助而活在非人待遇的生活環境中，但此狀況的成因不能只歸咎給家屬，在沒有足夠的照顧資源協助下往往家屬只能獨自面對，其他人也自顧不暇無能為力。所

---

[1]　https://zh.wikipedia.org/wiki/%E7%98%8B%E5%A5%B3%E5%8D%81%E5%85%AB%E5%B9%B4 維基百科：瘋女十八年。

以，長期照護的社區照護資源網絡建置是實現正常化社會的重要建設，也是讓身障者和高齡者可以安心地生活在社區中，照顧者能就近在社區中找到協助的資源和支持系統幫忙，自己也能因這些資源的協助維持住正常社交和工作，累積自己將來的長照資本，避免重蹈覆轍，未來在熟悉的環境中生活與老化的願望才得以真正落實和實踐。

此外，從1990年代起，人權和人性尊嚴之意識逐漸抬頭，改善身心障礙者和高齡者的生活品質的呼聲升高，小型化、社區化、居家化等社會福祉理念都促使著照顧的方式和環境要有所改變和調整。而所謂的社區係指有一定境界的特定地理空間或範圍、有一群人組成的團體、有共同的生活目標、有共同的意識和行為，可以成為工作環境、照顧網絡與政策基地（曾思瑜等，2017）；而社區照護的定義係指提供服務與支援給高齡者、身心障礙者讓他們可以在自己家裡或社區中獨立生活，強調讓想要留在社區但需要被照顧的人留在家中或社區被照顧。社區照護的理念主要是為了能去除住傳統機構的問題，最重要的還是讓身心已經面臨壓力和挑戰的被照顧者不用離開熟悉有安全感的環境，以致失能狀況更加惡化或是失去求生意志。

劉弘煌（1999）年將社區照護的內涵區分為在社區內照顧、由社區照顧、為社區照顧和使社區能照顧，以下分別就各種照顧意涵補充和舉實例說明：

1. 在社區內照顧（care in the community）

指在社區內由專業機構提供制度化之正式服務。此類服務最具代表性的就是我國從2017年依據《長期照顧服務法》施行，共七章六十六條明定各類長照服務項目，包括：居家式、社區式、機構住宿式及綜合式服務類，也就是把地區內的照顧服務資源，包括醫療院所、基金會、社會福利團體、老人福利機構、衛生所等附屬機構、村里辦公室、社區發展協會等盤點整合所謂的長照A社區整合中心、長照B社區複合中心與長照C（巷弄長照站）。

2. 由社區照顧（care by the community）

指照顧的主要力量是由社區的鄰居、親朋、志工等提供人性化、可近

性的非正式服務。例如：英國的「Age UK」[2]組織的服務就以「最好的老人照護，不是社會投注龐大的醫療資源，而是要反轉照護金字塔，運用社區、志工、親友等網絡，建立長期照護機制，讓老人重新投入社會，安全且溫暖的住在家中，大家才會愛上自己的老年生活」。從政策面由上而下推廣社區照護機制為其組織的理念。

在臺灣，許多商店參與友善店家的邀請，例如：2020年衛福部桃園醫院與桃園、中壢區十家店家合作，共同推廣「我OK，您先請」高齡友善商店，禮讓長者用餐、結帳，讓他們有個更溫馨友善的生活環境。友善的方式為主動請民眾等候用餐或結帳時如遇長輩站在身後，能響應「我OK，您先請」禮讓長者優先入座用餐、結帳，減少他們站立等候的體力消耗，提升社會對長者的尊敬與愛護，讓這樣的敬老文化成為日常生活。

3. 為社區照顧（care for the community）

指照顧之目的是為當地社區居民而設置，最常見的就是由村里長自己組隊的社區志工團，視里民需要開發出許多客製化的服務，例如：萬華最強里長方荷生在2012年成立「樂活園地愛心廚房」與「南機場讀書工作站」，之後又在2016年成立全臺第一間續食餐廳「書屋花甲」，傳遞惜食、關懷、學習和分享的理念就是一個很典型的例子。

4. 使社區能照顧（care of the community）

指整合社區資源以強化社區之照顧能力。例如：位於南萬華的臺灣社區實踐協會新安據點[3]，據點內提供兒少課後陪伴，以及家庭生活支持並串連社區網絡以及組織在地居民，發展在地的社區合作經濟，以與人、與社群、與社區共創和共享生活為服務理念。也協助社區中的新住民開設「越窗越好」越式餐飲[4]，讓新住民可以透過自己在社區做生意達到經濟

---

[2] Age UK經費來自政府，在英國聯邦架構下，目前英國共有160個Age UK組織，每年運作高達 2,000 萬英鎊的資金，https://www.ageuk.org.uk/。

[3] 臺灣社區實踐協會服務南萬華，並扎根在萬華區新安里的社福團體，https://issuu.com/cpsw100904?fbclid=IwAR2l2EV_wXg4tsd1DOadFONt9-Lg-v_8LzYH5jbi1dvr24CsTybUf9gJ3FQ。

[4] https://www.walkerland.com.tw/subject/view/278936

穩定、陪伴小孩、有場域結交其他新住民姊妹的朋友，並有更多的社會的連結可以交到其他社區裡的人的連結。

表4-2　社區照護政策各階段發展重點一覽表

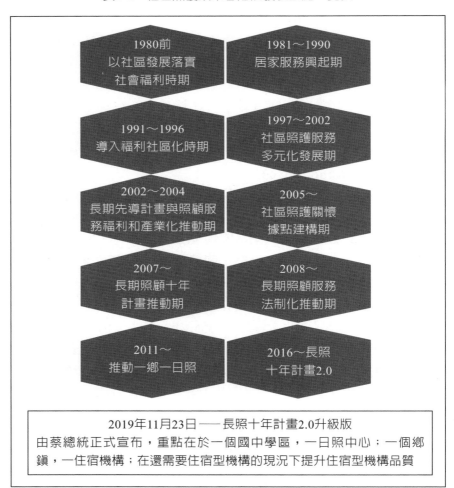

1980前 以社區發展落實 社會福利時期	1981～1990 居家服務興起期
1991～1996 導入福利社區化時期	1997～2002 社區照護服務 多元化發展期
2002～2004 長期先導計畫與照顧服 務福利和產業化推動期	2005～ 社區照護關懷 據點建構期
2007～ 長期照顧十年 計畫推動期	2008～ 長期照顧服務 法制化推動期
2011～ 推動一鄉一日照	2016～長照 十年計畫2.0

2019年11月23日——長照十年計畫2.0升級版
由蔡總統正式宣布，重點在於一個國中學區，一日照中心；一個鄉鎮，一住宿機構；在還需要住宿型機構的現況下提升住宿型機構品質

希望在社區布建照護網絡係因社區本身就是一個蘊藏著各式各樣資源的聚寶盆，只是光有滿滿的資源還不夠，還得有讓資源「有效串連」與「積極合作」的媒介，否則單打獨鬥的結果常常是事倍功半，效率和效能

也較難有效發揮甚至造成資源間的誤解和疏離。而促進各式資源串連和合作常見的方式就是運用「人不親土親」的在地資源連結概念或是握有資源者因熟識而願意互為幫襯或是計畫本身目標一致因而促成的合作，但有待努力和開發的尚有因彼此不熟悉或缺乏信任關係而錯失合作機會的資源，這時候就非常需要具開發和整合資源能力的專業人員積極協助和擬定合作計畫才能進行更多資源合作的組合，激發出更多的社區照護資源火花。

　　舉一個社區中的實例。社區整合中心的A個管師（以下簡稱個管師）是擬定照顧計畫的專業人員，所以需要對社區中的多元資源具專業的熟悉度與運用結合能力方能協助服務對象和家屬擬定出最適切的照顧計畫。假設今天有一個案家，其成員包含一位80歲有慢性疾病但未穩定就醫的老爺爺以及未滿18歲領有身障手冊未穩定就學的孫子，經照顧專員評定老爺爺符合失能補助等級所以將此案派給個管師，而個管師除了需確認額度內的長照四包錢該如何妥善使用（不是以派好派滿為原則，而是擬定出最符合案家需求的照顧計畫），更需要將會影響長照服務的各種狀況進行評估並轉介給其他社福資源共同預防高風險因素對長照服務成效發揮的干擾。

　　再以上述案例為例，此案可能會連結到的資源單位包含社政單位例如家庭福利服務中心、老人中心、醫院的社服室（福）、社區身心障礙個管、學校社工等等，而因主要照顧者未滿18歲其本身的權益因家庭照顧問題受影響，所以須轉介社福或學校資源來評估與提供協助主要照顧者可以恢復應有的生活，而上述資源轉介和連結的過程必須是在個管師對資源熟悉的狀況下才能有效掌握轉介方式、時機與速度，轉介後還要能有效追蹤和與這些資源的主責工作者進行必要的討論和溝通以達到當初轉介時所擬定的協助目標。

　　當然，預防總是勝於治療，個管師除了擬定照顧計畫，平常規劃對社區民眾進行的宣傳和行銷也非常重要，這也是促使民眾能主動積極了解長照服務，避免在發生長照問題發生時才失去方向求助無門的預防措施。而各種資源團隊間可藉由合開會議或是共同辦理活動來共同宣傳、行銷、培養合作默契，也能將彼此資源整合產出最大效益，若合作愉快更會激發出持續合作和創新開發的可能，而各連繫會議、跨專業研討或是里民大會、節慶活動、共餐等等民眾集結的場合都是很適當的機會。

而除了個管師，其他長照人員也需主動積極盤點自己主責區域或符合服務族群身分條件的資源，提前了解合作模式或申請步驟，以便在需要的時候能夠有效率地和資源進行連結，縮短因不熟悉產生不必要的溝通問題。所以開發資源的能力是長照人員不可或缺的，但開發要有正確和全面的方向，以下就社區中長照人員應該要開發和熟悉的資源一一進行簡要說明。

一、長照社區資源連結與開發

面對照護問題的複雜多元，現有的長照資源與家庭支持功能都顯不足之際，社區資源是極為重要的支持力量，常見的社區資源包括自然環境資源、人力資源、物力資源、財力資源、組織資源等。這些資源的連結和合作默契也是長照評鑑指標明訂，須依服務區域進行相關長照正式資源與非正式資源盤點，並建立長照服務相關資源名冊且須定期更新，每年至少要召開兩次邀集社區與長照服務相關之提供單位辦理個案研討或社區服務合作協商會議，每季針對多重需求之服務對象邀請至少三個跨專業領域的專家或工作人員召開服務使用者個案研討會等相關服務資源之規定，去持續累進的。以下從不同面向盤點出與照顧有關的資源，以協助讀者了解資源的全面性與多元性。

(一) 正式資源與非正式資源

正式資源包含長照2.0特約之所有服務單位及項目均為正式資源，包含A單位（社區整合中心）、B單位（居服、日照、家庭托顧）及C據點（巷弄長照站、銀髮咖啡館），亦包含失智共照中心、失智社區服務據點、家庭照顧者支持服務據點等。

非正式資源社區中所有其他有利於服務案家的前述資源：村里辦公處、各協會（基金會）、宗教團體、學校、商家企業組織等願意投入協助案家之社區資源等都是，例如：社區發展協會推動社區發展工作之組織與活動區域。社區發展係社區居民基於共同需要，循自動與互助精神，配合政府行政支援、技術指導，有效運用各種資源，從事綜合建設，以改進社

區居民生活品質；里辦公處設置於里長提供之場所或是設置於該里內之里民活動場所或其他適當之公共空間。舉例說明，A單位（社區整合中心）可與B單位（居服）合作，從服務對象本就熟悉的資源中盤點出社區裡對長照服務有概念並有至服務對象家中關懷意願的宗教團體資源，並進一步與之合作提供已經無法自己到宗教場域（教堂、宮廟等）進行社會參與的服務對象宗教支持資源，再視服務狀況共同討論規劃後續的照顧計畫。如此設計的起因在於希望盡量延續服務對象失能前的社交，由原本熟悉的非正式資源一起來幫忙服務對象減少因失能而帶來的挫折與失落，而個管師也可以提供和分享與失能退化後的服務對象的互動和協助技巧，以避免服務對象加速被社會排除或是退化。除此之外，這些宗教團體所能發揮的功能也不會僅限於在宗教場域而是能發散到社區，也能擴及至原本對宗教信仰不熟悉的服務對象，讓他們有機會善用宗教團體的資源來陪伴自己和主要照顧者，能有能量面對長照帶來的辛苦與提供更穩定更有認同感的非正式資源。

(二) 重資源盤點和開發評估

可從資源點存清單中了解有哪些既有的資源及其質與量，進而發掘潛在待開發或目前所不足的資源。

1. 是否已經針對資源建立資料庫

資源資料庫的建立需要定時更新，除了資源的名稱、所在地點、服務內容、申請條件、人力資源、物力資源、財力資源，主要聯絡人與適切的聯絡方式或是資源的特殊需求和規範的整理，都會有助於與資源建立關係並有效運用。

2. 是否做過人口結構分析或需求調查

除了參考縣市所公布的人口結構數字外，還要針對社區內實際的人口結構進行更為質化的調查，或是問卷與數字無法呈現的意見，例如：感受性需求。

3. 是否針對重要地方耆老或里鄰長進行過拜訪

主動連繫與拜訪、參與相關團體、透過中間人（團體）引薦、注意相關公告，都是能與資源建立關係的方式，以便在認識後更理解社區的習性

和限制，在資源連結的挑戰時也較能有突破的方法以便討論並創造出更多合作與服務的可能性。

4.是否能與社區合作辦理相關活動

資源單位都有其每年預定辦理的活動與需要達到的目標，針對其需要去進行補足和合作更能與資源建立信任關係。

(三) 接納各種合作的可能性

創新可以是想法上的轉念，開始嘗試去做以前自我設限但其實並沒有真的練習過的事。雖然每一次的開發和創新都始於希望改善長輩的身心狀況、生活品質或是社會參與，但因為「變化」和「調整」對被服務者都不是一件容易的事，所以很多時候，「改善的成效」不是重點，長輩和資源雙方都願意持續投入和沉浸其中，於放鬆狀態下慢慢鬆動反而是更紮實的累積。

當然，創新的成本也是考量的重點之一，所以如何借力使力或是讓長輩也可以有所投入和參與或是負擔部分成本，這些都是可以思考的範疇。舉個例子來說，共餐是社區常見的活動之一，以實務經驗觀察，免費共餐最容易造成浪費和抱怨，也失去讓長輩活化的意義，如果讓長輩部分負擔餐費，或是鼓勵長輩一人一菜，趁用餐時討論自己的拿手絕活和做菜經驗，藉此機會找到志同道合的朋友並建立新的人際關係，這種種效應都比單純讓長輩排排坐只是吃飽要來得有建設性得多，也更符合促進長輩主動社會參與動力的目的創新服務。

此外，合作的方式隨著市場發展和服務使用者與照顧者（包含服務已經進入的和潛在的群體）的需求可以有許多彈性，最重要的是早一步替服務使用者與照顧者看見需求，再進一步激發與布建方便與貼心的運作模式和建立起消費機制。現今長照市場的自由競爭讓我們可以有空間更為「膽大」的嘗試，但不可諱言地，也可能延伸出許多不同於以往的風險，需要「心細」來掌握常識的步調。

舉例來說，在評估合作對象時可以「膽大」一點，不要太設限合作領域和對象的範圍，只要有意願有想法的合作單位和產業都可以嘗試，尤其

是能夠達到全齡互動代間交流的設計，但好的規劃也需要「細心」地確認連結的合作或互動對象之價值能否趨近與想要達到的目的一致，以便在合作過程中若出現歧見時可以依著共同的價值去找出雙贏的策略。

(四) 過程中可能會遇到的挑戰

1.對資源不信賴甚至反感

會有此類挑戰出現可能源自於過往曾有過不愉快的合作經驗、資訊有落差、專業間的本位主義或是擔心利益分配不均等原因，但不論是上述哪一種情況對想要合作的雙方都沒有益處，也阻絕了更多創新服務的可能性。

2.時間或目標上的不一致

雖說合作是具有效益的好方法，但若彼此對想要達到的目標和期程沒有共識，勉強合作也非常容易產生血本無歸的風險，甚至因合作問題而無法持續提供服務進而損及服務對象權益。

3.合作成本過高無法承擔

有合作意願但無法負荷合作需要付出的成本，或是無法接受對方所開出來的條件，也常常是合作路上會出現的挑戰，合作雙方有沒有辦法先彼此讓利以共同目標為最重要的方向努力，就會是一個重要的關鍵。此外，雙方合作會需要簽訂合作契約，需要法律等其他專業負責評估或擬定可以讓合作方都滿意的合作契約內容，也是合作過程中會產生的成本，若為了節省成本而忽略此步驟，日後若產生合作問題時恐會延伸出更多的合作問題與挑戰。

4.對服務對象歧視或排擠

許多人看得到長照市場的商機，也積極表達與不同專業合作的意願，但並不代表能做到尊重和不排擠服務對象。舉例來說，不論哪一種類型的服務，只要已經達到要求的服務量能，那些問題需求多元的服務對象、需要較多照顧或溝通成本意見比較多的服務對象，就容易被歧視或排擠。當然，長照2.0的設計已針對照顧有難度的服務對象給予加給，但很多時候還是需要加強合作單位和提供服務的夥伴（工作人員或志工）在機構服務量能的現狀、服務對象權益、主要照顧者負荷、可以達成的服務效

益和社會責任間去拿捏並取得平衡的能力，但最重要的當然還是有想要取得平衡的意願，而不是一味以利益為導向來做考量。

二、社區協力聯盟建立的實務

　　長照四包錢服務主要仍以居家服務居多，次為輔具服務與交通服務，再次之則為專業服務與喘息服務，但其實長照資源還有其他選項於服務的過程中可供選擇運用，以下就資源服務的類型與資源連結與開發來進行舉例說明。

(一) 資源服務的類型

1. 日間照顧服務

　　雖是民眾在照顧服務上次於居家服務外最熟悉的服務，而大多收托老人的日照中心也都呈現滿床滿隊中的狀態，但仍有民眾對於日照服務的內容有所誤解（以為等同二十四小時住宿型機構），不乏有案主一聽到個管師建議參考日照中心資源時就開始掉淚或生氣，故在此部分的資源連結，讓案主有機會去參觀日照中心的運作和環境，防止案主因為誤解而放棄使用日照服務。目前在連結非心智障礙類且主要照顧者年事已高，服務使用者也因年紀漸長開始失去自理能力的個案之身障者的日照資源很少，但身障日照都一直有收托不滿的問題。

2. 小規模多機能

　　係以日間照顧中心為基礎，擴充辦理居家服務、臨時住宿等多元服務。小規機的最主要精神就是由同一組工作人員來提供長輩所有的服務，透過控制服務規模，長輩可以熟識每位工作人員，在接受居服、日照或住宿時，也比較安心與放心，BPSD（失智症的行為精神症狀）自然就會大幅降低，家庭照顧者也能有更多喘息的空間。但小規機從2015年布建22處發展到2020年全國總數僅66家，數量的發展速度比其他服務要慢，也影響到資源的推展和運用。以新北市的土城為例，就近可提供服務的只有板橋頤安日照中心。

3. 送餐服務

　　針對家中65歲以上且失能程度達二級以上之長者、50歲以上失能身心障礙者、55歲以上失能原住民、50歲以上失智症患者等，經由長照中心評估符合資格並由個管師確認適合在照顧計畫中排定提供平日中午送餐到府的服務者。此服務的效益與每個縣市的每個區的服務量能有相當大的關聯，如果也不可行，就會採代購、備餐方式協助民眾解決餐食需求，或必要時轉介區公所獨老送餐。

4. 緊急救援系統

　　為避免獨居長輩在家中發生意外或突發狀況無人協助的輔助工具，可以按下隨身的無線按鈕連接通報給服務中心，在第一時間服務中心協助叫救護車與聯絡家人，平日也有報平安的功能以資確認長輩的每日狀況，每月甚至有社工或護理師來家中訪視關心長輩使用狀況及健康諮詢，但緊急救援系統的申請對象依各縣市規定，個管師會針對有慢性疾病或有跌倒風險並需家中裝設有電話線之獨居長輩，進行建議是否安裝緊急救援系統，符合資格者可全額公費補助，部分縣市的一般戶需部分負擔，而不符合資格者也可選擇全額自費租用，費用約在1,200～1,500元。不過現今大多獨居長輩家中沒有電話線，部分長輩對於緊急救援系統的監控性也感到不便，就算家屬勸說效果也有限，故量能的增長不明顯，A個管師仍被賦予積極針對有需求的民眾給予專業建議並協助認識此資源。

5. 巷弄長照站

　　屬於社區中第一線的長照服務組織，C級據點所服務的對象，主要是健康、亞健康，或屬於失智、失能前期的長者，就近獲得特約社區提供社會參與、健康促進、共餐服務、預防及延緩失能等服務。A個管師在家訪評估時除了四包錢內容外，若評估個案或家屬適合至站上，也會將該區長照站名單給案家，並建議健康、亞健康甚至輕度失能的長輩、家屬到站上參與活動，增加社會參與，但多數民眾仍以居家服務、日照服務為首選，所以要讓民眾真的至站上活動，可先加強臉書（Facebook）或Instagram在活動花絮和成果布達上下功夫，讓民眾在家就能了解與感受站上活動與課程的豐富有趣並真實地看見參與長輩的笑容（需事先徵得參與據點活動長輩的拍攝同意），讓民眾循方便的管道認識長照站並提高參與意願。

6.失智共照

　　係指失智照護相關之醫事、長照及社福機構（團體），個案管理對象包含經地方長期照顧管理中心、醫療院所或其他單位轉介疑似失智個案、初確診失智症第一年個案、確診失智症個案並有複雜情緒行為或照顧者需求者，由共照中心提供個案管理服務，並視需求轉介社區接受服務。但每個縣市的共照服務也會有差異，例如：花蓮縣的共照中心個管如接到個管師的轉介會外展至案家評估後再轉介門診，但在新北市主要是以門診收案為主，確認個案為失智後，會與家屬介紹失智共照服務，並討論是否有相關需求。A個管師在家訪時也會積極發掘社區潛在失智個案，並協助轉介與媒合適切資源。

7.輔具銀行

　　社區中會有民眾因不同原因而有捐贈輔具的需求（原使用的家屬已康復、過世或改用其他等級的輔具），這些還可以再運用的輔具捐到據點後藉由整理和維護並擬定相關租借管理辦法後即可提供有需要的民眾使用，如在申請到二手輔具前先暫借輔具銀行的輔具，等申請到後再歸還，或是先試用輔具銀行的輔具覺得合用再自行購買，或是短暫腳傷康復後即可歸還，輔具銀行的輔具提供了民眾在遇到以上狀況時的另一種選擇外，也可藉此機會開發與連結輔具維修資源，提供家中有輔具需要維護維修的民眾更多的資源可選擇。

8.居家醫療、居家護理

　　居家醫療指的是除門診及醫院診療之外，支援長者在家生活到最後的醫療模式。目前新制的「居家醫療照護整合計畫」整合所有居家醫療服務，包含居家醫師訪視、重度居家醫療照護，含居家護理師到家協助管路更換與呼吸器照護及安寧患者居家醫療等，健保均有給付。此服務多是透過居家失能醫師評估後開案或是由民眾自主向有提供居家醫療的院所提出申請。比如習慣在某醫院就診的民眾有居家醫療的需求，依照該醫院居家醫療的申請流程，A個管師會建議民眾至該醫院的家醫科掛號，A個管師則不另行轉介，因為即使轉介，仍是需要由民眾親自掛號申請。

9.安心支援服務

　　是為協助聘請外籍家庭看護工的民眾降低對於看護工的照顧技能的

擔憂困擾，避免因技術不純熟讓照顧者自身或是被照顧者發生傷害。爲了讓外籍家庭看護工可以更有方法地學習照顧技巧而提供「照顧指導員」到宅指導的一種服務方案，透過專業技巧指導服務來預防家庭看護工職業傷害、受看護人照顧傷害，以及增進照護工作技巧以保障雇主及移工之權益。

多數外籍看護可透過專業服務來協助指導照護相關技巧，但此服務的需求對象大多爲所僱用的外籍看護工對我國慣用語言完全不通，或是彼此在互動溝通上有明顯障礙的僱用家庭，故還是有賴A個管師的主動關心評估確認使用需求是否需要轉介此資源。

10. 行動沐浴車與原床沐浴

從實務經驗上可探知案家因爲受限於照顧者的體力、居家浴室的空間及設備等因素，往往只能選擇以「擦澡」的方式幫助照顧者清潔身體，然而長久下來，被照顧者的身上會逐漸產生異味，還會因細菌感染而衍生其他生理疾病，心理上的負面情緒也難避免，更會感到生活沒有尊嚴，所以如果臥床個案想要沐浴，通常會連結的資源就是行動沐浴車；所謂的行動沐浴車的服務是指服務對象包括罕病臥床、癌末、植物人、小兒麻痺、中風、重度身心障礙等中重度失能、無法自理的臥床長輩，由一名護理師及兩名照顧服務員組成服務團隊，並駕駛配有行動組合式浴槽等配備之到宅沐浴車，以方便進入家中爲失能者進行全身式的沐浴服務，但車輛數少，需要的服務人員眾多，也同樣有場地大小的限制，故原床沐浴服務也開始發展成爲另一種可以讓民眾選擇的資源。原床沐浴是讓使用者不需移位，即可在原先的床上進行沐浴。做法是利用床的空間，在臥床者下方鋪設防水塑膠墊，並使用夾子將塑膠墊固定在床邊扶手，搭建成「浴槽」，沐浴床鋪設完畢後，再將水管連接家中浴室的水龍頭，就可以開始爲臥床者沐浴了。而汙水的處理只要在腳邊處做出溝槽，讓汙水順流到桶子即可，但要注意的是，床組本身需要有床頭和扶手三邊固定，才能將防水布固定成浴槽，但一般民眾對於此沐浴方式還是不夠了解和熟悉，故目前有創世社會福利基金會和華山基金會提供「原床泡澡」的服務。針對上述臥床者的沐浴服務，A個管師除了藉由連繫會議或跨專業團隊會議讓服務資源團隊更認識這些資源外，在擬定照顧服務計畫時也會積極地讓需要的民眾和家

屬理解和適當運用此資源。

(二) 實務案例

　　以下舉幾個可以參考的社區資源開發與連結的實例供參考，可以視機構或社區的優勢和限制與開放度再加以調整。

1.實例A：長照與文化的結合

　　個管師想要開發和培養社區民眾（全齡或高齡者開發都可，視彼此目的而定）協助共同宣傳長照的意願與能力，可以和文化部青年村落計畫（故事採集計畫）或劇團進行合作。因為彼此的價值都認同社區民眾本身就是社區資源的綠洲，尤其希望透過在社區生活多年的民眾的口述與感受來重新了解和詮釋社區，共同目的是讓民眾與自己生活的社區產生更濃厚的情感連結、歸屬感和自我認同，進而願意貢獻己力來維護與開發社區中的人、事、物並進一步讓社區自己產出互助能量，讓長照社區照顧的理念能更為順利地落實。實際操作模式可以是由文化部社區故事計畫的執行者先和參與據點或長照站活動的民眾說明計畫的目的與進行方式，等邀約到適合的民眾後即進行訪談，受訪民眾於訪談的過程中學習和累積表達經驗後個管師再結合劇團進行第二步驟也就是肢體表達的訓練，讓社區民眾開始培養戲劇表演能力以便為第三步驟演出長照宣傳劇做準備，影響範圍不只是自身社區，更可透過網路發散全國各地，引發良性競爭的動力，讓民眾更有社區意識，更深入地去了解自己的生活環境並進而提高關心自己社區居民激發公民參與意願，也更能建構健全的社區照顧網絡並持續維持自己好也讓身邊的人一起共好的健康團隊動力。

2.實例B：群組的力量

　　疫情期間，生活上原本穩定運作的模式都必須視疫情變化進行調整，但有時候計畫趕不上變化，社區照顧力量的展現就非常重要。例如：當全國疫情升為三級警戒，某教學醫院因為已經群聚感染而呼籲民眾除了非必要診療不要前往時，在社區中的獨居長輩還是需要回診才能續藥，長照B單位（後面都稱居家服務）先協助詢問醫院，當時醫院的回應仍是需親自或家屬至醫院領藥，但這樣的方式會增加長輩和家屬染疫的風險，之

後居家服務也無法再進入。故居家服務單位運用了社區資源的力量，在該市的長照專業群組中連繫某位專業藥師，了解到只要拿長輩的健保卡到有長照特約的藥局，就製作雲端藥歷再轉介到該地的衛生所即可，這方法絕對比去醫院安全許多，也能讓大家安心許多。

3. 實例C：社區自救力量的展現

在縣市政府宣布某某夜市關閉之前，自治會就已率領百餘攤家戴口罩、發送口罩給客人，並拒絕、教育不戴口罩的消費者；地方里長則帶領志工身著全套防護裝備，扛起巷弄環境消毒重責，現在更加強篩檢站周邊。在地社福、NGO組織耕耘編織的社會安全網發揮功能，面對病毒帶來的無形戰爭，能更細緻看見社會底層的處境和需求，串連外界捐助資源，機靈應變提供協助。LINE上面迅速搭起的群組「萬華社福防疫資訊平臺」，由在地民意代表與有力人士建置，媒合企業、政府資源，提供社工員服務所需的防疫裝備，給服務對象的便當或乾糧食物，甚至是服務案家孩童停課不停學所需的數位設備等。萬華的新住民我們也有接住，社區組織的社工員提供陪伴力量，接手疫情資訊的轉譯與傳播。

三、長期照護服務的行銷原則

根據衛福部2021年推動重點四[5]的內容指出，長照服務推動的對象包含失能高風險者、照顧者、年輕人、學生族群。再佐以衛福部2021年版的失智症防治照護政策綱領暨行動方案2.0[6]中所提到的提升大眾對失智症之認識與友善態度中在2025年時有幾項明確要達標的數字例如：

1. 全國人民對失智症認識的比率要大於7%

此點的推行在既定的工作項目參考中即包含執行全國人民正確認識

---

[5] 衛福部長照司 1100305 公聽會長照政策推動現況說明的 2021 推動重點四整合行銷策略，運用多元媒介宣導長照服務資料。

[6] 衛福部 2021 年版的失智症防治照護政策綱領暨行動方案 2.0 第五章推動機制：失智症防治照護政策綱領暨行動方案 2.0 工作項目（2018-2025）附錄 P28。

失智症之整體規劃與結合相關部會地方政府、失智者、照顧者、失智症相關單位與機構及相關人士進行失智症正確認識宣導。但全國人民中最難普及到的就是不在國民義務教育裡的成年社區民眾，但因為他們成為家庭照顧者和扮演家庭教育者的機率都是高的，更為需要吸收正確的失智症知識，所以上述政府想要達成的比率，就可以運用社區已經建置好的場域來推行，否則社區裡的成年民眾與這些政策的距離太遙遠，也缺乏主動了解的動機，需要藉由社區中已經和民眾建立信任關係和宣導路徑來當橋梁，站在民眾的立場和角度以讓民眾能存有印象的語言來引發認識和學習的意願。例如：由區長及里長與巷弄長照站合作，讓區民藉由區長和里長的引薦，長輩放心地到長照站共餐，在每位長輩都吃得很開心的同時也讓長輩和其家屬知道附近有巷弄長照站，和巷弄長照站可以給社區民眾哪些長照協助，用某據點的臉書發文舉例說明宣傳橋梁加深社區民眾對於失智症認識的作用：

> 王爺爺的子女平常工作較為忙碌，白天都一個人獨自在家，近兩三年來常出現走失、記憶衰退、買重複的生活用品、說重複的話語，子女十分困擾，帶去就醫發現，王爺爺罹患阿茲海默症（失智症），現在開始服用藥物，透過醫師轉介到失智共照中心。失智共照中心個管師幫王爺爺申請了預防走失手鍊、日間照顧服務（平日白天到日照中心參加活動），增加與人際互動、認知刺激、社會參與的機會，下午由長照社區巡迴交通車接送回家後，有居家服務單位協助居家沐浴、備餐等服務，讓家人都可以放心工作，減輕不少照顧壓力呢！

讓民眾先看見社區裡的長照資源，可能基於好奇或需要而使用熟悉的路徑（如：臉書）進入了解，這些很貼近民眾生活的真實案例就有較高的機會可以深入民心，或許文字表達的內容有限，但只要存有印象，即有機會誘發民眾致電詢問或是進行相關照顧安排，也就能有效降低民眾因缺乏正確知識求助無門而產生長照悲歌的機率，以及減少相關延誤協助的家庭和國家成本。

2. 全國人民具失智友善態度的比率大於7%

> 陳伯伯85歲，失智又胃癌並且癌細胞已轉移至肝，經手術
> 後，醫師告知家屬已是末期，希望他能返家療養。但王伯伯回
> 家後因不適症狀反應會嘔吐以及疼痛，讓兒子幾乎每兩天都要
> 請假帶王伯伯回醫院打止痛針。後經過轉介居家緩和醫療後，
> 固定有專業團隊到宅協助，讓王伯伯的嘔吐、疼痛狀況得以緩
> 解，使王伯伯最後一程是保有尊嚴的離世，兒子這段期間也減
> 輕不少照顧的壓力。

　　要讓社會大眾對失智或長照需求者具備友善態度，從感同身受的方式
切入通常是最為有效的。失智者的長期照護之所以困難，是因為腦部負責
匯集資訊的海馬迴出現功能障礙導致蒐集資訊的能力受損因此記憶變差。
但主宰情緒杏仁核會變得比較發達，所以失智者會變得易怒愛哭。很多社
區民眾甚至包含家屬，對於一個記憶力變差又無法講理的成人的友善程度
是偏低的，但只要藉由社區的長照單位利用和社區民眾接觸的機會，傳遞
正確又實用的知識，就有機會將全國人民對失智的友善比率提升。

3. 將失智症議題相關概念融入國民中小學課程

　　即將進入超高齡社會的臺灣，目前國小學童的失智症教育，除了少
數縣市（如：桃園市）外，大部分沒有全面性的失智教育，小學生並沒有
什麼機會接受到失智症相關識能的教育。學童不懂阿公、阿嬤生了什麼
病，也不懂這種的病會影響阿公、阿嬤的行為，因而產生了恐懼；對失智
症不夠了解的父母親也無法協助學童去理解生病的阿公、阿嬤，當然他們
自己也沒有辦法去具體反應他們自己心中的感受。在互相無法溝通的循環
下，家庭裡中的祖孫情誼的連結便逐漸褪去，甚至演變成逃避或嫌惡。但
若因為長輩在相對健康時就在社區的長照單位活動，對社區長照單位是熟
悉和信任的，家屬和學童對於長照服務自然耳濡目染，潛移默化下對於阿
公、阿嬤的失智失能行為也就更能理解和回應，甚至變成友善種子在學校
教育裡生根。然而目前在整體課綱的規劃上，尚未有具體納入。建議最快
速扎根失智識能教育的方法，可由目前衛生福利部所推動的失智照護服務

計畫，其中由失智共同照護中心辦理的社區識能教育推廣，亦納入校園的學童，且定期以完整系列話題，推動國小學童失智症識能教育。以嘉基失智共照中心為例，邀請具有繪本教育專長的社區講師與校方，以及擔綱健康教育方面的老師或者校護，一起討論期待失智識能教育能夠達到的目標（吳俊儀、侯榮英、陳煒，2020）。

4.提升全國人民對的失智友善態度

「各縣市至少一鄉鎮市區一失智友善社區」此行銷指標說明行銷的對象和原則要包含全國人民與融入到教育體系中，故從社區開始，就可以先和鄰近的安親班或幼兒園合作，鋪建和營造讓民眾在出現需求前就願意主動認識長照的橋梁，而在這之前，社區端要先盤點出民眾會願意主動認識長照的誘因有哪些。在筆者的實務工作經驗中，一般民眾家中或身邊若無長照需求者，通常不容易有效接收長照資訊。

四、代間共融社區的永續之發展

2006年芬蘭國會未來委員會制定長照政策時，發表過詳細的政策論述，其中第一頁就提到，未來政策首要是要讓民眾體認到，自己對延緩老化有責任，政府的資源分配和政策都需要高齡者共同努力（周傳久，2019）。照顧規劃一定要從預防做起，而預防階段一定是民眾本身要先開始懂得照顧自己再視需求由正式或非正式資源來協助。但在激起民眾尤其是高齡者有為自己健康負責的認知和行動前，需要先找出誘發他們行動力的關鍵。以往，鼓勵高齡者參與都習慣用準備點心或是送小禮物的方式，但後果就是沒有禮物就不參加或不執行，或為了拿禮物可以重複參與，這些都是拿贈品來當誘因的後遺症，承辦單位無意間成了模糊活動意義的共犯，也間接地養成了民眾不用積極為自己健康負責的錯誤認知。當然，民眾或高齡者的教育程度、人生經歷、職業、文化背景或城鄉生活型態也會導致差異。

而「代間共融」可以是誘發民眾為自身健康生活負責的重要誘因，因為藉由代間共融的概念可以鼓勵高齡者與不同年齡層交友與互動，其人

際網絡才能處於有更新可補充的狀態，也才可能持續有專屬的情感連結提供穩定的支持與陪伴，這是幫助高齡者在面對身邊親友漸漸凋零，免於獨自承受孤獨寂寞與死亡恐懼的有效策略，也是能誘發高齡者自願積極維持健康，爲其晚年多做準備的方法。而共融的過程中，所謂的代間學習（intergenerational learning），以便讓互動的各年齡層都能因此有收穫，黃國城（2007）認爲也可更白話的稱爲「老幼共學（托）」、「世代共學（融）」，係指不同世代間在學習上的互動，是彼此經驗的溝通、互動、分享，藉由彼此技能的學習中改變原有的認知以及態度，重視的是世代間的互相協助，以完成學習任務，並讓參與的成員，無論老少皆有所收穫成長並進一步樂觀期待，當民眾尤其是高齡者自己願意爲自己的生活而有主動積極共融的意願時，也就更有機會和不同年齡層有互動和跨越代溝的機會，我們的社會也就更有機會創造出有愛的友善社會，就如Lohman等人（2003）所認爲的，有計畫的代間接觸能在兩代間的隔閡上，搭建起一座橋。

但隨著時代的快速演變，如何的「有計畫」就成了在社區推展代間共融理念的重大挑戰。在據點或老人中心這類辦理如延緩失能失智方案的場域裡，就是「有計畫」地在搭建這座可以跨越代間隔閡的橋梁。例如：邀請對手機功能熟悉的年輕或中生世代來教導長輩熟悉手機的功能，長輩因此能學會用LINE打視訊電話看到最愛的孫兒，也能學會錄影把自己無法說清楚講明白的現況讓對方了解，更能創作出許多的問候照片檔，讓一成不變的生活多了許多樂趣和成就感，而不同世代的教導者也有機會了解長輩在使用手機時會遇到的困難以及如何溝通才能讓長輩學會。在作者的實務經驗中，關懷據點就曾有過長輩興沖沖地告知工作人員因爲自己學會用手機錄影，所以可以幫忙把家中漏水情況錄下交給兒子去和抓漏師傅溝通，讓兒子不用請假就能處理好家中漏水問題，兒子還因此稱讚與感謝長輩，而長輩在和工作人員轉述此經驗時臉上的喜悅和驕傲感藏不住，更主動地詢問還有沒有什麼年輕人常用的他想要嘗試學習，而年輕或中生代的教導者也分享因爲從這類和長輩分享的經驗得到許多感謝，也在無形中開始對自己身邊的長輩的需求有敏感度並更有耐心地願意主動給予協助，調整了以前總是對長輩失去耐心或逃避接觸的互動模式。

上面所述是由長輩擔任學習者，「有計畫」的安排也可以將長輩轉換成教導或分享者，例如：讓長輩在據點教導社區不同年齡層的民眾做拿手菜、做手作、寫毛筆字、教唱歌或陪伴兒童玩遊戲或完成作業，這樣的安排與以往請長輩擔任銀髮貴人來教導同年齡的長輩的模式，差異在教導的對象可以是全齡而不是都鎖定在長者，這樣的安排才能讓長輩有機會展現拿手絕活和與不同世代的民眾分享畢生所學甚或進行傳承，讓不同民眾都能有機會藉由長輩來了解自己不曾參與的年代風華。

　　但代間共融的學習和活動也是有風險需要排除的（這也是需要計畫的原因），以下就風險的面向進行說明：

(一) 長輩和身障者是參與者

　　要考量特定參與者的狀況，包含參與的長輩的身心理限制、教育和學習能力程度的差異、社經環境背景、個性特質等都可能導致共融成果出現差異，嚴重的還可能造成參與者的退縮和心理陰影，從此排斥與不同世代共融，因此事前有計畫地了解參與對象的興趣、能力和限制，才能正確評估出共融計畫如何進行。此外，設計時也因為安全考量需要確認空間是否足夠、視聽音響設備、活動時間的長短，也需考量參與者的生活作息和身心負荷、在人力資源方面考量是否有足夠的工作人員、志工可以支援及參與成員數量是否符合計畫的成本和執行效益。最後，教導者除了具備課程專業且不能進行推銷和醫療行為外，有和長輩或身障者教學或互動的經驗是最理想的，因為在實務經驗裡，曾因為教學者對於參與者的期待過高而造成參與者尤其是長輩的心理壓力，返家後導致出現失眠、焦慮、害怕等負面情緒的反效果徒增參與者及其家屬的困擾，也讓據點活動失去穩定的參與者，故計畫主責需與教導者於討論課程時就要對參與者的學習或活動成效有共識，避免出現上述的問題和狀況。

(二) 長輩和身障者是教導者

　　共融規劃若安排長輩或身障者擔任教導者是期待長輩或身障者藉由此角色重新找到成就感和被認同感，但不同世代對於學習的態度存有差異，

長輩擔任教導者時可能會以自己的學習經驗來要求參與者，雖說共融活動規劃前對於參與者的條件和經驗會有所篩選以避免期望落差，但還是可能會發生教導者的要求超出參與者可以接受的程度，甚至造成爭執或糾紛，不僅造成三方傷害（教導者、參與者、主辦單位）也可能會讓其他共融的規劃受到排擠和抵制。

(三) 共融對象監護人的同意

現在有很多機構會結合幼兒園或國小學生的表演資源到長照單位並營造互動的機會，或是與國高中大學的社團合作讓學生至長照機構從事志願服務，但這些參與者能否參與都需監護人同意，而監護人常常會因為許多的擔心而拒絕讓其參與，其擔心來自於覺得長照單位因照顧長年生病的長輩或身障者所以一定充滿細菌，或是覺得這樣的投入會耽誤課業，這種擔心追根究柢還是來自於對年長者和身障者的刻板印象而產生的排斥與不友善，也是造成代間共融難度的重要原因。

結論

社區照護是一門全民的功課，若能依著社區當地的需求與量能去規劃盤點出適切的服務介入方式，充分運用中高齡人力去做到借力使力，也同步增加全齡民眾的參與，幫助原本依賴或失去生活重心的長照服務對象重新找回被需要的存在感，有效延緩失能、失智、退化速度，將會是最理想的品質境界。

在筆者服務的經驗裡，有許多機會能看到服務對象或家屬因為有社區照護及時的協助而得以避免拖垮整個家庭的運作，但也還是有不少民眾因為多元因素不願意或自覺不需要對社區照護多加熟悉與參與，甚至認為是生病無法自主的人才會需要社區照護，所以等到真的需要照護需求的時候都要經歷一段或短或長的動盪期，讓整個家庭增加了許多可以事先避免的風險。

社區是一個綠洲，可以有許多創新的嘗試在這個場域中運作，臺灣的

社區照護也絕對還有許多可以發想的空間，也期待更多全齡民眾的發想和參與。

參考資料

中文資料

吳俊儀、侯榮英、陳煒（2020）。補滿失智阿公阿嬤心中最軟的那一塊：論失智識能在國小學童紮根的重要性。關鍵評論，2020年4月2日。取自https://www.the-newslens.com/article/133246

周傳久（2019）。高齡友善新視界觀察台灣與他國的高齡者。臺北：巨流。

曾思瑜、李梅英、陳柏宗（2017）。高齡者社區照顧環境規劃—— 在地老化與社區連結。臺北：華都。

黃國城（2007）。代間學習及其對高齡教育之啟示。社區發展季刊，*118*，265-278。

劉弘煌（1999）。都市型社區的社會福利社區化—— 以台北市文山區經驗為例。社區發展季刊，*87*，60-65。

英文資料

Lohman, H., Griffiths, Y., Coppard, B. M., & Cota, L. (2003). The power of book discussion groups in intergenerational learning. *Educational Gerontology*, *29*, 103-115.

第五章
長期照護家庭工作實務

張宏哲

前言

　　長期照護情境之下的家庭工作實務必須以家庭照顧的角色和責任為考量的主軸，這樣的主軸雖然聚焦在家庭當下的照顧任務，卻不得不深入了解或認識家庭成員過去的關係和互動的歷史，這些關係和歷史牽動了家庭在長照情境之下可能扮演的照顧角色和任務，影響家庭照顧安排的架構。從家庭成員的照顧角色為核心，往外擴散，可以思考家庭關係的其他重要驅動要素，例如：家庭照顧的分工是如何決定的，影響這項決定背後的家庭規範與權力架構，每項決定背後的溝通模式，以及決策過程和決策之後，可能引發的情緒反應。

　　本章的內容主軸包括長照情境與家庭特質、家庭動力指標與內涵、家庭介入的原則和技巧，以及家庭動力的案例分析。

第一節　家庭的樣態與長照議題

　　長期照顧情境中的家庭樣態很多元，不同的家庭組成和特質對於家庭照顧的安排有深切的影響，每種類型的家庭因為結構與成員的差異，家庭照顧的角色進入、角色分工、資源的多寡和照顧負荷等多重的問題也有所不同。本節描述家庭的各種樣態和每個類型家庭可能面對的照顧議題。

壹、家庭的多元樣態與組成

　　隨著社會環境、文化習俗和價值觀念的變遷，以及人口老化和少子化的趨勢，家庭的樣態也變得比較多元，傳統三代同堂的家庭逐漸減少，核心家庭和其他家庭的樣態比較盛行，以下簡述家庭的樣態。

一、家庭的多元型態

本段依據行政院主計處（2006）針對1988～2004年臺灣家庭變遷的報告，提到的家庭型態，說明老人與長照情境的家庭類型。

(一) 單人家戶

一人居住的家戶稱為單人家戶，有些長者完全獨居，有些則有家屬住在附近，維持自主空間又能夠就近照顧，保持「愛的距離」。過去兩者都被歸類為獨居長者，屬於關懷和訪視的對象，部分縣市開始不把子女住在附近或住在同一縣市的長者列計為獨居；不過，兩者都是長照2.0服務對象。內政部（2022）的統計顯示獨居宅不斷地攀升，但是依據行政院統計處（2021）有關列冊需要關懷的獨居長者人數看來，接受關懷的獨居長者人數卻是逐年下降。

(二) 夫婦二人家庭

夫婦兩人家庭是指該戶只有夫婦二人居住；長照情境經常會遇到老年夫妻（又稱雙老）同住，一人照顧另一人（通常是妻子照顧丈夫），或夫妻都失能需要互相照顧的情形。最近的數據（行政院統計處，2021）顯示雙老家庭有逐年增加的趨勢。長照情境偶爾也會遇到非婚雙老（異性或同志朋友）互相照顧的家庭。

(三) 單親家庭

父或母一人和一位（含）以上未婚或已婚子女同住，此外，可能有其他非直系血親同住（如：手足）。長照情境常會有老年母親（壽命長，可能性較大）或父親一人，和一位負擔主要照顧責任的子女（女兒可能性較大）同住，其他子女可能遷出或同住，他們可能成為次要照顧者，或者很少提供照顧。

(四) 核心家庭

父母親和至少一位未婚子女所組成的家戶，已婚子女或其他非直系親屬也可能同住，這是過去最盛行的型態，比率逐年下降。長照情境常見父親或母親（比較常見）與子女共同照顧前者（父親可能性較大）的案例。

(五) 祖孫二代家庭

祖父（母）輩和一位（含）以上未婚孫子女輩組成的家戶，排除第二代直系親屬（父母輩），可能有第二代非直系親屬同住。長照情境偶爾會有孫子女照顧祖父母的安排，可能是第二代婚姻失敗和家庭解體，導致隔代教養和日後孫子女提供照顧的結果。

(六) 三代同堂家庭

祖父（母）輩、父（母）輩和一位（含）以上未婚孫（子）女輩組成的家戶，可能還有其他非直系親屬同住。長照情境會遇到這類家庭，由於人口結構變化，這類家庭組成呈現下降的趨勢。

貳、家庭樣態與照顧的挑戰

家庭樣態可以依據組成特質予以分類和簡化，只是每種類型可能含括次類型，每種次類型的內部也可能含括多元和複雜的特質，因此，以下有關家庭樣態和照顧議題描述的目的只是依據實務經驗列舉可能遇到的家庭情境和議題。

一、單一家戶

單一家戶比較缺乏非正式網絡的照顧資源，依賴正式的長照資源的可能性比較高，如果附近沒有親朋好友可以支援，隨著失能或失智的程度加重，機構安置的機會高過有非正式資源的長者。專業人員常常必須面對

尊重個案自主（堅持留在社區）和必須強制介入（保護個案安全）之間的兩難。

二、夫婦二人家庭

老年夫婦互相照顧是天經地義的事，即使只有一方需要照顧，常被稱為雙老照顧。因為女性壽命比男性長，太太照顧丈夫的情形遠多於丈夫照顧太太；除非兩人都失能或失智，否則照顧安排通常不會把孩子拉進來，配偶獨撐到最後，負荷過重，不得已才會考慮資源的進來，包括請求孩子支援、使用正式照顧，或聘僱外籍看護，如何面對夫妻照顧安排緊密和黏稠度是專業人員可能要面對的挑戰。

三、單親家庭

單親家庭因為造成單親的因素不同而可能遇到不同的照顧議題，例如：長照實務情境可能遇到身心障礙孩子出生照顧負荷過重導致夫妻離異，單親（通常是母親）扛起照顧責任，負荷頗重的情形。如果除了障礙的孩子之外，還有其他兒童或青少年子女，單親母親無法兼顧這些孩子的發展需求，跨專業多元的服務資源介入的迫切性不言可喻。有些長者早年拋妻棄子，晚年無人照顧，屬於被遺棄的案例，社會工作者在為其申請福利服務的時候發現個案有家人或元配，基於法令規定的扶養義務，必須協尋家屬和召開家屬協調會討論扶養義務。

四、核心家庭

核心家庭遇到長期照顧的需求通常是父母老化失能或失智，此時孩子也都成年，多數也已經離巢，繼續留下來的孩子可能是單身未婚、離婚搬回家住，或是為了照顧父母搬回家。值得注意的是家庭照顧安排通常會定

於一尊，由一位主要照顧者負責主要照顧責任，其他家庭成員即使同住，照顧的投入可能有限，使得主要照顧者的負荷過重。

五、祖孫兩代家庭

祖孫同住或隔代教養的家庭樣態可能是因為第二代的親職功能不彰，無法養育或教養孩子，只好由祖父母替代親職教育的角色。這類家庭的資源可能比其他類型不足，當祖父母需要照顧，孫子女可能仍未成年，照顧量能比較不足，加上隔代教養過程，祖父母的親職角色與功能不足，導致祖孫關係疏離，也造成照顧安排的障礙，甚至有可能導致老人保護的疏忽或虐待的問題。

六、三代同堂家庭

三代同堂家庭的成員人數可能多於其他家庭類型，由於照顧者選擇的過程可能充滿了性別角色刻板印象和父權主導角色選擇的結構性問題（Hooyman, 2015），使得女兒獲選機會大增，尤其是中年女性，她們成為「三明治世代」，上有老年父母或公婆，下有子女需要照顧。照顧議題涉及照顧分工不公平、角色負荷、缺乏權力或決策權等。

 第二節　家庭動力指標與內涵

家庭動力指的是家庭成員互動的各種型態或模式，這些型態或模式的內涵或動能很多元，例如：角色、溝通、情緒、權力等。家庭動力相關的理論很多元，每個學派的著重點和動力的指標也有所不同，本節參考多元的理論，例如：系統理論、結構性家庭理論和人文溝通理論。Bowen認為家庭是一個複雜的社會和情緒系統，這個系統裡的成員互動和連結也互

相影響，個體的問題必須從整個系統改變，家庭的動力源自整個家庭的結構、角色、溝通模式、界域、權力，尤其是情緒，家庭代間情緒的延伸（Gilbert, 2018）。結構性家庭理論（Minuchin, 1974）強調家庭結構和界線的維持，跨越界線可能影響家庭的穩定關係，家庭系統有維持穩定的傾向，轉移問題的焦點，形成三角關係和代罪羔羊，造成親職化的孩子，強化界限和溝通可以減少個體的問題；個體和次系統之間的交互依賴，系統的層級組織包括不同的個體和次系統，不同互動的關係，系統具有自我調整的功能。Satir（1996）則強調家庭人際溝通的重要性，如何表裡如一，表達內在的感受是重點。表5-1呈現家庭動力指標的簡要意涵，以下說明這些意涵。

壹、系統與相關特質

家庭被認為是一個由個別的成員所組成的有生命的有機體或系統，這個組織和外界互動，內在成員和次系統也互動和互相影響，系統有幾項特質（Minuchin, 1974; Satir, 1996; Gilbert, 2018）：

表5-1　家庭動力指標簡述

指標	意涵	相關概念
系統特質	個體成員組成的有生命有機體	1. 整體性：從系統觀點角度來看，個別成員問題或症狀是家庭系統問題，解決成員問題需要解決系統問題。只是家庭傾向於譴責受害者，延誤問題解決。 2. 次系統：家庭裡的小團體稱為次系統，次系統有各自的角色，各司其職，比較常見的次系統是夫妻、父母、手足。 3. 複雜度：系統、次系統、成員互動交互影響，問題環環相扣，$1+1 \neq 2$，兩個人組成家庭，個別的問題衍生出超過兩個以上的問題。 4. 恆定狀態：系統傾向於維持穩定，任何不穩定狀態都會出現因應機制，讓系統回復穩定，問題因而持續下去，無法解決。

指標	意涵	相關概念
界域區分	系統／次系統／成員和外界交流互動的黏稠度滲透度	界限：家庭內外有形和無形的範圍，成員歸屬、內外界交流的滲透度、成員互動關係的黏稠度，和個體的自由等，決定了家庭系統的親疏緊密程度，可以分為： 1. 緊密家庭：家庭滲透度低，與外界少有互動連繫，內部成員互動頻率高且黏稠度高，個體的自由度不足。 2. 鬆散家庭：家庭滲透度高，與外界交流頻繁，成員互動和連結不足，內部關係黏稠度低。 3. 開放系統：家庭與外界關係適度開放，成員互動和連結足夠，黏稠度和滲透度適宜，家庭認同感高，個體有充分的自由與外界連結和發展自我。
角色分工	成員在系統裡的功能和任務分工情形	社會化的結果，使得家庭成員有義務或出於主動，需要擔負某些責任或完成某些任務。 1. 角色分工：社會化過程決定家庭成員各自的角色，每個人通常有多元的角色，發揮多重的功能。 2. 角色期待：家庭或個別成員對於自己需要擔負的角色的意向和看法，影響個體擔負的角色的選擇。 3. 角色負荷：角色分工的不公平使得有些成員的角色負擔比較重，造成角色負荷過重問題需重新調整。
權力決策	成員的影響力類型和決定的方式	1. 權力樣態：權力的簡要意涵就是影響力，角色、資源、關係、人格等因素影響權力位階，家庭權力模式包括威權、放任鬆散和民主等。 2. 決策模式：家庭決策方式因為面對的議題不同而有所不同，主要的模式有三種，主動決定、共同參與、各自為政等。
互動關係	成員間交流頻率和品質影響系統的樣態	1. 互動模式：成員之間的互動與連結反映出家庭的緊密、鬆散、開放關係，關係隨著發展情境而變化。 2. 結盟：成員互動關係有次系統和結盟存在的情形，結盟對抗其他成員可能造成個體或次系統被孤立。 3. 三角關係：兩位成員關係問題引入第三者或者第三者自願加入，試圖讓系統穩定，卻是失能的互動。

指標	意涵	相關概念
溝通模式	成員之間訊息和情感交流的行為樣態	溝通是指成員之間透過訊息或情感交流與對話，達到互相了解的程度。 1. Fitzpatrick（2011）以對話頻率高低和遵從性高低兩個向度，提出四種溝通類型（保護型、多元型、放任型和共識型），共識型溝通類型是最佳方式，因為成員在權威的引導之下不會群龍無首，而且能夠充分對話。 2. Satir提出五種溝通模式（指責、自責、打岔、超理性、一致或契合型），內在的情緒、自我、期待影響溝通行為和方式。一致性溝通屬於最佳類型。
情緒	針對某個體產生的內在主觀的經驗，伴隨身體和行為反應	1. 情緒面向多元，強度、正負向、持久度、剛柔，這些向度受到互動關係、溝通、規範、凝聚的影響。 2. Olson（2011）的家庭系統環形模式強調凝聚（家庭成員間的情感鏈結）和彈性（角色、權力、溝通、情緒表達和交流必須依循情境和發展需求改變而調整）。 3. Satir等人（2006）強調區分實際情緒和應該的情緒兩者的差異，重視實際情緒的表達而不是應該如何感受。冰山理論強調注意外在行為之外還需要重視個體的內在經驗（感受、感受的感受、觀點、期待、渴望及自我）。
規範	家庭價值與文化形成的行為準則	1. 家庭是一個規範管理的系統，家庭中每個人都要學習什麼是被允許的、被期待的或是被禁止行為準則或指引，這些準則反映出文化習俗、家庭價值或信念，和家庭過去與現在關係累積的互動方式。 2. 許多規則是公開的，例如：孩子知道在幾點鐘之前必須回家；有些規則是隱藏的，雖不說但是家人都知道；有些隱藏的規範，只有當家庭成員違反的時候，才會大家引起注意。有時候沒有宣告的規範比宣告的規範更具影響力。 3. 有些規範不具功能性而且有礙家庭關係與互動，需要更換，以功能性的規範替代。

一、整體性

系統雖然是由個別成員或小團體組成，但是整體的重要性和影響超過

個別成員或小團體，整體大於個體的總和，因爲任何個體的問題或個體之間的互動關係都受到整體關係的影響。個別成員如果出現症狀（憂鬱／身心症／焦慮症），這是系統出現問題的警訊。不能把個體當成代罪羔羊，將焦點轉移到有問題的成員，譴責個體忽略整體的問題，個體問題的解決必須從整個家庭著手。

二、次系統

　　家庭系統裡也有小團體或次系統，每個次系統都有特定的成員，最典型和長存的次系統是夫妻、親子和手足，其他次系統可能因爲家庭發展的情境而形成，例如：父母親職功能薄弱的時候，祖父母擔負隔代教養的責任，形成了祖孫次系統。次系統各司其職，有各自的角色和功能，也影響其他的次系統，例如：父母次系統具有親職教育功能，和手足次系統交互影響。

三、複雜度

　　家庭系統組成的特質是個別成員和小團體之間的互動關係，不論整個系統或次系統，內部的互動關係都充滿了複雜度，即使是最簡單的男女朋友或夫妻兩人組成的家庭也不例外，個別成員的問題帶進家庭系統裡，可能衍生更多的問題，也就是$1+1 \neq 2$，兩人個別的問題可能碰撞出複雜和多元的問題。

四、恆定狀態

　　恆定狀態（homeostasis）是指家庭系統具有維持穩定的傾向與特質，任何不穩定的狀態都有可能引來對應的行爲，讓整個系統回復過去穩定的樣態，也使得家庭問題持續下去無法解決，例如：父親的親職互動方

式威權不具彈性，兒子經常會以衝撞的方式挑戰，只要挑戰行為出現，女兒就會出來解圍，建議大家去逛街吃美食，轉移注意力，讓家庭系統回復平靜，但是父親威權不具彈性的管教和母親沉默沒有管教權的問題並沒有解決。

貳、界域和緊密程度

　　界域（boundary）是界定家庭整體系統或次系統內外成員歸屬感、內外交流的滲透度、互動網絡的樣態和互動關係黏稠的程度的有形（物理空間房間）和無形（溝通互動關係）的範圍或界限。黏稠度和滲透度都和個體的自由度有關，黏稠度高和滲透度低，則個體的自由度比較低，相反地，個體的自由度比較高。以這幾個向度可以將家庭的界域分為三種類型：

一、緊密家庭

　　每個家庭都有要面對的壓力或議題，因應壓力，家庭可能需要凝聚內部的共識和力量，拒斥外界資訊和交流，或是和外界比較少互動連繫，滲透度低，內部成員互動頻率高且黏稠度高，個體的自由度不足。

二、鬆散家庭

　　家庭成員之間的互動頻率低，個體之間的連結不足，內部關係的黏稠度低，似乎互不關心；相較之下，家庭和外界的交流頻繁，外界資訊的進出和網絡的連結頻繁，滲透度高，外界也很容易進出家庭系統。

三、開放系統

家庭與外界關係適度開放，資訊和外界進入家庭的滲透度適中，個體之間的互動和連結也足夠，黏稠度也適宜，家庭的認同感高，個體也有充分的自由與外界連結和發展自我。

參、角色和分工

家庭過去和現在的文化習俗或價值觀可能成為宣告、未宣告或內化的家庭規範，這些規範可能沿著性別、年齡、家庭位置等，影響家庭成員角色的進入和角色的扮演，有些角色出於自願，有些則由家庭系統決定。家庭角色相關的概念很多元，本段僅列舉幾個重要的概念。

一、角色分工

每個家庭成員都有各自的角色，角色通常是多元的，每個人發揮多重的功能，例如：中年女性除了扮演配偶、母親、女兒或媳婦的角色之外，也是職場工作者、經濟支撐者和老年父母的家庭照顧者。

二、角色負荷

角色分工的不公平使得有些成員的角色負擔比較重，造成角色負荷過重的問題，尤其是女性，需要重新調整，否則可能產生衝突，嚴重者可能導致身、心、財務、社會層面問題，最後無法承擔，甚至放棄。

三、角色期待

家庭或成員對於個體需要擔負的角色的意向和看法，影響個體擔負的角色的選擇和自己可以承擔角色的負荷量。研究顯示角色負荷過重者期待的不一定是分工公平，而是有人分勞解憂，或者付出能夠被肯定。

肆、權力和決策

權力的簡要意涵就是影響力，家庭系統的運作需要面對許多大大小小的決定，決策的背後涉及家庭的權力結構，影響力最大或權力最大的成員，決定權力也比較強，影響力的來源很多元，例如：家庭角色和責任、位階、資源或人格特質等，權力的平衡有賴這些因素的調整。最佳的權力結構是人人平等，決策的過程，每位成員都能夠參與，每位成員的需求都被考慮進去，最後能夠達成共識。

一、權力樣態

家庭權力的樣態可以簡要歸納成三種：

(一) 威權模式

少數或寡頭在做決定，例如：父親或母親說了算，其他人都沒有說話的權力。

(二) 放任模式

沒有人願意表示意見，沒有人願意承擔，整個家庭體系群龍無首，無人關心。

(三) 民主模式

針對重要的決策，家庭成員都有參與和表達意見的機會，意見彙整之後，能夠從中選擇最能夠滿足每位成員需求的選項，成為家庭的共識。

二、決策模式

家庭的決策可能會因為議題的不同，決策的模式也有所不同；決策過程背後可能涉及前述的權力、家庭關係和互動及家庭溝通等動力要素。蔡紋苓（2005）訪談出院準備服務過程面對決策的十三個家庭，歸納出六種決策類型，這些類型可以整合成以下三種模式：

(一) 主動決定

家庭某位成員自行決定，其他成員被動配合，或是自行決定過程導引其他成員與其合作。

(二) 共同參與

透過共同參與過程，進行理性說服、開放和諧溝通或調解衝突，最後達成共識。

(三) 各自為政

家庭關係鬆散，每位成員各自為政，沒有任何的合作，群龍無首，毫無章法。

伍、互動關係

家庭整體和次系統都是由成員之間的互動關係和連結所組成的體系，成員與成員的交流的方式、頻率、品質影響系統存在和關係，隨著家庭成員發展階段的進展，系統也隨著變化，互動關係也需要因應這些變

化，系統才有可能持續。以下簡述互動關係的幾種特質。

一、互動模式

家庭互動模式與系統的樣態有雷同之處，成員之間的互動與連結反映出家庭的緊密、鬆散、開放的交流關係。

(一) 緊密

成員之間緊密的互動有助於家庭凝聚力與認同感的形成，尤其是所謂的3R，每天都有例行的互動（routine）、每季或半年都有儀式性的聚會（ritual）、例行或儀式性的聚會與互動可能帶來特殊或奇異（ridiculous）的經驗。過度緊密的互動可能缺乏彈性和腐蝕個體的自由。

(二) 鬆散

家庭成員之間很少互動或連結，大家互不關心，呈現關係疏離的樣態，更嚴重者可能裂解整個家庭系統。

(三) 開放

家庭成員互動的頻率高，凝聚力、認同感、互相關懷的程度都足夠，但是也容許個體自由和彈性參與。

二、結盟議題

任何家庭的互動關係都有結盟或次系統存在的情形，有些家庭的成員會組成隱藏的聯盟共同對抗其他成員，部分成員或次系統就成為被孤立的對象，引發系統內部關係的緊張和衝突。

三、三角關係

Schwartz（2022）認為家庭系統成員互動的過程，為了系統的穩定，成員之間的互動關係會出現功能不佳的樣態，三角關係（triangulation）就是其中的一種。簡單的意涵指的是：家庭內部或外部的第三者被選擇、被拉入或主動加入兩人的關係之中，將第三者拉入或主動成為第三者的人，主要目的是為了去除家庭系統的威脅因子或保護系統的穩定和生命。Minuchin（1974）舉例說明三角關係：孩子涉入父母親的衝突關係，為了減少衝突，透過選邊站、幫雙方傳遞訊息，和試圖轉移父母親的注意力。

四、分化

Bowen（2012）的家庭系統理論強調三角關係是家庭整體系統的基石，三角關係比兩人關係更為穩固，因為可以分散兩人的衝突，兩人的衝突太激烈的時候，第三者也可以保持距離。三角關係雖然穩固但也是家庭問題的催化劑。三角關係和自我的分化有關，自我越薄弱、越沒有區分的個體，越容易受到三角關係的影響，也越喜歡影響他人。每個家庭都有自我比較強或比較弱的個體同處在一個系統裡，過去成長過程造成的情緒越依賴，自我的區分就越薄弱。

陸、家庭溝通

家庭溝通指的是：家庭成員之間的訊息和情感交流的情形、行為樣態和能力，影響成員之間互相了解認識的程度（Fitzpatrick, 2011），彼此了解需要具備換位思考或感同身受的同理心、傾聽與尊重對方的情緒和聲音、表達情感和自我的能力（Olson, 2011）。值得注意的是，溝通和情緒兩者的關係密切。本段介紹兩種溝通的類型區分：

一、Fitzpatrick四種溝通模式

Fitzpatrick（2011）以對話（conversation）頻率高低和遵從性（confirmity）或遵從權威程度的高低將家庭溝通型態區分成四種類型，包括：保護型（protective，低溝通高遵從）、共識型（consensual，高對話高遵從）、放任型（laissez-faire，低對話低遵從）、多元型（pluralistic，高對話低遵從），這些類型以共識型的模式最理想，成員可能遇到意見的差異甚至衝突，需要有權威人物的指引或針對問題進行分析，進一步以權威的身分聚集家人一起對話和表達意見，最後達成共識。

二、Satir的溝通模式

Satir等人（2006）提出五種溝通模式，包括指責型、自責型、打岔型、超理性型和一致或契合型，這些溝通類型涉及個體內在的情緒、自我概念、自我價值、自我期待、對他人的期待、對他人的看法、情感或情緒，和對情境的評估等。Satir強調一致性或契合型溝通的重要性，也就是表裡一致，內在的想法和心情需要以合宜不傷對方的方式表達出來。

柒、家庭情緒

Webster英文字典將情緒（emotion）定義為針對某個特定的客體引發的內在主觀的經驗，這些經驗伴隨著身體和行為的變化。情緒的表達對家庭有深遠的影響，家庭溝通的內涵主要還是情緒，可見情緒與溝通的關係密切，另外，家庭營造的整體情緒氣氛是家庭系統所有成員發展的重要推力。情緒的向度和類型很複雜多元，例如：情緒表達的強度（從強到弱）、正負向情緒（如：快樂或哀傷）、持久度（如：稍縱即逝或持久）、剛軟度（如：剛硬操控自我中心或順服柔和脆弱）；這些情緒的表達受到家庭互動關係、溝通、規範、凝聚等因素的影響。

Olson（2011）提出的家庭系統環形模式（circumplex model）認為家庭生活的兩個重要因子就是凝聚（cohesion）和彈性（flexibility），前者是家庭成員之間的情感鏈結（emotional bond），後者則是指家庭面對情境和發展需求的改變，角色和權力結構需要調整，調整過程需要在家庭關係的表達和關係的品質上有些調整。除了上述兩個因子之外，Olson（2011）後來又將溝通的元素加入了環形模式，強調溝通的最重要內涵就是情緒的表達、自我揭露和情緒的交流。

在情緒的表達方面，Satir（2006）重視應該和實際情緒的區分，由於家庭和社會化的因素，家庭成員可能會強調應該表達的情緒，忽略了實際的情緒感受的表達，如前所述，契合型的溝通重視的就是自我內在實際情緒的表達。在情緒表達方面，Satir（2006）的冰山理論也值得注意，她認為了解或認識一個人除了個體的外顯行為之外，大多數隱藏在內在的經驗常常被忽略，包括心理內在的感受、感受的感受、觀點、期待、渴望及自我。除了勇於表達內在的這些經驗之外，她提倡與人接觸的五種自由（Satir, 1976；吳就君譯，2014），除了與如何溝通和互動有關之外，也是情緒表達的重要建議：

（一）自由地看和聽，來代替應該如何看、如何聽。
（二）自由地說出你所感和所想，來代替應該如何說。
（三）自由地感覺你所感的，來代替應該感到的。
（四）自由地要求你想要的，來代替總是等待對方允許的。
（五）自由地根據自己的想法去冒險，來代替總是選擇安全妥當這一條路，而不敢興風作浪搖晃一下自己的船。

捌、家庭規範

家庭規範（family rules）是家庭行為的準則或指引，這些行為的準則反映出文化習俗、家庭價值或信念、家庭過去與現在的關係累積下來的互動方式；家庭是一個規則管理的系統，家庭中每個人都要學習什麼是被允許的、被期待的或是被禁止。有許多管理的規則是公開的，例如：孩子

知道在幾點鐘之前必須回家；有些規則是隱藏的，雖不說但是家人都知道，例如：小孩「有耳無嘴」；有些隱藏的規範，只有當家庭成員違反的時候，才會引起大家注意。有時候沒有宣告的規範比宣告的規範更具影響力。

家庭規範對個體的影響頗大，其中影響最深遠的就是家庭溝通的規範，這些規範界定家庭的關係。前述的Satir的五個自由，實則有關自由溝通的規範。Satir（1996）認為：家庭禁忌、家庭祕密和違反規範的行為，都是家庭溝通必須迴避的規範。這類規範因為阻礙家庭溝通，也阻礙成員的發展。因此，家庭需要檢視哪些規範是機能失調或失常的（dysfunctional），加以廢除或改善，以免繼續危害家庭和個體的發展。

 ## 第三節　長照情境的家庭動力

本節討論長期照護情境可能會遇到的家庭動力議題，由於直接針對長照家庭的動力現象分析的文獻並不多，因此本段針對作者多年參與長期照護個案研討的案例進行分析，彙整出長照情境家庭動力的議題，同時提供因應這些議題的原則，作為拋磚引玉，讀者可以進一步深化這類分析。

壹、系統與界域

長照情境有關系統和界域的議題很多元，本段列舉幾個議題供參考。

一、緊密二人組

長照的服務對象主要是老人，再來就是身心障礙者，在照顧安排方面，雖然許多家庭會盡量採取分工的方式，由多個家庭成員共同分擔照顧工作，現實的情形則是最後照顧的工作只會落在少數成員或一人的身上，

其他成員有意無意地開始退卻，最後通常定於一尊，由一位主要照顧者承擔，其他成員涉入的程度則因家庭而有些差異，照顧的分工也有所不同。涉入或持續關心的程度受到家庭成員的地理位置或距離、家庭過去互動關係、家庭的緊密程度等的影響。最鬆散的家庭的成員幾乎可能不管，讓主要照顧者自行承擔照顧責任。這種照顧安排的結果有時候無關成員的地理位置，家庭關係如果疏離或漠不關心，同一個屋簷之下，也可能造成緊密二人組的現象。

「緊密二人組」指的是照顧者和被照顧者因為照顧的安排，成為緊密孤立次系統，關係極其黏稠，兩人的關係可能既緊密和互相依賴，但又因為朝夕相處和生活與照顧的小事而產生意見不合或衝突。由於關係緊密，有時候長期照顧的資源不容易進入，由於關係緊密不容易分開，如果個案因為照顧需要，無法留在家裡，必須使用社區照顧或者進行機構安置，將會是困難安置的個案。

主要的因應原則包括：平常就需要鬆綁緊密的關係，強化社會參與；連結外界的服務資源，服務人員需要以漸進的方式，建立信賴關係讓服務能夠進入；重新連結其他家庭成員，減少孤立和緊密關係的黏稠度。

二、界域重組

老人或身心障礙者需要照顧，投入照顧的個體必須抽身，從原先的角色退出，或者削減原先的角色和職責，這樣做衝擊到整個家庭系統，衝擊的程度端賴照顧者原先的角色而定，例如：擔任母職的配偶必須照顧公婆或是失能的父母親，配偶和親職的功能就可能被削弱，影響到夫妻和親職的關係，她的缺席可能必須由其他成員遞補；如果罹病的是中壯年的配偶，另一個配偶必須擔負照顧的責任，必要時年輕的子女也必須加入照顧行列，或者遞補罹病或提供照顧的父親或母親的職務，協助照顧弟妹，成為親職化的孩子。上述的情形都屬於跨越界域的情形。

因應界域被跨越的問題主要的解套還是在於家庭或外在資源的介入，減輕照顧者的負荷，讓家庭能夠回歸正常，降低跨域的可能性和時

間，每位成員都還有餘力面對自我發展的課題。

三、人在心不在

認知虧損的失智家庭成員處在「人在心不在」的狀態，身體和情緒都還在，原先的自我、角色、位階、溝通、互動、回饋等，都已經不再像往常一樣，認知的虧損（包括誤認家人）衝擊到家庭的關係，已經無法勝任家庭的角色和職責，家庭界域隨之模糊。

家屬需要透過衛教，認識和了解失智帶來家庭關係的變化，哀悼失智者原先的角色和與家人關係（例如：配偶或親職的關係和角色）的失落，從懷念失智家屬過去互動過程的點點滴滴和現在可能突然回神的話語或動作，找到關係持續的意義。

四、給予空間

老年父母親因為老化或失能需要搬入與成年子女同住，新的成員進入家庭，對於原先的系統可能帶來衝擊，家庭的作息可能被打亂，必須調整，物理空間或環境可能需要修繕和改裝，讓長者有被迎接的感覺。除了環境空間之外，內心給予實質的空間，也極為重要，涉及給長者時間和陪伴，家庭活動也必須考量他們的偏好和需要，家庭的生活習慣似乎也必須因應他們的到來。

新的成員進入，新的次團體形成，長者也可能扮演親職的角色，可能需要面對隔代教養帶來的界域模糊與衝突的問題。同時維持必要的界線，既親密又能夠保持距離，既關懷子女、孫子女，同時不過度涉入子女的家庭關係和親職角色，不跨越界線，都是必須面對的挑戰。

貳、角色與分工

一、角色的進入

　　Hooyman（2015）認為性別角色社會化從生命週期早期就開始，透過家庭系統形塑、內化或施壓，在父權主義之下，女性擔起了不平等的角色，擔負養兒育女和家務的主責，成為進入職場和職涯發展的障礙；職場性別歧視也造成權力、升遷和薪資等結構性的落差，使女性成為經濟弱勢族群。承擔家庭照顧者角色和責任又是另一個父權權控歷程，即使部分女性自願承擔這項家庭和社會界定的「愛的勞務」角色的責任，Berg-Weger（2008）將角色進入稱為"induction"，隱含家庭「誘導」進入的意味；因為家庭成員認為女性收入低、工作不重要、地位低，最適宜扮演無薪照顧者的角色；Hooyman（2015）認為進入這個角色使原本是經濟弱勢的女性，經濟狀況更為惡化，身心狀況也受到衝擊，家庭系統成為幫凶。長者需要照顧的時候，容易獲選為照顧者；未婚、離婚、收入比較低、職位低等因素，也使得女性扮演照顧者角色的機會大過男性，照顧角色一旦確立就很難改變。

二、角色與腳本

　　部分家庭成員因為角色的進入和扮演，開始專注在自己的角色，不論是出於自我的期許，或是沒有其他家庭成員可以替代，角色的承擔者開始以自己心目中的角色定位和心中自我期許的職責堅持下去，甚至認為只有自己才有可能提供符合失能或失智家屬所需要的照顧，其他人都無法勝任，屬於依照自己的腳本在扮演角色的家庭成員；因為這份堅持和執著，可能導致抗拒其他家庭成員的協助或介入，拒絕使用長期照顧服務，即使使用服務，都必須依照自己堅持的照顧方式進行，照顧者的負荷即使過於沉重，也不想妥協。

這種依據自己的「腳本」扮演吃重照顧角色的現象，形成的原因有可能是確實沒有家庭成員分擔照顧的任務，久而久之，照顧者只能執著下去，從孤單的照顧責任界定自我的概念，寫出自己的腳本，扮演無可替代的角色。因此，解決腳本現象的主要關鍵還是在於：從家庭照顧安排開始的階段，就進行必要的分工，以免主要照顧者長期承擔照顧責任，導致角色扮演「入戲太深」。如果腳本的現象已經出現，照顧者通常會承受沉重的照顧壓力，服務的引入如果能夠採取漸進的方式，取得照顧者信任之後，試著改變照顧者的腳本，協助個案看到和洞見自己長期扮演的腳本帶來的負荷和照顧品質的問題，改變對腳本的認知或想法，有助於改變角色扮演的慣性行為，讓照顧者知道照顧要永續就必須引進正式或非正式的服務資源。

三、角色的轉換

照顧者的角色有可能因為失能或失智家屬的問題惡化，照顧需求增強，必須引進服務，減少照顧的壓力和淡化照顧的角色，有些照顧者無法接受這種角色的「退讓」，認為照顧不得假手他人；如果被照顧者的問題惡化到照顧無法持續，必須進行安置，有些照顧者對於這種角色的轉換無法接受，照顧負荷很重也要堅持下去，甚至危及被照顧者的福祉。

角色的轉換需要時間，需要說服，尤其是面對機構安置的決定，形同要照顧者放棄自己長期扮演的角色。在引進服務的時候，可以試著讓照顧者看到永續照顧必須部分放手，必須部分假手他人，自己的角色才能夠持續下去。面對機構安置的決定，必須說服照顧者，照顧的角色還是可以持續下去，持續不斷地到機構關懷安置的家屬，協助監測機構照顧的品質。

另外，角色的轉換還必須處理情緒層面的問題，角色進入的樣態，自主選擇程度越低，日後照顧的負荷越高。

參、權力與弱勢

一、權力的弱勢

　　批判老人學的學者認為老人和照顧者，不論在社會層面或是家庭情境，都處在權力的弱勢，這類弱勢主要是性別、族群、階級和年齡等因素交互作用的結果。如前所述，親職和家務責任與負擔使得女性成為職場的弱勢，也使得她們容易進入家庭照顧的角色，美國的研究顯示如果將家庭照顧換算成薪資，總額高於全國所有家庭花費在長期照顧服務的費用，只因「愛的勞務」，家庭照顧者只能一輩子默默無償和隱形地獻身給這份「不是真正的工作」，成為Hooyman（2015）所說的「影子勞工」（shadow workforce），受到社會的忽略，這是性別和階級交織作用的結果。Calasanti（2009）認為除了性別和階級之外，還要加入年齡和疾病的交織因素，因為長者年齡意味著權力的喪失，疾病、失能、性別和族群使得權力的失落更加惡化，照顧這些失去權力的長者的照顧者，也可能經歷到權力、地位和尊嚴的失落。

二、決定與分工

　　由於照顧者的角色進入通常是家庭裡的弱勢者，如前所述，女性占大多數，其他比較容易成為家庭照顧者的則可能是身心障礙子女、沒有工作，或工作不重要、收入比較低的成員。在家庭照顧安排初期的決定過程，就比較沒有聲音或沒有權力，進入照顧角色之後，想要調整不公平的分工也相對的困難；對於照顧安排、服務使用、醫療照護、輔具使用等決策方面，也可能沒有表達意見的權力，沒有照顧的家庭成員反而更有決策權；讓家庭照顧者感受到弱勢，最令照顧者難受的莫過於被照顧的尊親屬並不重視他們，因為前者可能是後者眼中的弱勢。

三、充權的原則

　　長照服務的對象（個案和照顧者）因為是弱勢族群，很容易在服務過程透過「權力控制」或支配（不合理要求、申訴、陳情）的方式和專業人員互動，因應之道在於運用優勢觀點或充權技巧，肯定照顧者的貢獻；另外，專業人員必須學習調適，可以試著無視於他們支配的行為，以免造成工作上的負荷。

　　最後，在協助家庭進行照顧安排的決策方面，專業人員可以透過解決問題的模式，讓家庭成員腦力激盪各種選項，評估每個選項的優點和限制，最後選出最能夠滿足每位成員的需求的選項。在協助家庭決策之前可以先分析家庭決策的模式，例如：蔡紋苓（2005）針對出院準備的家庭面對照顧的決定整理出的六種互動行為類屬，都屬於「調和鼎鼐」功能的發揮，只是程度不同而已，包括「主動－被動型」、「導引－合作型」、「共同參與－衝突調解型」、「共同參與－理性說服型」、「共同參與－開放和諧溝通型」和「衝突內耗型－群龍無首」等決策模式。當家庭面對失智長者機構安置的決定歷程，可以參考黃秀梨（2009）的研究，她發現家庭傾向於「尋求認可與和諧過程」，重點是在決策過程中，維持個人、家庭和社會價值關係的平衡與和諧。這個過程包括四個交互影響的要素，包括「覺察改變照顧的需求」、「照顧資源評價」、「家庭協商」、「發展鞏固認可策略」，這是一個循環且動態的連續評估及評價的歷程。

肆、溝通與互動

　　長照家庭的互動關係和一般家庭雷同，家庭平常的溝通互動關係是長照家庭關係的延伸，只是照顧的事宜可能考驗原先溝通互動機轉的功能性，以及因應方式的效能。本段討論疏離或緊密又衝突的關係，以及溝通互動的冰山現象。

一、疏離的關係

　　長照情境經常會遇到家庭關係疏離的案例，例如：長者生活無法自理，被家屬遺棄，路倒或被安置在機構無人願意出面負責；一位子女（可能是身心障礙、無工作、獨力照顧負荷沉重）單獨照顧老年父母，其餘子女不聞不問；家庭關係衝突又疏離，子女的照顧意願低落；唯一有意願照顧的子女，長者的日常生活活動的照顧經常沒有到位，嚴重的疏忽導致長者身心受損。

　　疏離的原因很多元，過去互動關係的歷史的影響至巨，例如：早年拋妻棄子甚至虐待配偶子女，晚年功能虧損無人照顧；父母親早年的管教方式或親職互動過於威權，晚年失能或失智之後，子女挾怨報復；財產分配不公平，心生不滿，拒絕提供照顧；照顧安排與分工不公平也可能造成爭端，導致家庭疏離的問題。

二、緊密又衝突

　　因為照顧與被照顧形成的緊密二人組的家庭情境可能會有老人保護的議題，通常是沒有工作或身心障礙成年孩子（兒子為主）留下來「照顧」老年父母（母親為主）。Jackson和Hafemeister（2013）的研究顯示：老人可能不是單純的受害者，雙方長期的互動關係屬於「兩個銅板」的現象，相對人無法控制情緒，受害者經常嘮叨貶抑，失智症的問題行為更可能使得老人成為挑釁者或虐待者，可能因此引發情緒的失控，雙方每日互動的摩擦和口角累積形成爆發點。Jackson和Hafemeister（2013）也發現：老人不只依賴相對人，相對人可能在精神上與財務上依賴長者，雙方相互依賴似乎符合社會交換理論強調的關係的平衡；子女依賴老年父母可能引發愧疚與憤怒的兩極情緒，一方面年輕者依賴長者不符社會期待，另一方面依賴的關係也可能因為長者失能或失智趨於嚴重而生變，尤其是必須依賴子女照顧的長者無法回饋或被依賴，使得相對人失去依靠，產生憤怒的情緒，成為暴力的因子。

三、均衡和穩定

如前所述，家庭是一個穩定均衡的系統，傾向於維持不變，任何不穩定的挑戰出現，都會有維持穩定的人或互動機制出現，讓家庭回復原狀，成為專業人員的挑戰，以某一個老人受暴的家庭為例：女性長者育有三女一男，三個女兒都很有成就且已成家立業，長者長年受到她寵溺的么子精神虐待，劇情不斷重複，每次都是兒子伸手跟母親要錢，用錢不知節制，母親要給錢之前會說教一番，引發他的脾氣發作和精神虐待，母親會跟長女哭訴，么子引來二女兒的奧援，三女則充當和事佬，邀大家去逛街血拚一番，不搭理暴力的小弟，平息了一場精神暴力和紛爭，但是問題持續下去，沒有家庭成員願意接受協助。

四、冰山的現象

家庭系統的均衡狀態的概念似乎傳輸：家庭問題和症狀難以改變的樣態。反觀，Satir的溝通理論比較不強調症狀，而是強調個體是自己命運的主人，人人有創新和改變的潛能，個體和家庭有改變溝通互動模式的能力。如前所述，Satir運用冰山的意象說明個體的外在行為和內在經驗兩者之間的落差，家庭成員必須透過表裡如一的溝通互相了解和互動。面對長照的問題和挑戰的家庭，良好的溝通和互動更為重要，教導家庭成員學習彼此辨識內在的感受、觀點、期待、渴望和自我，學習區分實際的感受和應該的感受，勇於表達內在感受與觀點或期待，學習表裡如一的溝通與互動，家庭才有可能提升照顧的效能。

伍、規範

如前所述，規範的內涵與社會文化和家庭的價值觀有密切的關係，這些規範對家庭的照顧決定、照顧安排和照顧分工的影響頗大，討論以下幾項議題：

一、歧視和烙印

　　家庭規範受到社會習俗與價值觀的影響最嚴重的就是社會和家庭對長者的歧視和烙印，前者屬於結構性的問題，就是對老人就業、教育、政治，和經濟等層面的參與的不公平對待。後者屬於社會大眾和個體對於長者的負面刻板印象和態度。社會和家庭的社會化過程也可能使得個體將這些觀點和價值觀內化，使得家庭成員忽略長者的聲音和需求。許多人對長者發展的實際情形充滿了迷思和刻板印象，衝擊到與長者溝通互動的方式。

　　許多專業人員服務過程也很可能受到衝擊而不自知，影響專業的互動，低估長者的潛能，忽略長者對生活與照顧安排的自主決定能力；在照護計畫的擬定方面，忽略老人的意見，直接找家人代言。因此，從事老人照顧的專業人員必須檢視自己對長者的刻板印象和歧視行為。

二、照顧的安排

　　如前所述，家庭的照顧安排經常循著性別角色社會化與家庭權力弱勢的女性獲選為照顧者的軌跡，不論是配偶、女兒，有時候是媳婦，都在這個規範之下，不論是有宣告或是心照不宣，在家庭的決定過程中獲選。另外，進入照顧情境之後，形成的緊密二人組也是權力的弱勢，家庭對性別和年齡的態度與背後的規範，深深地影響整個照顧安排的決定過程和結果。因此，檢視這類失功能的規範對長照情境家庭面對決策和安排的衝擊實有必要。

三、腳本的人生

　　腳本人生的形成源於自我角色的定位，這種角色定位來自長期的家庭互動關係，以及關係背後的規範，使得腳本人生的承載者（特別是照顧者）願意承擔所有的照顧責任、固執於自己的照顧方式（即使有害），和

拒絕服務進入等。檢視這些失功能的腳本，改變這種腳本，讓腳本的承載者意識到自己可以不必持續負載下去。改變這種腳本的主軸在於改變長期遵循的家庭互動關係的規範。

 第四節　長照家庭動力案例分析

　　本節以兩個案例說明家庭動力指標運用在家庭分析的情形，分別是日本漫畫家草花理樹著作的介護相關的漫畫《看護工向前衝》（第一集第二回）和Lisa Genova著作被拍成電影的小說《我想念我自己》（*Still Alice*）。選擇這兩本書作為案例主要因為不只是兩者都是膾炙人口的故事或是賣座的小說和電影，更重要的是兩本作品都能夠細緻地刻畫出長照家庭的樣態。

壹、家庭動力覺察原則

　　本段簡述長期照護的情境，如何評估和覺察家庭的動力。
　　由於家庭動力的指標很多元，家庭動力的覺察必須考量要從哪個指標著手。如果將家庭比喻為一間小木屋，木屋有幾扇小窗，每扇小窗都可以探頭進去探究小屋內部的情況，但是個體不可能同時探入每一小窗，合理的情形是必須選擇其中一扇開始，探索者要從哪扇小窗著手呢？以下說明探索的順序（「引號」代表每一扇小窗）：
　　當家庭成員需要照顧的時候，家庭必須有成員出來扮演照顧的角色，家庭照顧者「角色」的進入或形成又牽涉到家庭「決定」的過程和決定的確立，家庭的決定方式又受到家庭過去或傳統的「規範」和家庭的「權力」結構的影響，這些規範和權力影響家庭溝通與互動關係，後者又回來影響前者。當照顧角色確立之後，家庭成員必須決定照顧分工的事宜，隨著照顧的進行，家庭的「界限」會進行重整，「互動」關係也會有所調整，關係的親疏緊密也會逐漸成形，通常是被照顧者和照顧者形成緊

密孤立的次系統，互動關係的親疏緊密也涉及「溝通」和「情感」交流的頻率和互動關係的品質。

貳、案例解析

本段先解析《看護工向前衝》（草花理樹，2005），接著是《我想念我自己》。

一、《看護工向前衝》

(一) 劇情簡述

79歲的長者失智需要照顧，照顧安排的決定過程，次子淳次體諒兄弟忙碌的事業和生活，沒有跡象顯示他有跟手足或媳婦商量，就攬下責任，次媳岡田公子（全職家庭主婦）也自忖：先生雖然是次男，不是長兄，但是「體念兄嫂事業辛苦，不捨爺爺到機構，也不想造成自責」，決定承擔照顧責任，開啟了獨自、無人替代、負荷沉重的失智照顧的日子。不久就發出哀嚎：「到底還要撐到什麼時候？」（22頁）。

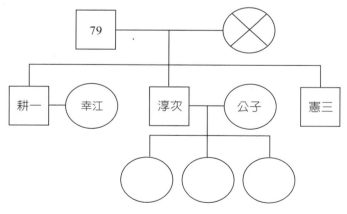

圖5-1　《看護工向前衝》家系圖

有次看到爺爺站在陽臺，竟然興起了非分的想法：「要是能就這麼掉下去的話……，我到底在想些什麼？」（36頁），接著回神：「無論再怎麼疲勞都不能有這種可怕的想法」（37）、「這不是爺爺的錯，他也不是自己想痴呆的」（38）。在一次晴天，公子帶爺爺外出走走，遇到下雨無法回家，求救於丈夫，得到的回應卻是：「今天要交車沒辦法，更何況你怎麼在這種天氣裡出去散步」（42），公子心裡想：「是我的錯嗎？還要我怎麼做呀？」孩子也開始發出不平的聲音：爺爺來了之後，家裡變得很擠，媽媽常發脾氣，家裡就像地獄；有次在外面蹓躂，卻不承認那是媽媽帶著爺爺。

　　先生淳次似乎也覺察到問題，早上出去上班之前對太太說：「抱歉了」、「很感謝你」，公子心想：「沒想到你會突然向我道謝」。有天早上，女兒小楓在和母親爭吵，淳次訓斥女兒，對太太則說：「不要一大早就在吵」，對同事則提到：「都是太太在照顧，也知道她很辛苦，應該說辛酸吧，我沒辦法說些什麼就是了」，可是當太太帶自己的父親出去散心，遇到下雨求助，他卻怪太太在雨天把爺爺帶出去（42）。

　　有一次淳次回家發現女兒都還沒回來，說出：「五月和小楓都還沒回來？真受不了整個家庭就好像漸漸地四分五裂一樣」、「我都沒有在幫忙，是不太好說這些話啦，你照顧老爸不能稍微輕鬆一點嗎？我看你好像累積了很多壓力……」，公子回應：「你是說家庭會變得四分五裂，都是因為我的關係嗎？」（45），丈夫：「不是這個意思啦！我是在擔心你的身體，未來還有很長一段時間，不要太拚了！不需要做得很完美，能夠省略的地方就省略，老爸睡午覺的時候你也可以睡呀」、「每個人都知道你很辛苦，稍微偷懶一下，沒有人會怪你」，公子：「我不能倒下，要是我倒下的話……」（46）。

　　在閱讀漫畫之前，可以試著思考下列問題作為導讀的指引：照顧者的角色是如何決定？過程的溝通方式和情緒的交流情形為何？照顧者的權力和選擇權為何？家庭決定背後的規範是什麼？角色分工公平與否？不公平的角色的調整機制是什麼？家庭系統的均衡狀態為何？緊密次系統的現象是否出現在這個六人組成的家庭？

(二) 動力分析提示

本段提供家庭動力分析簡表（見表5-2），供團體討論與分析參考，礙於篇幅不提供詳細分析內容：

表5-2　《看護工向前衝》家庭動力分析提示

指標	簡述	行為
均衡	家庭系統透過各種行為維持穩定不變或抗拒變化的狀態。	溝通／互動／規範（性別角色社會化）。 公子：責任全包／逆來順受／孤獨女俠腳本。 淳次：只攬事不做事／照顧非關我事的腳本習慣性的溝通互動：一個責怪，一個內在自言，沒有交集。
界線	系統內外／次系統之間有形無形的範圍，溝通互動結盟決定系統的黏稠或滲透程度與鬆散緊密的關係。	整個系統是鬆散的，照顧與被照顧次系統是緊密的（三代同堂家庭裡的緊密二人組，衝擊到次系統的功能角色）。 親職關係與夫妻關係受到衝擊。
決定權力	家庭的決定反映有形無形權力結構。	丈夫有權決定，妻子默默配合（決定／權力／規範）角色分工不公平，但沒有討論或改變機制。
溝通	透過肢體語言進行情感／意向／想法／自我／欲求／期待等的交流。	公子：自責型。淳次：指責型（注意：內在的感受與自我），理想型態是一致型溝通。
互動	成員與成員／次系統與次系統之間交流親疏緊密的程度與結盟的情形。	緊密的照顧被照顧次系統形成，家庭成員／次系統之間互動減少，關係疏離。

二、《我想念我自己》

(一) 劇情簡述

認知心理學教授、知名語言學家、職涯如日中天的時候，很尷尬的事

情發生了，演講卻忘了詞，外出迷路……。必須面對認知虧損的疾病。小說對於這個疾病的社會意涵有些著墨（對照癌症）：

　　不管幾歲、住哪、教授與否，下場一樣，被烈火吞噬，無人倖免……光頭和頭巾是勇氣與希望的象徵，忘記和記憶消退卻代表心智不穩與精神失常，癌症患者知道自己會得到周遭人們的支持，愛麗絲卻準備被社會流放，心地善良或教育程度高的人也會害怕心智障礙者，而想保持距離，愛麗絲不想成為人人迴避與恐懼的對象。

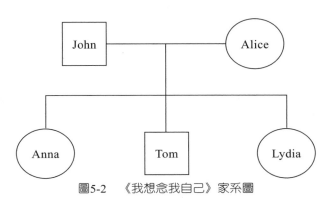

圖5-2　　《我想念我自己》家系圖

　　生活也變調了，往日的關係不再，家人都很忙碌，情人成室友，卻沒有人察覺，或許是察而不覺，愛麗絲很想恢復往日情懷和光景，卻似乎無法如願。最孤單夾雜焦慮、恐懼、無力感、無奈與不確定感，必須獨自面對確診宣告的那一幕，家庭依然故我，過去模式持續，和丈夫或子女的交集不多。渴望情緒交流與回應的過程，家人只會回到過去全家人的溝通互動的慣性，大家都在追尋成就，理性面對人生勝過感受的糾葛。孤單面對疾病也凸顯長期的角色安排：永遠都是愛麗絲在安慰人……永遠……。

　　當愛麗絲開始比較有閒暇，經過並進入教堂和喝一杯好久沒有品嘗的咖啡，得到的並不是同理心的回應，而是理性的質疑「你不去教堂也不喝咖啡……」。在全家等著要去看么女麗蒂亞的演出的時候，愛麗絲顯示出焦慮忐忑的心情，問丈夫和子女時間的時候，得到的也是冷酷的理性回應。

　　愛麗絲在面對自己的認知虧損可能帶來自我的失落，掙扎著自己要如

何和面對逐漸失去的自我，人在心不在的問題，如何持續過去的母親和配偶的角色，和家人互動……。丈夫也在掙扎這樣的問題，他認為自己沒辦法在家待一整年，成天坐著，看著疾病把愛麗絲奪走，受不了看到她不知如何穿衣服，不會開電視，他真的無法待在家裡看到她變了一個人，最後選擇逃避到別的地方高就，愛麗絲抗議：「你要躲到哪裡去，我得了阿茲海默症，你有什麼藉口？」

(二) 動力分析提示（表 5-3）

表5-3　《我想念我自己》家庭動力分析提示

指標	行為
均衡界域	1. 往日不再……忙……情人成室友……沒察覺……察而不覺……想恢復往日情懷，但是……。 2. 愛麗絲確診宣告孤零零一幕……成就取向家人各忙各的……習慣互動模式沒交集……。
溝通	1. 理性型溝通：等待演出，愛麗絲問「幾點了」，湯姆／安娜／麗蒂亞理性回應「你不去教堂也不喝咖啡」。 2. 應有的感受和實際的感受，無法感同身受，無法一致性溝通。
界線	與失智共舞「人在心不在」議題，丈夫決定逃離，決定遠處高就。 愛麗絲挑戰他，希望挽留。
角色	永遠都是愛麗絲在安慰別人，需要的時候得不到安慰。
情緒	愛麗絲的心情似乎是孤單（記憶門診場景……）、焦慮、恐懼、不確定感、無力感等，這個家庭過於理性忽略情感表達和同理回饋。

結論

　　家庭動力對長照個案的照顧和服務影響至巨，不論是提供照顧、照顧安排的決定、使用長照服務、服務品質的監測，或是協調服務等，都受到家庭動力的衝擊。隨著銀髮家庭型態和樣態的多元化和複雜化，評估和分析家庭動力並找出因應原則的挑戰也越來越嚴峻。目前長照專業人員在這方面的知能和涵養極其欠缺，本章提供簡要的動力指標和案例，示範家庭

動力指標分析的方式，作爲專業人員未來持續深化的參考，希望家庭動力的分析和因應原則的技巧和知能成爲未來長照服務重要的職能指標。

參考資料

中文資料

中華民國統計資料網（2022）。109年人口及住宅普查初步統計結果。取自https://www.stat.gov.tw/News_Content.aspx?n=2668&s=27386

內政部不動產資訊平台（2022）。住宅資訊統計彙報。取自https://pip.moi.gov.tw/V3/e/SCRE0103.aspx

行政院主計處（2006）。家庭組成型態變遷。行政院主計處報告。取自www.stat.gov.tw

行政院統計處（2021）。國情統計通報。取自https://www.dgbas.gov.tw/public/Data/16659PNHRMIOU.pdf

吳就君（譯）（2014）。與人接觸（新版）（原作者：Lisa Genova）。臺北：張老師文化。（原著出版年：1976）

草花理樹（2005）。看護工向前衝，第一集第二回。東立出版社。

黃秀梨（2009）。失智老人機構安置之家庭決策過程探討。國立臺灣大學護理學研究所博士論文。

蔡紋苓（2005）。老年病人出院準備服務中家庭決策過程之探討。國立臺北護理健康大學長期照護研究所碩士論文。

穆卓芸（譯）（2021）。我想念我自己（原作者：Lisa Genova）。臺北：遠流。（原著出版年：2014）

英文資料

Berg-Weger, M. (2008). Role induction and caregiver strain. *Journal of Social Service Research*, 21(2), 33-53. Published online.

Calasanti, T. (2010). Gender Relations and Applied Research on Aging. The *Gerontologist*, 50(6), 720-734.

Fitzpatrick, M. A. (2011). Family communication patterns theory: Observations on its development and application. *Journal of Family Communication*, 4(3-4), 167-179.

Gilbert, R. M. (2018). *Eight Concepts of Bowen Theory: A New Way of Thinking about the Individual and the Group*. Kindle Book Corp.

Hooyman, N. (2015). Social and Health Disparities in Aging: Gender Inequities in Long-Term Care. *Generations*, winter 2014/15, 1-9.

Jackson, S., & Hafemeister, T. (2013). Understanding Elder Abuse: New Directions for Developing Theories of Elder Abuse Occurring in Domestic Settings. *National Institute Of Justice*, Research In Brief.

Minuchin, S. (1974). *Families and Family Therapy*. Boston: Harvard University Press.

Olson, D. H. (2011). FACES IV and the circumplex model: Validation study. *Journal of Marital and Family Therapy*, 3, 64-80.

Satir, V. (1996). The rules you live by. In Galvin K. & Cooper P. (ed.), *Making Connections: Readings in Relational Communication*. Los Angeles: Roxbury Publishing.

Satir, V., Banmen, J., Gerber, J., & Gomori, M. (2006). *The Satir Model: Family Therapy and Beyond*. Palo Alto, CA: Science and Behavior Books.

Schwartz, A. (2022). *Family systems and the problem of Triangulation*. MentalHelp. Net. Retrieved from https://www.mentalhelp.net/blogs/on-the-family-as-a-system-and-the-problem-of-triangulation

第六章
長期照護團體工作實務

張宏哲

本章分成兩個部分，第一部分（第一、二節）說明長期照護情境最常辦理的團體活動，討論團體活動理念與行政事宜和活動安排範例；第二部分（第三、四節）說明社會工作和心理諮商比較常提供的小團體方案，討論小團體的準備工作、各階段帶領原則和小團體工作實例。由於和第一部分團體活動相關的書籍頗多，本章聚焦在第二部分。

 ## 第一節　團體活動理念與行政事宜

　　本節說明團體活動的理念、活動的規劃和行政事宜和活動前的評估。

壹、團體活動理念

　　團體活動的理念、類型和範例、活動設計和行政事宜有關長照機構活動理念的論述很多元，莫衷一是，比較明確和有理論依據的論述並不多，本段建立在過去文獻（張宏哲、李莉、林昱宏、劉懿慧等主編，2018）彙整如下：

一、活動就是生活

　　長照機構通常會幫長者安排多元活動，例如：文藝、日常休閒、戶外或健康促進等活動，其實，這些項目很多都和日常生活的例行活動有關，當活動設計和帶領者不知道如何安排活動的時候，最佳的活動安排就是回歸長者過去生活的例行活動。住宿型機構住民很容易和社區與家庭生活脫節，重拾日常生活的例行活動安排實有必要。

二、活動就是充權

　　長照機構的活動安排提供長者人際互動、社會參與、肢體活動、感官刺激、認知刺激等多元的機會，這些過程都有設定或對應的目標，當長者能夠達成目標，感受自己的能力，以及活動過程賦予的自主權，有助於強化長者的控制感，可能因此重拾信心、感受到自己的能力、展現自己的意志，體現艾瑞克森多個發展階段提到的發展課題和里程。

三、活動就是照顧

　　活動有助於長者延緩身體、心理和社會層面發展進一步的退化或虧損，這些益處也是照護想要達成的目標。活動原本就是照護過程很重要的一環，畢竟長期照護的主軸並不是醫療照護，而是日常生活的關照，這項主軸顯示出活動安排的重要性，活動的參與也使得長者的心情和心靈更為活化，對專業人員照顧的接受度也比較強。

四、活動營造氣氛

　　活動帶出心情的放鬆和樂趣（having fun），樂趣是健康促進的重要因素，享受樂趣需要有對象，就是住民們同樂，感染整個機構，讓機構的氣氛活絡起來，也減少入住機構的悲情。好的活動的安排會讓住民感受到收穫滿滿，包括享受美食和拿到禮物，如果還邀請社區人士和家人參與或走入社區，住民每日的生活都有期待，機構的氣氛就會更活絡。

五、活動促進社區共融

　　活動的安排必須雙向進行，邀請社區人士進入機構參加活動，一方

面鼓勵家屬和結合志願服務團體和人士，進入機構交流，另一方面則是安排長者走進社區，或是將活動挪到社區進行。這種雙向的交流有助於住民融入社區，也讓社區認識和了解機構住民的生活，減少鄰避效應（Not In My Back Yard, NIMBY，別在我家後院）的問題。

貳、活動行政事宜

團體活動的辦理需要事先考慮各種行政相關事宜：

一、活動團隊與組織

大多數機構的活動安排、帶領、策畫或執行，都是由社會工作者負責，機構的業者或主任通常也會認為活動設計與執行是社會工作者的專長，例如：多年前臺北市小型養護機構因為規模小，流行跨機構合聘社會工作人員，他們希望社工優先將重點放在評鑑的事宜，下一個重要任務就是活動規劃與執行。

不過，由單一專業負責活動安排的風險就是團隊的配合度問題，如果團隊其他成員願意配合，就不成問題，消極無法配合甚至阻撓就成為活動辦理的障礙；最佳的結構就是團隊共同規劃和執行活動，畢竟長期照護屬於跨專業合作的照顧安排，活動也不例外。

二、財務規劃與資源

機構的年度計畫和預算編列必須包括活動的辦理，以凸顯機構對於活動的重視，也讓活動設計者能夠預作規劃。工作者需要事先思考內在和外在資源，有些活動需要額外付費，例如：帶部分長者到社區去吃美食或釣蝦活動，費用過高需要事先取得長者和家屬的同意，部分或全額收費。

連結外在資源是活動帶領者必須規劃的重要方案之一，有些活動設

計者會邀請教育、宗教或福利團體，進行表演、帶領活動或與院民同樂，這些規劃必須放在年度計畫或以住民的需要爲主軸的思考框架裡，不能讓外面的團體完全依自己的意向規劃和執行，活動帶領者必須掌握主權和主體性。

節省經費的另一項重要措施就是活動輔具的DIY，特別是結合環保意識的材料運用與輔具的製作，最道地的環保輔具DIY還包括整個機構的布置和裝飾，當這類活動輔具製作和持續累積，接著就要思考設置環保活動輔具貯藏室。

三、內部與外部行銷

長照2.0帶動的風潮，長照機構的行銷越來越受到重視，活動設計者除了設計活動之外，也常被賦予資源連結與行銷的角色，其實活動本身就需要行銷，也就是將服務對象的需求轉化爲行銷的訴求，吸引捐助者願意提供財務和物資的資源；另外，活動安排也需要對服務對象和家屬行銷，強化他們對機構服務的印象，機構人員也是行銷的對象，讓他們看到活動安排的內涵和效能。更廣的活動安排也會把服務人員納入考量。有個機構原先只想辦理一個慶生音樂會，連結到某音樂教室，請學員來機構爲長者表演，逐漸納入全體員工，最後成爲每年一度的社區盛會，成爲機構和社區交流互動與慶祝的儀式。

四、年度計畫的擬定

多數長照服務方案的評鑑指標都有年度計畫擬定的項目，包括住宿式機構、日照中心和居家服務，住宿型機構的活動設計指標也包括年度計畫，通常是針對整年度每個月的活動進行規劃，節慶活動也會包括在其中；比較詳細的安排甚至包括每週的活動主題、經費、器材、帶領者、志願團體、活動內容與場地。過去評鑑的經驗顯示大多數機構的年度計畫過

於簡要，也沒有依照規劃的主題和時間表落實和執行，詳細、周延、具體的年度計畫有其必要，因為準備充分，活動管控也比較精準，長者和團隊也比較能夠預期和配合。

參、活動前的評估

本段活動前的評估包括疾病與功能、掌握個案特質和風險因子等。

一、疾病與功能

活動安排需要考量個案生活自理、行動能力和認知功能等的虧損程度：

(一) 疾病狀況

活動設計者在邀請住民參加活動的時候，會考量個案身體的疾病狀況和服用藥物的情形，同時也考量和掌握個案的心理和精神狀況，活動進行過程會監控這些個案的情況，採取防範措施以維護個案安全。例如：容易影響活動功能或導致失能的疾病，心臟血管疾病、帕金森氏症或運動神經元相關疾病等；另外，活動帶領者也需要注意共病症的問題，以及多重藥物交互作用導致跌倒風險的問題。

(二) 生活自理

活動安排之前必須事先評估長者ADL和IADL活動自理的能力，評估的結果作為活動規劃的參考，首先，評估結果顯示任何項目需要協助，該項目就成為活動想要強化的項目目標，活動設計的安排就是這些日常生活活動項目的實作；另外，失能程度不同，活動設計的考量也不同，例如：針對長期臥床和重殘長者，必須考量肢體活動或知覺和感受性活動，針對心血管、呼吸、腸胃、肌肉骨骼、皮膚、知覺感受等，分別安排對應的活動內容，例如：避免壓瘡，可以提供翻身擺位、協助下床和接觸戶外享受

陽光、用沐浴巾摩擦肢體、乳液或小皮球在個案身體按摩等（張宏哲等主編，2018）。再者，活動的進行需要因著住民的失能程度，考量可以投入活動的時間、需要搭配的輔具，涉及營養餐飲相關活動的時候，就必須考量特殊飲食的需要（張宏哲等主編，2018）。

(三) 行動能力

設計活動必須考量長者的動作能力，不論是肌耐力、平衡、轉移位、協調統合能力等；活動進行之前，由職能治療師進行住民的評估，量身訂製活動方案，基於活動安全的考量，動作的評估有助於維護活動過程的安全，避免跌倒。長照機構的「個別化服務計畫」（Individualized Support Plan, ISP）是透過專業復能，強化個案的動作功能，個案活動的參與也可以成為專業復能的一環。

(四) 認知功能

活動設計之前需要考量長者的認知能力，評估認知能力之外，還要確認行為精神問題（BPSD）的嚴重性，評估之後，如果確認有行為精神問題，則必須找到因應該問題的切入點，例如：個案堅持不參加活動，經與家屬溝通，了解個案過去生活背景（小學老師），活動帶領者可以誘導個案扮演老師帶學生一起參與活動「以身作則」的角色。另外，考量個案認知功能，考量如何架構ADL和IADL每一項目的照顧原則和程序。再者，提供失智長者特定的活動，例如：認知、感官、現實導向和懷舊等活動。最後，因為失智長者需要考量活動安排的一些通則，例如：活動簡單、重複不陌生、不能過度緊湊和激烈、地點安靜單純，以及考量失智長者生活作息決定活動的時間（張宏哲等編輯，2018）。

二、個案特質

活動安排需要事先了解個案過去從事的工作、生活背景和生活習慣，這些資訊可以作為活動類型和活動項目選擇與考量的依據，例如：長

者過去務農，有些長者對於植栽、種菜或花草可能會有興趣。對於認知虧損的長者而言，這些背景格外重要，尤其是有行為精神問題的個案，了解個案過去的背景和生活習慣，可以找到解決該問題的切入點，例如：個案過去是個外務員，鼓勵他參加活動鍛鍊身體，才有體力從事外務工作。

對於活動安排最重要的資訊之一就是個案過去經常進行或偏好的活動，例如：外出活動（旅遊、踏青、爬山、健行）、藝文活動（戲劇、書法、繪畫、音樂、舞蹈、工藝手作）、遊藝（手遊、下棋、打牌、拉密）、烹飪（做蛋糕、布丁、芋圓）。

三、風險因子

活動安排最重要的原則就是重視安全，防範意外發生，事先評估活動參與者的危險或風險因子就格外重要，例如：個案有行為精神問題（遊走、幻覺、妄想等）、容易起衝突（暴力傷人、容易與人爭吵、只想贏不服輸）、跌倒高風險（步態不穩、意識不清、藥物交互作用造成暈眩），如果活動辦理過程有食物或點心的供應，需要注意個案的特定飲食需求（糖尿病或食物過敏）。

肆、活動的評值

活動需要進行評值，除了監控活動過程的狀況，作為活動安排和調整的參考之外，還需要確認活動的目標是不是達成，活動是不是有產生效果。

一、活動過程的監測

評鑑過程檢視機構活動安排相關的資料，都會看到一個多層面的活動過程監測表單，內容和指標很多元，通常是依據活動的屬性和活動的目

標，選擇想要監測的項目，例如：個案參與活動的頻率（次／每週、次／每月、分鐘／每次）、參與的樣態（融入／疏離）、與他人互動的頻率（從很頻繁到沒有互動）、互動方式（表情／肢體、熱絡／冷淡）、情緒的狀態（表情、向度、強度）、動作樣態（活躍／少動）等。

二、活動方案滿意度

　　每次活動進行完畢之後，簡要的滿意度調查結果可以成為活動帶領者的參考，依據參與者的意見進行下次活動的調整；如果滿意度調查涵蓋的期程比較長，調查結果可以成為活動安排年度計畫規劃或固定期程調整的依據。機構對於活動滿意度調查的項目選擇很多元，莫衷一是，常見的項目包括：活動安排的資訊或邀請、時間、場地、活動內容、進行方式、帶領與方式、獎品、飲食的提供等。

三、活動方案的結果

　　比較少機構會針對活動的結果進行成效評估，也就是評估活動是不是有效果；這類成果評估比較少見是因為幾項需要克服的障礙，例如：活動能夠帶來的成效很多元，不容易確認哪些指標屬於成效或成果，克服這項障礙的方法就是針對活動的特質和屬性，思考這些活動屬性和哪些成果指標相對應；包括對個案的身體和動作（如：肌耐力、平衡、轉移位、跌倒、壓傷、消化、進食或其他ADL和IADL功能等）、心理（憂鬱情緒、遷居症候群、行為精神問題）、社會層面（人際互動、人際衝突、遵守生活公約）等。

　　另外，活動方案成果的評估通常需要量化研究法的知能，找到和決定哪些評估工具或量表對應成效指標，並不容易。活動帶領者的量化統計知能不足又是另一個難以跨越的障礙。筆者曾經幫過幾個機構進行失智活動成效分析，對機構很有系統地蒐集活動參與者十二波段貫時性資料，覺得

很感佩，可惜的是機構因為統計量能不足而無法進行資料分析。解決之道在於透過Excel進行簡要的前後測平均數對照或考驗，總比資料蒐集之後沒有分析好。

 ## 第二節　團體活動安排原則與實例

本段討論活動方案設計原則，如前所述，過去有關活動實例的書籍或文獻已經很多，本段僅針對提出來的活動規劃原則列舉部分實例供參考。

壹、個別化與團體性

機構活動設計通常是以團體的形式進行，這樣的安排有助於人際互動和樂趣，也比較節省人力，問題在於團體活動設計比較無法個別化，針對個別的需求進行活動安排；因應的方法就是分組進行，透過單元照顧的理念，依照長者的功能（尤其是認知功能）進行分組活動，比較特定的服務對象則必須提供個別性的活動，例如：失能程度和行為精神問題嚴重的長者。

有些活動帶領者會以群組「組團」的方式提供活動，例如：從生活的接觸得知有些長者喜歡釣蝦，帶領者就以組團的方式，以五人小組的方式進行，整個活動所需的費用也得到個案家屬的支持。有些活動設計則模仿幼兒園的角落教學，提供多個角落，多元活動方案設計，每個角落都有主題、器材和角落活動帶領者，角落設置的主題和角落的數量可以依人力、空間和器材而變化，例如：烹飪角、積木角、點心角、木工角等。

貳、過去生活的經驗

新設立的機構或新開始活動安排的機構，都會考慮哪些活動比較適合

長者，誠如Best-Martini和Weeks（2018）的建議，最適合長者的活動就是重溫他們過去生活從事的活動。這項建議意味著帶長者進行日常生活的洗菜、切菜、煮飯菜、配菜、洗碗、縫衣服、晒棉被等，協助日常生活的家務活動。有些機構則會提供小園地讓長者可以種植花草果樹；許多機構也會給長者做紅龜粿、芋圓、湯圓、水餃等傳統的食物，烹飪活動確實很受歡迎，需要提醒的是：長者喜歡馬上享受動手做之後的成果。值得注意的是：並不是回歸長者過去日常生活經驗的活動都是最佳的選擇，注意個體的意向也頗重要，例如：有些長者會質疑「過去務農都已經很累了，入住機構還要務農？」

參、長者與兒童活動

許多幼兒園和長照機構的活動和遊戲是可以互通的，有些機構也把空間布置得像幼兒園，營造喜氣五彩的氣氛；幼兒園的智益和建構性的玩具和遊戲，以及蒙特梭利日常生活教具，都可以成為長者活動的工具，例如：七巧板、大型積木、企鵝破冰、彩虹插座小人圓柱體等。另外，長者成長過程早期的童玩，也常被拿來成為長照機構懷舊裝置藝術，並成為懷舊活動的器具，例如：抽籤仔、童玩木槍、筷子槍、敲打達摩塔、玲瓏手搖鼓。

上述這些幼兒園、蒙特梭利生活教具和古童玩的玩具和遊戲的運用，最常被提出的問題之一就是：長者會不會認為「太幼稚了」？有一次，筆者和多位碩士班的學生到萬華榮民宿舍，帶榮民伯伯活動，在活動規劃過程，學生們想到長者畢生軍旅，製作筷子長槍和短槍，給長者射擊立著的十個空寶特瓶，射倒就有獎品，一位長者認為這活動很幼稚，隨著越來越多的長者嘗試並且覺得有趣，認為幼稚的長者也加入了。由此可見，幼稚與否因人而異，習慣了就成為有趣的活動。

肆、考量和順應節慶

節慶是活動安排的重要時機，勢必把握的機會，年度計畫通常會納入，因為節慶的主題和精神很清楚，需要準備的材料和活動方式也是清楚，安排也相對容易。雖然節慶很傳統，活動安排還是可以充滿創意，例如：有些機構會在母親節辦理懷舊沙龍照，有些機構會在過年辦理年貨大街，在活動場所擺滿各種年貨，每種物品都有標價，長者持著點數或假鈔，可以試著依照自己的喜好和預算（付錢、找錢）購買年貨，除了應景可以購買自己喜歡的貨物和食品，同時又有認知和現實導向活動的成分。

伍、換個情境不一樣

許多活動都是很固定的在機構活動場地裡進行，如果能夠換個地方辦理，同樣的活動就可以因為場地不一樣，產生不一樣的效果，例如：將活動移到附近的公園，長者可以外出，接觸不同的人事物，減少機構封閉的枯燥生活，活動的參與可能也有所不同。如果能夠搭配公園的場景，就地取材，認識、觸摸、嗅聞公園裡的花草植物，撿拾種子，進行葉子和種子手作，也是很有創意的安排。

陸、走入社區的活動

有些機構的活動設計者認為踏青是最佳的安排，因為能夠接近大自然，其實，許多長者寧可接近人群，因為失能、失智和機構化使得長者和人群隔離，活動的安排必須強化「走入社區與人群重新融合」，例如：與其在機構內，不如移師到麥當勞，交給麥當勞幫你辦「同樂生日派對」，從布置、餐點、禮物到主持，兒童區包場，以兒童方式慶生，過去有辦過這類活動的機構認為效果很不錯反應良好。另一種活動規劃是安排多位長者去機構附近吃美食，例如：牛肉麵或傳統美食，過程包括評估有意向的

長者、確認長者特殊飲食醫囑、尋找資源或經費、需要的輔具和輪椅、確認服務人員或志工的人數、評估路線和交通、與商家討論配合的事宜。

部分機構（例如：天主教失智老人基金會設立的聖若瑟失智老人養護中心）會安排失智長者到附近商家購物，因為行之有年，蔚成社區特別的景象。這項活動安排可以和失智友善社區的計畫結合，因為必須事先和便利商店或其他商家協商，商家願意配合，進一步針對相關人員進行教育，接著篩檢可以比較穩定的失智長者，和訓練志工協助護送長者走入社區。有些機構（例如：永和耕莘醫院）更進一步訓練失智長者擔任便利商店的店員，雖然店員的服務時數很短，需要的配套卻是很繁複，例如：商店店長的認同和願意配合、機構工作人員全程陪伴、長者願意學習和配合。

柒、飼養寵物的活動

飼養寵物的機構似乎並不多，可能是寵物的飼養需要許多的功夫和配套，例如：需要場地空間、照顧涉及功夫和資源、人力不足、禽流感風險、部分長者不喜歡的問題。不過，如果能夠克服上述的困難或障礙，飼養寵物的優點確實還不少，例如：寵物的觀賞和互動具有紓壓和增加生活情趣的作用，同時也能夠凝聚住民和服務人員，強化兩者的共融。如果寵物飼養是利多於弊的活動，下一個問題就是要養什麼種類的寵物，這項決定需要和住民與工作人員共同討論，過去看到機構飼養的寵物，從簡單的魚缸養魚、小白兔、鳥類、羊咩咩、寵物狗或受過訓練的狗醫師。

捌、儀式性活動安排

儀式性活動安排除了指稱宗教性活動之外，也指稱每年固定舉辦、行之有年、大家都期待的活動，節慶類的活動屬於這種類型，挑戰在於如何把這種活動注入令人期待和感動的元素，例如：某機構邀請Yamaha音樂教室的師生來機構表演，活動設計者開始把員工的才藝和參與包括在內，

逐年擴大成為整個機構上下都很期待的儀式。美國的一間療養院，新來的院長第一次遇到萬聖節，思考要用什麼方式悼念住民心中思念的往生的靈魂（親朋好友鄰居和寵物），他開啟了一項機構持續很久的儀式：他讓住民和工作人員圍著圈子坐著，關燈點上燭光，在一個花邊廣口的金魚缸注入半滿的水，水上漂浮著去梗的白色小雛菊，從自己開始，從魚缸拿出一朵雛菊，拿在手上，靜默思念自己想念的過往靈魂，接著說出自己悼念的親人或寵物，結束之後把魚缸傳下去……，每個人可以選擇要不要說出自己內心悼念的親朋好友或寵物……。這項活動成為機構一年一度的感人追悼儀式，後來逐漸擴大，請過往的住民的親友也加入悼念和分享。

 # 第三節　長照團體工作

　　本段小團體工作和前述的團體活動設計有很大的差異，這些差異涉及活動主題、團體目標、團體作用、團體結構、進行方式和成員選擇等。兩者的成員選擇也有差異，小團體比較適合輕度失能和失智有能力互動的長者，前述的團體活動則可以依據長者功能虧損的程度量身訂製。本節說明團體的特質和作用、團體準備工作和決定團體架構、團體開始與初步階段、團體過程階段、團體結束階段。

壹、團體的特質和作用

　　本段說明小團體的類型和可能產生的作用或療效。

一、團體意涵和類型

　　團體的意涵很多元，莫衷一是，簡單的意涵就是五至十二位左右的個體組成一個互助的小組，在團體領導者協助之下，透過互動、經驗分享、

情緒交流，希望團體成員能夠透過互助，解決問題、抒發壓力、促進個人成長（Shulman, 2009）。

這類團體的類型和名稱很多元，Toseland將多元紛雜的類型簡要區分為任務團體和治療團體，前者是為了達成某些任務而組成，後者是為了解決個人心理或家庭問題和帶來改變而組成。本節的小團體以治療團體為主。

二、從聯誼會到小團體

團體活動和小團體工作，兩者的差異雖然很大，有些專業人員以為兩者雷同，許多團體活動屬於主題式教育和聯誼會，參與的人數超過十五至二十人以上，團體成員過多，互動不容易，兩次主題之間沒有連貫，成員可以隨意進出團體。小團體通常是五至十二人上下，多次的主題之間有連貫性，屬於封閉性團體，一旦開始就不再增加新成員，避免不熟悉或無法掌握狀況。

三、團體的作用和療效

團體能夠發揮的作用和療效頗多，最常被提到的作用就是Yalom提出的十一項療效，仔細看過這些療效，其實應該是團體促成改變的元素，包括：帶來改變的希望、普同感（成員有同樣問題，覺得自己不孤單）、成員可以共同分享重要資訊、成員之間互助和透過利他行為助人、發展社交技巧、透過模仿而學習、學習人際互動技巧、提供情緒宣洩機會、存在意義的探索、團體凝聚力、原生家庭的重塑。

貳、準備工作和決定架構

團體開始之前需要做好準備工作、確認領導者任務、取得同僚認同和

決定團體架構。

一、領導任務和取得認同

團體領導者必須熟知自己的任務，團體過程也要不斷檢視任務的執行情形：
（一）團體帶領者必須設計有效的團體方案以達成團體所訂定的目標。
（二）領導者必須能夠正確地掌握和評估團體整體和成員個別的狀況。
（三）有效介入、協助和修正團體互動過程，朝著目標的達成努力。

二、取得機構同僚認同

團體進行之前，前置作業相當重要，作業完備是團體成敗的關鍵，工作者在成立團體之前，應思考：現有的服務是否能滿足案主的需求？是否符合機構的服務目標？思考這些問題並且徵詢同僚對成立團體的意見，良好的溝通與協商，建立同僚對團體的共識，才能降低彼此的懷疑和焦慮，進而增加支持與信任感使團體工作得以順利推展。如果個案在團體的分享涉及他們對同僚服務的意見，取得同僚的共識再成立團體是必要的。

三、決定團體的架構

團體的架構是指成員的組成、人數、開放或封閉、會談時間與地點。

(一) 成員篩選的考量

並不是每個長者都適合參加團體，團體進行之前必須事先評估適合的成員，可以篩選自己服務的對象或是請同僚轉介。原則上選擇比較有動機、有意願者為對象，可以事先和潛在的成員見面，了解其需求和意願。

(二) 同質性和異質性

團體成員的需求、背景、經驗和特質如果能夠同質，團體互動和動力的營造比較良好，異質性則有助於學習並使互動更多彩，但應避免將很不同的個人包括在團體中，因為這樣很有可能造成被孤立和代罪羔羊，甚至提早退出團體。例如：性別方面，老人團體成員以女性居多，男性是少數，甚至只有一人，此時需要注意男性參與情形和感受，解決之道是強化男性長者的招募。Toseland和Rivas（2017）認為同質性需要考慮的特質太多元了，難以窮盡，與其考量同質性，不如考慮排除條款，例如：排除精神違常嚴重者、病識感不佳、支配性強、過度自我中心、憂鬱和有自殺意圖、多疑和重聽的長者，居住的距離過遠可能影響出席，也常被列入排除條款。

(三) 團體大小的考量

團體大小依團體目標、性質、成員需求、資源或機構情境而定，不過，如果團體人數太少，團體動力比較不足，經驗交流比較貧乏，人數太多則互動不足、成員比較容易被忽略；理想的團體成員人數，最好維持五至十二人之間。

(四) 開放或封閉式

開放式團體在團體開始之後，容許新成員「隨時加入」，缺點就是成員不穩定，經驗參差不齊，成員之間的信任感比較不足，經驗的持續性差；優點是新成員提供新觀點，有人需要加入團體，可以及時得到服務。封閉性團體（團體開始之後不在加入新成員）成員的角色行為可預測，經驗的持續性高，問題是如果有成員離開，人數過少，影響團體動力。解決方式就是「遇缺再補」，補充的人數也有限定。多數小團體工作採取封閉式的模式。

(五) 時間地點考量

團體目標、屬性、資源的考量決定團體進行的次數、頻率、每次會談

時間、上午或下午，原則上兩次聚會間隔不可過長，以免影響持續感。時間的安排是以最多長者能夠參與爲考量。團體會談地點的選擇需要考量交通方便性，以隱私性、安靜、無干擾的環境爲宜。

(六) 團體開始前的準備

團體開始前的準備包括招募、設定目標和開始之前的邀請。

1. 招募工作：團體開始之前需要進行招募，可透過傳單、海報、同僚轉介和當面邀請等方式，可以簡述團體的目的和強調團體對個案的助益，鼓勵個案回饋和提問。對長者而言，提供DM是比較好的提醒。

2. 確立目標：團體目標是因應成員需要和專業評估結果訂定而成，但是兩者之間的關係必須在團體開始前就說明清楚，接著在每次會談釐清當次主題和團體目標的關係，並說明團體目標和個體的問題或需求的關係，團體進行過程中可以鼓勵成員對這些目標提出回饋和修訂。

3. 開始前的會談：團體前會談可以強化領導者和成員之間的了解和建立關係。進行方式可以採面對面或電話方式，同時確認成員參與的動機和適切性，順便提醒成員出席時間、地點、時間長度、主題、強調成員之間的共通性，使成員了解團體目標、活動內容、結構、成員與領導者個別角色。

4. 邀請和提醒：工作人員辛苦準備的團體方案，對服務對象而言，可能只是生活中的一項不重要的事，活動之前的叮嚀囑咐和邀請的功夫眞的不可少，活動前一天再次提醒格外重要。有些長者需要子女的提醒和陪伴，子女的連繫就有必要。

參、開始和初步階段

一、第一次會談的任務

第一次會談的重要性在於建立團體的結構和氣氛，影響未來多次團體

的聚會。

(一) 介紹和自我介紹

1. 破冰活動：破冰活動可以讓成員放鬆，透過有趣的活動讓成員能夠互動打成一片，降低陌生和疏離感，使用九宮格或十六宮格，每格加入某些特質，要每個成員動起來，找到符合每格特質的人簽名，這項破冰活動除了有趣和活絡互動之外，也具有透過遊戲認識成員的功能。

2. 互相介紹：製作名牌讓每位成員戴上，破冰之後等成員坐定，請左鄰右舍互相認識，接著將對方介紹給大家認識。團體帶領者可以在每個成員被左或右邊成員介紹之後，補充說明成員的背景。

3. 自我介紹：可以不必太多或太深入（保密約定仍未重申），必要時可以使用破冰活動（請同學腦力激盪任何破冰活動）。

(二) 開場說明

開場說明的重要性是為整個團體的目的和角色定調，包括釐清領導者和成員的角色和期待。

1. 歡迎詞和說明目的：「誠摯歡迎大家，很開心我們大家能夠聚在一起，這是很難得的緣分，我們聚在這裡是要分享自己面對老化的經驗，我相信每個人的經驗都很珍貴，面對老化需要學習的課題有很多，慢性病、獨居、喪偶，以及老化帶來的身體心理社會和靈性等層面的變化，自己要面對這些變化並不容易，這也是我們團體成立的原因，我們這個團體是一個互助的團體，當大家學習互相傾聽，分享自己面對的問題、看法或情緒，大家互相幫助，我相信大家都會有很大的收穫。不知道這是不是符合你們原本對這個團體成立的看法？」接著邀請團體成員表達意見。

2. 說明角色和期待：「身為團體的帶領者，我的主要任務是帶著大家分享自己的經驗，因為每個人都是生活的導師，每個人的經驗都很珍貴；另外，分享之外，也要能夠仔細傾聽其他夥伴的經驗，夥伴的經驗有很多值得學習的地方；另一項任務就是我會分享我對你們面對老化和失落課

題的看法，這是我的專業，我過去也聽過許多長者分享，都有很棒的點子，我自己聽了之後，收穫良多，我會幫助和催促大家分享和傾聽。」

(三) 因應遲到問題

　　團體成員遲到是常有的事，領導者必須能夠因應，以免影響團體的運作，因應的方式因情形而有不同，如果是一、兩位遲到，當下可以說：「歡迎○○○，我們剛剛提到老化需要面對的議題，前面有夥伴分享身體功能衰退的情形……，我們接著請其他夥伴分享……。」如果該員持續遲到，可能需要了解原因，必要時協助解決。

　　如果許多人遲到，除了了解原因之外，必須處理團體成員焦慮甚至失望的感受，並且面對自己的情緒，進一步反省團體準備和招募的方法是否有些需要改善之處。如果不想加入新成員，努力守住現有的出席者，則必須強調自己仍有持續進行的熱誠。

(四) 討論和界定規範

　　在破冰和介紹之後，主題討論開始之前，需要界定團體的規範，可以透過提示的方式，請大家討論，討論完畢之後，把事先製作好的海報呈現出來，規範不需要多，包括：隱私和保密、團體的投入（出席和參與討論）、成員的互助和傾聽不批判等。

(五) 每次會談結束方式

　　每次會談結束都有需要完成的任務，特別是第一次會談，可以為未來多次會談的結束立下典範。

1. 摘要今天互動和分享的重點：「很高興今天雖然是第一次，大家都還在互相認識，但是難能可貴的是大家都能夠放開心情地分享，大家的分享最精彩的地方就是老化過程雖然有許多失落，夥伴們也強調老化帶來收穫和智慧……，夥伴們也開始討論因應老化的祕訣，這是下次可以更為深入討論的主題。最令我感動的事就是：林阿姨能夠信賴大家，願意說出自己需要單獨面對憂鬱和焦慮的辛苦經驗，旁邊的李阿姨拍拍她的肩

膀安慰她，我們團體真的很棒。」

2. 討論下次要更深入的議題：「我們今天的會談快要結束，我們可以回想一下，有哪一個議題或主題，我們下次可以更深入地討論，我覺得今天大家已經從開始的不確定和焦慮到漸漸能夠放心分享，因為是第一次仍然無法深入探索，我相信下次會比今天更深入，我們也可以開始更深入地和自己的感受有接觸。」

3. 誠實回饋和成效評估：第一次會談結束可以評估對本次聚會的看法和感受：「現在剩下五分鐘，今天是第一次會談，我們用十分鐘左右的時間分享對今天會談的看法、感受或任何的反應，今天的會談進行得如何，你有沒有想向其他成員說的話？大家幫忙想一想，有沒有需要改善、可以讓我們團體更好的地方？」

4. 提醒規範和預告：在會談結束之前可以重申今天討論的規範，除了提到保密（今天的分享要保密）之外，更強調投入（持續參與）的重要性，希望下次持續參加，接著預告和簡要說明下次會談的主題。

肆、團體過程介入技巧

團體討論和分享的過程，領導者必須能夠善用介入或回應的技巧，這類技巧很多，以下簡述幾個常用的技巧（Toseland & Rivas, 2017）：

一、引導互動

（一）連結：將成員分享與溝通內容，相同的主題串連在一起，以降低成員的疏離感，強化共同感。

（二）阻止不當的行為（過去或現在）或保護成員不被攻擊。

（三）設限（提醒大家避免行為越軌或偏離主題）。

二、融合

綜合口語和非口語溝通之線索，通常是以回顧或思索過去溝通模式之方式，提醒團體整體注意之，使溝通變得更有意義。

三、摘要

會談結束或途中，將行為線索或溝通內容整合以減少成員的失落感；或提到上次會議重點以連結經驗。

四、分類

從複雜、多面向的溝通內容之中，提出重要主題或重點，然後加以歸納和依類型加以分類，以引起團體成員的注意，通常具有聚焦的功能。

五、重新框架

針對團體中負面情緒、事件或看法指出正向的一面，以改變成員的認知架構，或者引起成員注意，冀望以後多注意正向的一面。

六、行為增強

成員有好的行為即刻提出引起團體注意或加以鼓勵，這樣做通常具有導出更多好行為的功能。

七、面質

針對成員或團體整體，質問有關矛盾之溝通、扭曲想法、抗拒或其他不當行為。

八、訴諸團體整體

領導者不必事事躬親，事事介入，例如：成員沉默之時，許多時候可以請團體提供意見（剛剛沉默的時候，大家心裡在想什麼），或者由團體負應負的責任（沉默之時，按兵不動，由成員自己負責打破沉默）。

九、聚焦當下的技巧

Yalom和Leszcz（2020）強調團體領導者必須聚焦在當下或此時此刻（hear and now），領導者習慣將焦點放在成員溝通討論的內容或經驗分享，忽略了在分享的過程成員之間的關係和互動，例如：長者分享了獨居的辛苦，每次都紅了眼眶和流淚，其他成員都保持靜默，聚焦在此時此刻的領導者會指出當下互動的關係，提醒成員注意到整個團體的互動和反應模式，希望提醒和形塑成員之間互動關係。

伍、團體結束原則

團體結束階段需要處理成員離別的情緒和團體的未來要如何持續的問題，領導者需要完成的事宜如下（Yalom & Leszcz, 2020）：

一、預先做好準備

　　團體結束之前的一次或兩次會談就要適時預告讓成員做好分離的準備，另外，結束前的一次會談可以開始進行成員對團體的回饋，領導者可以協助摘要團體的歷程和經驗，舉出團體的進展和成員的改變。

二、抒發分離情緒

　　團體的結束令長者不捨，對於獨居和孤立面對疾病和心理壓力的長者而言，衝擊更大，可能會有被拒絕、憤怒、壓抑或混淆等情緒，領導者需要提供機會讓成員抒發這些心情。

三、鞏固學習成果

　　摘要團體過程的正向學習與效果，在最後一至二次團體提醒大家分享的面對老化的重要點子，並且討論實際生活遇到類似的挑戰，要如何因應，希望團體所學能夠轉化到生活的情境。

四、團體未來規劃

　　有些成員可能仍然需要繼續透過團體解決面對老化問題，可以思考成立下一個團體。最常見的方式就是團體結束之前，協助成員們探討要如何讓團體持續下去，例如：成立聯誼會或自助團體，領導者可以提供協助，但是又不能過度涉入，以免形成依賴關係。

陸、團體過程的掌握

Hepworth等（Hepworth, Rooney, Rooney & Strom-Gottfried, 2017）認為團體領導者必須掌握和監控團體的過程，作為團體運作的重要參考，他們建議的團體過程評估的指標包括團體成員的認知和行為模式、互動和結盟情形、權力和決策風格、團體的規範、成員對於每次團體的反應。Yalom和Leszcz（2020）則認為團體凝聚力的評估對於掌握團體狀況很有助益，他們提出凝聚力評估指標值得參考。

一、成員認知和行為模式

領導者可以透過成員的分享和溝通，了解和記錄成員的想法，例如：對參加團體、其他成員和自己面對老化的看法；了解的重點放在對老化、疾病和家庭或人際關係的看法，評估這些想法有無偏差扭曲或不合理之處，例如：過度責怪自己、以偏概全、二分法觀點看事物或悲觀，評估的目的是希望能夠加以修正。

在行為方面，成員行為的類型很多，領導者需要注意成員在團體的行為，重點在於參與、互動、助人或利他行為（如：互助、稱讚其他成員、安慰他人等），或消極或負面行為（如：挑剔、批評、無法傾聽），領導者的因應就是鼓勵和增強正向行為，提醒負面行為。

二、成員互動與結盟情形

領導者可以根據成員進出會談場所、肢體語言、對話和座位選擇等跡象觀察成員互動，次團體也會因為成員的座位或人格特質而形成。領導者可以思考促成互動與結盟的原因為何，每次團體結束，馬上以互動圖記錄該次團體互動情形，對於過度互動且私下交談的次團體，除了提醒之外，也可以重新安排座位。

三、權力和決策風格

領導者可以觀察成員在團體中的權力和位階，了解哪些成員是意見領袖、影響力比較強、帶頭做決定，對於帶動氣氛和主動積極發言的成員，給予增強，主動鼓勵沉默成員表達意見。

四、團體規範

領導者可以評估和掌握團體成文和不成文的規範，例如：參與情形、發言踴躍程度、情緒表達、開放談到自己的問題等。對於正向互助、傾聽和同理、尊重其他人意見等正向的行為，加以增強和鼓勵，有助於塑造和增強團體的規範，領導者也可以提出負向規範（如：遲到早退、過度沉默）以便修正或減少行為的發生。

五、成員的角色

團體成員的人格特質形塑團體過程扮演的角色，領導者可以觀察和掌握成員的角色，角色可以分成任務性（如：意見和資訊提供、方向和角色定義、氣氛催化、摘要和總結者、要求釐清和釐清者等）和維持性（參與鼓勵、溝通催化、緊張化解、過程觀察、人際關係問題解決，和支持與讚美等）兩種，領導者掌握成員的角色之外，可以進一步評估每種角色正負面的影響，介入的原則就是鼓勵正向角色和修正負向角色。

六、團體效率之評估

團體領導者可以隨時評估團體的效率，例如：個人和團體目標是否契合、感受和意見表達的程度、參與團體的程度、多數決或少數決、不同意

見被鼓勵與否、解決問題的效能高低、個別性被鼓勵與否、成員關心團體的程度等。

七、團體的凝聚力

Yalom和Leszcz（2020）將凝聚力簡要定義為：吸引力或使成員留在團體的任何力量，例如：同理、接納、支持、互信、溫暖和歸屬感。凝聚力指標可以包括出席率、自我透露、參與程度、防衛內外在威脅、共同意識、互相支持、防衛團體規範、自我透露、真誠表達憤怒與敵意、容忍成員之差異性等。可以透過問卷、記錄出席率、觀察行為，和每次團體結束邀請成員表達對這些指標的看法等。這些指標包括：

（一）你覺得團體應該聚會的頻率？

（二）你對團體喜愛的程度為何？

（三）如果許多成員想離開團體，你想勸阻的意願為何？

（四）你覺得這個團體能夠助你達成治療目標的程度為何？

（五）如果你可以換掉團體的成員，你會想換掉幾位？

（六）團體活動時，你的歸屬感如何？

（七）你對自己參與和對團體的貢獻的評價如何？

（八）你對團體聚會的時間的滿意的程度為何？

（九）你對團體領導者的感覺為何？

（十）你身為這個團體的成員，引以為傲的程度為何？

（十一）和其他團體比較，你覺得我們團體合作的程度為何？

柒、團體過程的紀錄

團體紀錄包括團體過程紀錄和摘要兩種，好的團體紀錄可以不斷修正團體的帶領技巧，且能夠知道如何改進。重要的是領導者在作團體紀錄時，有些事項必須注意，發展出屬於你機構所需的紀錄模式，相信紀錄是

工作上的自我反省、自我要求，而非壓力。本段的團體過程紀錄的格式和內容呈現在下一節的實例。

 ## 第四節　長照團體工作實例

　　本段以長者成長團體為例，簡要說明團體成立和帶領的注意事項，希望能夠拋磚引玉，讀者可以依據這個案例規劃其他類型團體，例如：家庭照顧者支持團體和照顧服務員團體督導；學習團體帶領最佳的方式就是實際參與帶領，不斷累積經驗。長者的成長團體以協助長者面對老化和失能的課題為主軸，過去辦理的對象比較是針對健康長者，輕中度失能長者也適合。過去以小團體動力運作的方案也常針對失智長者，本段以筆者過去帶領過的成長團體為例（表6-1、表6-2）。

表6-1　長者成長團體的單元目標和活動內容

單元	名稱	單元目標	活動內容	活動器材
1	大家來鬥陣—相見歡	1. 破冰和建立關係。 2. 認識成員的背景。 3. 討論名字的意義。 4. 說明團體的規範。 5. 對團體期待回饋。	1. 猜猜看：長者背後貼水果標籤，站起來問其他成員（對方只能回答是和否），猜出水果，再配對互相認識介紹對方。 2. 賓果遊戲：認識成員的特質，包括年齡、工作、住處遠近。	1. 13個名牌／吊繩製作（確認名字正確）。 2. 水果圖片和雙面膠（小小水果圖片）。 3. 4×4賓果大字列印。 4. 團體規範海報列印。 5. 七個主題大家選擇。
2	作伙講老年—老的真相	1. 說出老年正負向特質。 2. 老年面對疫情的心境。	1. 毛線球丟球分享老就是⋯⋯。 2. 列出正向與負向結果。	1. 毛線球兩球。 2. 正負面厚紙板製作。 3. 圓筒可以放入紙板。 4. 厚紙板黏上手持棒。

單元	名稱	單元目標	活動內容	活動器材
		3. 修正負向想法接受正向思考。	3. 成員將正向與負向紙板放入桶子。 4. 進行討論。	
3	一樣米百樣人—好與壞隨你看	1. 分享自己的特質。 2. 從特質看出好壞兩面。 3. 學習欣賞正向的自我特質和學習自我肯定。	1. 製作紙器摩天輪。 2. 摩天輪貼上自己的特質。 3. 分享自己的特質,由領導者或成員貼上正向的特質。	1. 裁剪好的摩天輪材料。 2. 鉚釘每人一個。 3. 雙面膠和剪刀。
4	人生甘苦談—水果點點滴滴	1. 人生階段和生命重要事件的分享。 2. 抒發心情和分享對事情的看法。 3. 生命統整:接受過去遺憾,肯定自己。	1. 水果放在竹籃子,由領導者開始分享。 2. 成員選自己最喜歡的水果。說出自己喜歡的顏色、酸甜苦辣代表人生階段。 3. 說出對現在階段的看法和感覺。	1. 多樣的水果,每種幾顆或幾串裝水果的竹籃。 2. 做水果沙拉器材與餐具。
5	心情的閒話—知己和知彼	1. 探索生活或生命事件的心情與感受。 2. 學習與自己心情接觸。 3. 學習抒發感受和同理。	1. 連結上次分享的生命事件說出感受。 2. 配對自己的內在感受和表情圖片。 3. 認識感受沒有對錯,只有有和無。 4. 練習同理心的表達。	1. 文具行表情圖厚紙板。 2. 表情圖手持柄製作。

單元	名稱	單元目標	活動內容	活動器材
6	花語和南瓜—熟成的季節	1.分享萬聖節的由來。 2.分享多重失落事件抒發心情。 3.透過儀式完成哀悼。	1.多重失落的落葉，分享失落事件。 2.每個人拿起一朵花說出失落事件。 3.說出自己的心情，邀請夥伴回應。	1.萬聖節應景圖片或布置。 2.玻璃缸與雛菊或蘭花盛水漂浮。 3.南瓜燈製作器材。
7	話說家鄉味—拿手菜的回憶	1.透過家鄉味或拿手菜的分享連結記憶。 2.連結親人關係與記憶。 3.重溫回憶美好時光，抒發感受或和解寬容。	1.分享印象最深刻的口味或一道菜或土產。 2.品嘗菜餚與土產或是透過圖片分享。 3.說出故鄉、風土、親人。	1.成員各自帶一樣家鄉味。 2.事先彙整成員家鄉味。 3.家鄉味相關的圖片蒐集。
8	星砂的回響—時空記憶膠囊	1.回顧團體美好時光。 2.整理鞏固團體收穫。 3.抒發團體結束心情。 4.互道再見與叮嚀。	1.填入時空膠囊。 2.分享自己膠囊內容。 3.分享最想放入的記憶。 4.分享最不想放入的記憶。 5.探討對團體的感受。	1.小玻璃瓶與星砂。 2.綁玻璃瓶的彩帶。 3.大海報紙蘋果樹造型。 4.水果造成貼紙。

表6-2　成長團體紀錄表

團體名稱：老人成長團體	日期：		次數：
主題：老化多重失落與因應	時間：110/03/19，9:30～11:30		地點：交誼廳

領導者		協同 領導	團體觀察者

團體成員：○○、○、○○、○○、○○、○○、○○、○○、○○

預計出席人數：　人　實際出席人數：　人　中途離席：　人（○○請假）

團體目標
1. 主題回顧
2. 主題探討

座位圖和互動情形（一）

領導者

C

門口

團體流程

流程	時間
安排成員入座	09:20～09:30
領導者開場（回顧）	09:30～09:40
主題探討	09:40～10:55
下次活動提醒	10:55～11:00
（結束及發送便當）	11:00～11:30

活動紀錄	記錄者的觀察

團體互動情形
一、團體氣氛 二、團體動力 三、特殊狀況
事後評估
一、團體達成狀況 二、領導者帶領狀況檢核 三、行政作業流程

結論

在長照實務的情境之中，團體工作模式的運用極為重要，特別是住宿型長照機構和日間照顧服務機構，評鑑指標裡有活動設計的項目，本章提供活動設計的原則作為臨床實務的參考。在長照活動設計方案之中，比較少見的是社會工作專長的小團體動力工作模式，這個模式可以應用在失智長者的治療團體，也可以應用在服務人員的團體督導工作，例如：長期照顧管理中心或居家照顧服務的團體督導，本章提供小團體工作的原則和方案規劃的範例，拋磚引玉，冀望未來這類團體工作的模式在長照情境能夠有更廣泛的應用。

參考資料

中文資料

張宏哲、李莉、林昱宏、劉懿慧主編（2018）。長期照護活動設計手冊。臺北：五南。

英文資料

Best-Martini, E. B. & Weeks, M. A. (2018). *Long-Term Care for Activity Professionals*,

Social Services Professionals, and Recreational Therapists (7th ed.). Geriatric Educational Company.

Hepworth, D., Rooney, R., Rooney, G., Strom-Gottfried, K. (2017). *Direct Social Work Practice: Theory and Skills*. Boston, USA: Cengage Learning.

Shulman, L. (2009). *The Skills of Helping Individuals, Families, Groups, and Communities*. Belmont, CA: Brooks/Cole.

Toseland, R., & Rivas, R. (2017). *Introduction to Group Work Practice* (8th ed.). New York, Pearson Education Corp.

Yalom, I., Leszcz, M. (2020). *The Theory & Practice of Group Psychotherapy* (6th ed.). NY: Basic Books.

第七章
長期照護情境的
倫理議題

鄭淑方

本章討論長期照護情境之下的倫理議題，不論是住宿式、社區式或居家式服務，每一種情境的倫理議題都可以區分成多種類型，每一種倫理議題類型都有對應的模組化因應原則。

 第一節　倫理的意涵和內涵

壹、專業倫理的意涵

　　倫理是指行為的規範或準則，這些規範可以被內化，成為還沒有發動的行為的意向、動機、想望、期待的指引、提醒或控制機制，準則或規範也可以成為檢視個體外顯行為的標準，必要時給予提醒、修正或制裁；這些規範或準則除了可以成為日常生活行為的抉擇和指引之外，也可以成為專業人員的行為指引，前者稱為日常生活的倫理，後者稱為專業倫理。

一、倫理守則的內涵

(一) 倫理守則作用

　　Johnson（1994）將社會工作專業定義為知識、技巧和價值的創意整合，這項定義也適用其他專業，倫理是專業價值的宣示，也是專業知識和技巧不可或缺的支柱和指引，每個專業為了社會責信（accountability），通常都會制定專業倫理守則，除了作為專業人員的行為規範、共同約定的專業行為和檢視行為的標準之外，也是對外宣示專業信守的價值，成為強化外界對於專業信賴的重要機制。

(二) 長照守則現況

　　由於長照服務對象需求的多樣性，需要多元專業的協助，跨專業整合的服務模式最能夠滿足個案和家屬的多元需求；不同的專業原本就有制定

自己專業的守則，舉凡護理、社會工作、職能治療、物理治療、語言、營養、藥學等，照顧服務員也不例外；雖然服務模式和情境不同，守則的應用也有差異，只是專業倫理守則不會考量特定情境，居家服務機構制定服務員在案主和家庭服務情境的倫理，屬於少數的例外。臺灣長照專業協會（2022）則為長照跨專業人員制定十項通則，下一段進一步說明。

二、守則共同屬性

不同專業的倫理守則的用詞可能不一樣，不過，多數專業的倫理守則的用詞可以歸納為消極或積極和明確或模糊的語詞屬性（Reamer, 2006），簡述如下：

(一) 消極和積極

多數倫理守則的條文用詞或語氣都是積極的叮嚀或提醒，語氣主要是以「應」為主，以社工師（中華民國社會工作師公會，2018）和護理師（中華民國護理師護士公會全國聯合會，2023）專業倫理為例，後者有四十二個條文，大多數以「應……」的語氣起始，要求工作者致力於某項職責的達成，例如：護理人員與個案的關係「應尊重個案的生命、人性尊嚴及價值觀」（第二項的1）；社會工作師「應致力於社會公益的倡導與實踐」（5.2）。

另一種用詞或口氣則是Reamer（2006）所謂的消極地叮嚀或禁止，這種條文在我國各種長照專業人員的倫理守則比較少見。例如：社會工作師「應與服務對象維持正常專業關係，不得與服務對象有不當雙重或多重關係而獲取不當利益。」（1.4）護理師倫理守則中有少數使用「應……避免個案受到傷害」的語詞。

(二) 明確或模糊

倫理守則的條文大多數以簡潔扼要為主，前述的積極叮嚀的語詞指向一個理念和理想的目標，要求專業人員戮力以赴，但是沒有很明確指出要

達到的具體目標；相較之下，消極的禁止條文通常比較明確。值得提醒的是倫理守則條文越清楚，越能夠提供專業人員明確具體的準則，以免專業人員面對緊急情境的議題的時候無所適從，這項措施可以從美國社會工作人員的倫理守則（National Association of Social Workers, NASW, 2021）看出端倪，該守則清楚說明每個條文的內容和應用的時候該注意的事項，讓專業人員在臨床實務的決策過程中，有所依循。

三、守則共同價值

(一) 六大層面

多數的專業倫理守則含括以下六項主要的層面，不論守則條文的數目多或少，都可以歸納出這六個面向，例如：臺灣長期照護專業協會（2022）僅提出十個條文，相較之下，臺灣護理人員專業倫理守則（2023）有四十二條，美國（NASW, 2021）則有五十個條文，有些條文還區分成多項子條文，都可以歸納成以下六個主軸：

1. 助人與服務：盡心盡力超越個人利益，客觀公正地協助有需要的人，並協助解決社會的問題。
2. 社會正義：重視歧視、壓迫或貧窮等社會不公義的結構性問題，工作者必須能夠挑戰和伸張社會正義。
3. 尊嚴與價值：工作者必須能夠以關懷尊重的態度助人，維護案主的尊嚴，尊重接受案主個別性和文化獨特性。
4. 關係的重要性：助人專業著重的就是人與人之間的關係，好的專業關係對案主有助益，成為案主改變的動力。
5. 正直與廉潔：專業行為必須值得信賴，不謀私利，不跨越專業的界線，凡事以案主的利益為優先考量。
6. 專業的能力：能夠發展和強化自我的專業能力，在能力範圍內，不斷提升專業知能，運用實務情境，增進案主福祉。

(二) 主要原則

　　實務工作者很常把專業倫理原則簡化為五項：

1. 行善原則：強調仁慈善良對待服務對象，致力於維護他們的福祉或幸福感。
2. 不傷害原則：如果重視服務對象的幸福或福祉，就必須盡力地避免傷害到他們。
3. 自主原則：尊重服務對象的自主權、自我決定權，不輕易介入。
4. 公平原則：分工公平和公平分享。
5. 保密原則：宗種服務對象的隱私權和保守服務對象的祕密。

貳、倫理議題的意涵

　　Reamer（2006）將倫理議題區分成違反倫理的行為、倫理問題和倫理兩難議題。

　　「違反倫理的行為」指稱專業行為明顯地違反倫理守則、規範或相關法令，例如：和個案有借貸的關係影響專業關係、虛報個案沒有使用的服務費用或為了讓服務員賺取更多的薪資，容許她超時工作，違反《勞動基準法》的規定。長期照顧的情境不同，違反倫理的行為模式也有差異，例如：約束比較常發生在住宿型機構。

一、倫理問題

　　「倫理問題」指稱專業人員面對的案例情境，必須決定持守哪些倫理守則或規範的兩難，只是這類情境的難度和「倫理兩難議題」相較之下，比較簡單，只要靠著處遇經驗和智慧就可以迎刃而解。例如：倫理守則規定不能接受個案或家屬的禮物，有些長者會因為工作者拒絕收禮而認為被對方看不起，接受與不接受確實是兩難，實務工作者的因應方式可能包括只收紅包不收禮金、吃喝的禮物無法回收，只好和大家共享，找機會回

贈。另外，如果個案送禮是為了謀取服務優惠和待遇的回報，工作者必須向個案釐清送禮背後的動機，並且持守實務原則。

二、倫理兩難議題

「倫理兩難議題」指的是專業人員面對倫理兩難的情境，必須從兩項或兩項以上的守則、規範或法令之間，決定要遵循哪一項或哪些規範。例如：通報長者受暴的老人保護問題，必須決定要保護生命安全或維護個案隱私權與維護專業關係，如果個案選擇持續處在暴力情境，也必須考量尊重自主和介入之間的兩難。

由於「倫理問題」和「倫理兩難議題」兩者之間的區隔並不是很明確，本文將兩者整合，將前者納入後者，統稱倫理兩難議題。以下整理長期照護多元的情境遇到的倫理問題和倫理兩難議題。

參、倫理議題的情境

倫理議題有其發生的特定情境，這些情境的考量對於認識和了解議題的源起和問題的解決有所助益，這些情境可以分成廣泛的社會文化價值與使用者文化的議題，以及每個服務方案所在的特定情境。

一、社會文化情境

長期照顧服務的情境必須考量社會大環境對於案主案家的負面刻板印象和歧視，可能對服務帶來的衝擊。

(一) 刻板印象

社會對長期照顧的服務對象充滿了許多刻板印象，例如：老人像小孩、老人無法再學習、老人都是固執的、老人都是憂鬱的，精神障礙

者則容易被標籤爲「可怕」、「危險」、「不定時炸彈」（艾厲森，2019），這些標籤很容易轉化成服務場域工作人員的迷思，影響專業關係和服務的進行，也是違反專業倫理守則有關對跨文化或弱勢族群的認識了解與尊重。

(二) 結構性歧視

　　刻板印象或負面標籤屬於個體的態度或偏見，歧視則屬於社會結構性的問題，長者或身心障礙者可能因爲歧視而權益受損，例如：身心障礙者的就業權益，楊惠中（2014）認爲將身心障礙者標籤爲「弱者」和「被照顧者」，「刻板印象」是弱勢就業的最大障礙，特別是法規條文有這類的歧視，例如：《公務人員任用法》第二十八條規定「精神病者不得任用爲公務人員」。另外，許多求職廣告公然排除某些中年與老年族群。

(三) 跨文化因素

　　長期照護服務情境重要的服務對象除了老人和身心障礙者之外，就是家屬和家庭照顧者。家庭照顧者的議題是批判老人學的女性主要學者最關注的議題。

　　Hooyman（2015）認爲性別角色社會化從生命週期早期就開始，透過家庭和社會文化與教育體系形塑、內化或施壓，也就是所謂的「父權主義」，在這項結構化的權威之下，女性擔起了不平等的角色，擔負養兒育女和家務的主責，成爲進入職場和職涯發展的障礙；職場性別歧視也造成權力、升遷和薪資等結構性的落差，使女性成爲經濟弱勢族群。

　　承擔家庭照顧者角色和責任又是另一個父權權力控制的歷程，即使部分女性自願承擔這項家庭和社會界定的「愛的勞務」責任，Berg-Weger（2008）將角色進入稱爲"induction"，隱含家庭「誘導」進入的意味；因爲家庭成員認爲女性收入低、工作不重要、地位低、單身、離婚，最適宜扮演無薪照顧者的角色；Hooyman（2015）認爲進入這個角色使原本是經濟弱勢的女性，經濟狀況更爲惡化，身心狀況也受到衝擊，家庭系統成爲幫凶。

美國的研究顯示如果將家庭照顧換算成薪資，總額高於全國所有家庭花費在長期照顧服務的費用，只因「愛的勞務」，家庭照顧者只能一輩子默默無償和隱形地獻身給這份「不是真正的工作」，成為Hooyman（2015）所謂的「影子勞工」（shadow workforce），這是性別和階級交織作用的結果。Calasanti（2009）認為除了性別和階級之外，還要加入年齡和疾病的交織因素，因為長者年齡意味著權力的喪失，疾病、失能、性別和族群使得權力的失落更加惡化，照顧這些失去權力的長者的照顧者，也可能經歷到權力、地位和尊嚴的失落。

　　長期照顧服務情境除了與服務對象互動之外，照顧者也是服務使用無法分割的對象，專業關係經常不是由長者或身心障礙者掌控，而是由他們的照顧者決定，案主和案家都是社會與家庭中的權力弱勢者，他們在服務過程有可能透過權控因應自己的無力感，衍生出服務過程需要面對的倫理議題。

二、滾動的政策

　　長期照顧政策從1.0進展到2.0，確實出現不少的滾動，從服務對象（增加四類）、服務項目增加（增加九項）、失能的認定（從輕中重變為CMS八個等級）、給付制度的改變（時數變成使用額度）、自付額降低、以時計酬變成以項目計酬、服務費用改革帶來機構營利，另外，服務人員資格規定、教育訓練要求、勞資關係和個管系統等都經歷許多的變動，這些變動使得整體服務輸送過程都受到很大的衝擊，經營管理的考量、服務如何架構、如何處理勞資關係、因應營利化之下多元多變的產業行為、服務品質等，都衝擊到專業倫理議題的因應。

三、個案的行為

　　使用者和專業人員之間的關係是長期照顧的重要議題，也是考量倫理

問題的重要情境之一。這項關係的面向很多元，比較有問題的就是使用者的權力過度伸張，造成權力不對等：在許多服務對象的眼中，服務員被視為傭人，常常無法獲得該有的尊重；他們不遵守服務的契約，以為可以依服務使用者的指令和意向，提出不合理的要求，這種情形在居家照顧服務的情境最嚴重，尤其是對服務員的暴力，例如：性騷擾、口語暴力、隨意的申訴和陳情。這些行為可能造成服務員人力媒合的問題，但是這類個案和家屬有可能不會因此收斂。

在困難媒合的個案和家屬申訴或陳情之後，形成了個案或家屬、服務人員和主管機關的三角關係，在處理這類爭議事件的時候，主管機關有可能將個案和家屬的權力擺在三角關係的頂端，以個案和家屬的權利和意向為主要考量。現行的《長照服務法》似乎也偏重於保障服務使用者的權益（第四十四、四十七、五十六、五十九條），忽略了服務提供者的權益（胡文棟，2018）。

四、政策措施

長照1.0政策之下，政府與民間非營利機構之間的委託關係的定位似乎並不明確，委託關係定位屬於福利服務或私有化的營利事業（林金立，2006）？不論關係如何，二十多年不變的服務費和極為有限的補助，使得民間機構慘澹經營，衝擊到勞資關係，不對等的關係（可能沒有勞保、健保、退休提撥，和隨意被辭退）對服務員極為不利，也衝擊服務品質。長照2.0之下的營利化趨勢，勞資關係進入不一樣的挑戰，經營者的多元化，營利和非營利或合作社的出現等，以及不斷成長的服務量、人力不足之下的勞力市場競爭或搶人，服務員變得更為重要，服務員薪資、補助、津貼、拆帳等名目變多了，《勞動基準法》落實的要求和勞檢的增強等因素都衝擊到勞資關係，這些變化都使得長期照顧倫理的情境變得越來越複雜。

五、方案的情境

　　本段說明每個服務方案的特定情境相關的議題，這些情境的特質也是倫理議題類型區分與因應原則的考量焦點。

(一) 居家式服務

　　居家照顧服務的輸送主要是安排照顧服務員到個案的家中進行服務，通常是服務員單獨提供，服務過程的品質監測比較困難；由於是在個案家裡，控制權和主動權在個案和家屬，掌控權是在個案和家屬手中，服務員的控制感比較不足，專業界線的維持也比較困難，導致個案和家屬比較容易操控和提出不合理的要求，服務員也比較難以持守專業的界線和堅持服務的規範和原則，因此，居家照顧服務的情境有其特定的倫理問題和議題，因應的原則也和其他服務情境不同。

(二) 社區式服務

　　社區式長期照顧服務以日間照顧為主，在長照2.0的各種社區照顧服務模式（例如：小規模多機能、團體家屋、家庭托顧等）之中，如果從輸送的機構數量、服務人數和投入預算數目進行比較，日間照顧或托老服務位居第一位。雖然該照顧模式是以失能長者為主要對象，失智長者所占的比率有逐年上升的趨勢。由於日間照顧服務的安排屬於每日生活實體的接觸和互動，為了照顧的安排或解決失智行為精神問題造成的照顧障礙，工作人員或家屬比較輕易地採用行為控制或跨越專業界線的互動方式（Hasselkus, 1997），例如：哄騙、虐待、身體或藥物約束、操控和威脅（威脅終止日照服務），這些倫理議題都和日間照顧服務的特殊情境有關，成為倫理議題考量必須關注的焦點。

(三) 住宿式服務

　　住宿式機構服務的對象通常是中重度失能或失智的個案，這些個案的需求比較多元，需要跨專業的服務勝過其他模式的服務，由於生活和照顧

的安排採集體式方式，幾項服務的特質值得關注，例如：從家庭情境進入機構情境，住民需要一段時間適應，遷居過程引起的多元負面的情緒反應是常見的問題（Wu & Rong, 2020）；另外，由於群體化生活的安排和照顧，個別的需求比較容易被忽略，個別化照顧的理念比較難以落實；又由於個案屬於中重度失能失智的服務對象，依賴程度比較高，加上工作人員對長者原先持有的負面刻板印象，容易產生對住民的嬰兒化或貶抑化，服務過程也可能發生的虐待問題，這些問題成為住宿型機構倫理考量的重要情境因素。

(四) 個案管理

　　長期照顧個案管理情境的主要特質就是多重個管單位如何分工、協調與整合的議題，例如：照管中心在長照1.0的個管模式主要是一案到底，從失能評估、給付核定、服務計畫擬定、服務連結、品質監測等，均由照管中心負責。長照2.0設置「社區整合型服務中心」（又稱A單位個管）之後，分擔了照管中心原有計畫擬定和資源連結的功能角色，照專和A個管又兼有品質監測與品質確保的功能，如何分工協調確實考驗專業人員的智慧；由於這類分工與協調的模式會因為區域照管中心督導和主責照專的不同而有差異，個管一致性的問題也是另一項挑戰。另外，由於個案有多元的需求，也因此擁有多元的身分（如：獨居、失能、失智、老人保護），屬於多個個案管理與服務單位的服務對象，這些單位如何在個管和服務上進行網絡連結、服務協調與整合，形成長照倫理議題需要考量的重要倫理情境。

第二節　倫理問題案例與類型

　　本段彙整明顯違反專業倫理守則或規範行為，這些倫理問題因著長期照護服務類型與情境的不同，案例的類型也有所不同，本段區分的類型參考張宏哲（2016）《社會個案工作：理論與實務》中的倫理章節的架構。

壹、居家式服務情境

表7-1列舉居家式服務情境常遇到的違反倫理或法規的行為。

表7-1　居家服務情境的倫理問題彙整表

類型	簡述
服務機構	1. 服務員很受個案和家屬的肯定和歡迎，機構也順勢讓該服務員多排班，超過《勞基法》規定的工作總時數。
	2. 服務機構為了讓受歡迎的服務員超時排班，另外成立公司或協會，協助服務員轉移超過《勞基法》的時數到新的協會。
	3. 督導或主任讓還在等待長照小卡核發的服務員排班，服務薪資由符合規定的服務員代領，明顯違反主管機關規範。
	4. 服務單位以送禮或給予回扣的方式，爭取A單位的派案，明顯違反專業倫理守則或主管機關的規範。
	5. 服務機構在服務員的薪資或福利制度方面，有違反《勞動基準法》的問題，例如：AA碼拆帳、獎金或津貼不納入薪資所得。
	6. 機構積極經營和案主或案家的關係，額外提供服務，取得信任之後，虛報服務費，牟取不義之財。
	7. 佯裝到機構擔任居督員或督導，任事不負責，服務紀錄完全沒有寫，幾個月之後帶走一群服務員和個案到自己成立的公司。
	8. 主管不喜撰寫個案紀錄，聘僱兼職但不符資格的人員協助整理個案紀錄，明顯違反個案隱私和保密的規範。
服務員	1. 服務員和案家私自協商，遲到早退，甚至脫班，被機構稽核而解聘，個案卻袒護該員，甚至以死明志反對將該員去職。
	2. 服務員私自答應案主額外服務，機構並不知情，後來因為臨時有事安排代班，代班者拒絕額外服務，案主極為不滿。
	3. 服務員接受禮物饋贈，長者出於好意堅持，但違反機構規定。
	4. 服務員與案主建立良好關係，後來出現行銷產品推銷保險的行為。
	5. 服務員服務品質良好，長者提出要求希望認她為乾女兒，並且主動饋贈金錢或財產。
	6. 服務員挑選服務對象，設下許多排派班的條件，例如：距離遠、時段太早或太晚、男性獨居個案等。導致每個月時數不符自己期待，經常抱怨、威脅申訴、勞資會議指控機構不排班。

從表格列舉的違反倫理或法規的問題可以看出這些問題大致上落在幾個主要的類型，在服務機構方面，主要類型爲違反《勞基法》規定和違反法規規範的缺乏廉正的行爲，服務員的問題以跨越界線甚至違反倫理和規範的行爲最常見，防制這類問題必須掌握第一線的服務狀況，包括不斷稽核、品質抽測和建立個案、家屬、服務員等互動關係的歷史檔案作爲研判狀況的參考。

貳、社區型服務情境

　　本段彙整日照情境的倫理問題（見表7-2）。

表7-2　日照服務情境的倫理問題彙整表

類型	簡述
違反隱私權／自主權	1. 服務人員在提供照顧的過程，可能忽略了個案的隱私權，包括公開談論個案的問題。
	2. 服務決策或安排都跳過長者，直接與家屬討論，即使失智個案可能還有行爲能力，卻有意無意忽略長者的意見。
	3. 服務人員發現老人受暴，卻沒有積極作爲，或有積極作爲，通報家防中心，可能因爲轉介機制的落差，無法開案，使得暴力持續。
個別化照護不足	4. 忽略失能失智個案的差異，沒有落實單元或分區照顧，活動的執行也忽略這樣的區分，可能造成失智個案的行爲精神問題加劇。
	5. 失智個案因爲行爲精神問題，服務人員沒有盡力找到切入點、解決問題，照顧和活動辦理也常忽略這類個案，影響個案權益。
人力不足問題	6. 無法聘僱足額人員，聘僱之後無法留住人力，影響服務品質和個案權益，包括意外事件的發生。
	7. 服務過程可能因爲知能不足、人力不足、照顧負荷過重，身心虐待老人。
逆選案主問題	8. 個案有行爲精神問題，屬於困難照顧的案例，日照中心拒絕讓個案進入，有逆選個案的問題。

上述問題的焦點在於照顧過程的知能與積極作為是否能夠到位，圍繞在個別化照顧的理念和理念的落實，尤其是失智照顧，分區照顧、個別化照顧和尊重自主權的落實等。因此，落實個別化照顧是問題的核心，這項落實又受到人力資源和照顧知能的影響。

參、住宿型機構

本段彙整住宿型服務情境的倫理問題（見表7-3）。

表7-3　住宿型服務情境的倫理問題彙整表

類型	簡述
不當約束	1. 機構未經家屬同意或者沒有探索約束之外的選項，擅自或輕易地進行身體或藥物的約束，減少照顧壓力，卻傷害個案的權益。
違反法規	2. 機構違反主管機關法規，超收核定床位數，遇到稽核或評鑑會將超收的床撤掉，事後再擺回去。
	3. 機構人力不足，臺籍服務員聘僱不易，以人頭充當排入班表，沒有實際服務，聘僱等額的外籍看護，影響服務品質和住民安全。
	4. 老人保護個案接受機構安置，加害者經常在機構外吵著要見長者，機構違反遠離令，讓加害者與受暴長者見面。
違反住民人權	5. 機構照顧疏忽或照顧不當，造成個案壓瘡、跌倒或營養不良。
	6. 機構雖然知道截肢的男性長者長期騷擾或猥褻已經失去語言能力或意識不清的女性失智長者，卻沒採取制止或積極作為的行動。
	7. 服務人員有疑似虐待的行為，對不配合照顧的個案施予精神或肢體的暴力。
	8. 機構為了避免照顧意外，使用隱密的監視器材，違反個案隱私權。

上述表列的問題主要是服務過程是否重視住民的權益，尤其是人權、隱私權、照顧權等，建立住民權益的監控機制實有必要，例如：強化稽核、強化評鑑和服務品質揭露，以及建立倡導機制。

肆、照管中心和A個管

本段列舉照顧管理中心（簡稱照管）和社區整合型服務中心（簡稱A個管）（表7-4）。

表7-4　個案管理的倫理問題彙整表

類型	簡述
照管	1. 照專或照專督負責轄區內A單位的督導與協調，以及A和B單位連繫會報與聯合個研，部分督導很少參與，由A個管自行召開。
	2. 照專失能評估過程，沒有仔細評估個案功能，案主案家抗拒接受詳細評估，照專就縮手，導致評估不精準，造成資源運用的不公平。
	3. 照專複評比約定時間早到，發現案主行走自如，拆穿先前假裝不便騙取CMS 二至三級的行徑，照專沒有進一步處置，造成資源浪費。
	4. 照專對轄區A個管的監督缺乏一致性，對於A個管照護計畫的審訂嚴謹度不一致，發現問題只勸說，沒有發揮督導或監督的功能。
	5. 照專為了時效，接近半夜時分，將新個案LINE給A個管，使後者作業的時間縮短，感受到時間的壓力。
	6. 照專和A個管聯合家訪意味著個案或家屬可能不知道自己有選擇A個管的權利，有些照專會事先告知，有些不會，忽略個案選擇權。
A個管	1. A個管與B單位協商，每次轉介一個案，B單位就必須給予A單位些許的回扣。
	2. 逢年過節，部分B單位為了取得A單位的轉案，會送禮或餽贈，A單位並不避諱，接受送禮或饋贈。
	3. A個管媒合給自家B單位的案量超過主管機關規定的比率（例如：超過50%），卻以個案偏好自己機構的服務為理由。
	4. A個管抄襲照管專員的照護計畫，甚至貼錯個案，屬於失職行為。
	5. A個管應該出面解決服務員難以媒合問題，卻放任不管，要B單位自行協調和解決該問題。
	6. A個管缺乏明確的品質監測機制，無法掌握服務單位狀況，個案的轉介依憑自己對B單位的喜好。

類型	簡述
	7. 主任擔任A單位個管的主管，同時也是居家服務的主管，必要時還協助A單位的個案管理，違反主管機關的規範。
	8. A個管的照護計畫只聚焦四包錢中的專業服務，甚至只關注B碼服務，忽略其他三包錢或四包錢之外的服務需求。
	9. 每個月的訪視沒有落實，個案紀錄也沒有按時填寫，或填寫不實。

在個案管理方面，主要的問題在於個管範圍和職責的拿捏、評估的一致性或精準度、資源的配置等問題，這些都與個案管理的品質有關，除此之外，就是個案和家屬權益的議題，強化人員的訓練、確保個管的品質和強化個管的效能都是可以考量的措施。

 第三節　倫理兩難議題

本段整理倫理兩難的案例，區分成七個主要類型，每種類型都有特定的倫理或法規之間的衝突，每種議題都有相關的案例，最後提出解決每種議題的原則，拋磚引玉，作為進一步討論的參考。

居家服務遇到個案的問題：

壹、尊重隱私和揭露

幾乎所有的專業倫理守則都有尊重個案隱私權的條文，但是有時為了維護個案的福祉或生命的安全，必須連結相關資源，通報主責單位，這時候就有可能需要揭露個人的隱私，不揭露可能傷害個案的福祉，揭露則可能傷及專業關係和個案與家屬的信任感，影響後續的互動。表7-5列舉相關案例。

表7-5　尊重隱私和揭露之間的倫理兩難案例

類型	簡述
自殺意圖	1. 案主因為久病未癒，也深為失禁的問題所困擾，認為失去尊嚴，有憂鬱的情緒，向服務人員透露想結束自己的生命。
揭露騷擾行為	2. 男性個案為了表達對服務員的感謝，從背後緊抱和騷擾服務員，督導員決定更換服務員，個案有悔意且要求督導不要向配偶透露性騷擾事宜，配偶對於更換適任和合作良好的服務員無法諒解。
暴力通報	3. 服務員服務過程發現老人身體多處瘀青，通報督導員轉介A個管，訪視和確認家暴之後，決定通報家防中心，加害的兒子照顧者很生氣。
騙取福利	4. 個案假裝失能嚴重坐輪椅，CMS=6，某次居督員提早到案家訪視，赫然發現個案行動自如，坐輪椅提高CMS等級和額度，個案要求居督員不要揭露自己欺騙的行為。
違法爭取親戚服務	5. 個案住在偏鄉，服務資源缺乏，自己連結到某機構的服務員，要求A個管派案給該機構，協商由該服務員服務，A個管事後發現該服務員為個案的三等親，雖然偏鄉或離島資源缺乏，情有可原，但是於法規不符，要不要通報有點膠著。

　　表7-5列舉的議題有三種：個案有自殺或自傷意圖、老人受暴問題和違反法規隱瞞或詐欺以提升失能等級和使用額度，或是取得三等親提供服務的事實，服務人員面臨是否揭露或維持現狀的兩難。揭露與否涉及情理法的考量，以及問題的嚴重性，例如：針對有自殺意圖的個案，需要評估風險，再決定轉介和揭露，老人受暴的嚴重性也是如此。對於假裝失能以提升CMS等級的違法事件，似乎比較沒有模糊空間，但是如果個案或家屬強烈抗議，服務人員的態度可能就無法那麼明確。至於偏鄉資源缺乏而希望有服務員資格的三等親提供照顧雖然屬於違法行為，但考慮情境的特殊性，或許情有可原。

　　另外，解決這項議題的重要原則就是：在專業關係建立之初，就和個案預告未來如果為了保護生命和維護法令規範，可能必須揭露隱私（Reamer, 2006）。再者，如果真的揭露了隱私，接下來必須考慮如何修補專業關係，如果無法修補，必須考慮將個案轉介給其他人員。

貳、案主自決和干預

專業倫理強調尊重個案和家屬的自主權,不輕易介入他們的決定和行動,除非處在高風險或危機的情境,有時為了保護生命的安全和福祉,必須積極或強制的介入,專業人員面臨尊重自主和維護生命安全的倫理兩難。表7-6列舉這類倫理兩難議題相關的案例。

表7-6　尊重自主權與介入之間的倫理兩難案例

類型	簡述
拒絕就醫	1. 個案有嚴重壓瘡傷口無法癒合、糖尿病嚴重導致傷口潰爛,或是精神嚴重障礙有暴力行為,卻拒絕就醫。
拒絕介入	2. 長者身體和精神受虐,卻選擇繼續留在暴力情境,拒絕申請保護令或是接受安置。
拒絕清理	3. 失能或失智的案主生活在髒亂不堪的環境,備餐忘記關瓦斯,差點引起火災,卻拒絕清理,也拒絕搬遷或安置。
三餐吃泡麵	4. 案主生活無法自理,拒絕服務人員清理冰箱發霉的食物,也拒絕送餐服務,三餐以泡麵維生,不顧營養狀況。
負荷拒絕服務	5. 家庭照顧者負荷過重,無力照顧,認為自己可以親力親為,拒絕使用長照服務。
拒守防疫措施	6. 獨居長者住在出租公寓,拒絕遵守防疫措施,左鄰右舍無法忍受,房東威脅終止租約,個案屢勸不聽,可能落到無屋可租窘境。

上述的情形都顯示個案或照顧者處在可能危及身體或生命安全的情境,卻不接受協助。專業倫理都有尊重個案自主權的原則,Reamer(2006)認為輕易的介入屬於「父權的干預」,應該避免,也就是完全為了被強制的個人福利、益處、快樂、需求、利益或價值等理由,妨礙個人行動自由。即使干預也要遵循行善原則(盡量誘導避免強迫)或是不傷害原則(避免無效和不適當的方式)。

尊重個案自主權的先決條件必須事先確認個案是否有行為能力,遇到失智的個案,如果仍未確診,必須事先確診,但是確診需要時間,在此之前,確認個案是否有行為能力比較重要。Lepore等人(2017)認為決定

能力涉及四個範疇：需要穩定且一致性的溝通能力、了解資訊的能力、對決定有合理評價其意義或選擇結果的能力、理性權衡風險與利益的能力。如果個案具有行為能力，接著就是知情同意權的運用，服務人員需要提供個案或家屬充分的資訊，尤其是提供各種選項，分析每個選項的優缺點，協助他們做決定。比較困難的就是選擇介入的時間點，畢竟生命危急的臨界點或高度危機的程度並不是很容易確定。美國全國社工師協會倫理守則（NASW, 2021）建議：「在社會工作者專業判斷下，當案主的行動或潛在行動具有嚴重、可預見、立即危機會傷害自己或他人時，社會工作者可以限制案主自我決定權」（美國社會工作倫理守則，標準1.02）。

參、維護案主或案家福祉之兩難

在長照的情境中，個案和家屬的福祉可能產生衝突的時候，專業人員必須決定以何者的意見和福祉為重，表7-7列舉這類案例。

表7-7　維護個案或家屬福祉的兩難案例

類型	簡述
照顧決定落差	1. 個案與家屬對於照顧安排（入住機構）的決定，意見相互衝突，僵持不下，服務人員必須決定以何者的福祉或利益為重。
預立醫療決定落差	2. 個案接受「預立醫療照護諮商」，表達簽署「決定書」的意願，子女反對，未簽署已入加護病房，專業人員的意向為何。
失智確診決定隱瞞	3. 長者接受失智症診斷之後，確診，家屬決定隱瞞不告知，可能違反個案的自主權和決定權。
遺棄案例長者或家屬，誰的權益重要	4. 早年拋妻棄子的長者，晚年獨居和失能需要照顧，家屬不出面，工作者基於法令必須為個案打扶養義務官司，家屬認為個案早年虐待家人，接著拋妻棄子，家屬才是受害者，工作人員面對維護個案或家屬的福祉的兩難。
家庭疏離照顧者個案都受害	5. 家庭照顧者獨力照顧，照顧負荷很重，手足都不協助、不出錢。照顧者經濟考量拒絕使用服務，危及個案的權益；照顧者必須兼顧工作和照顧，造成照顧疏忽，個案壓瘡問題嚴重。

面對上述的問題，如前所述，最理想的狀態是能夠顧及雙方的需求和福祉，當家庭面對照顧安排的決定，找出各種選項和評估每種選項的優缺點，找出最大公約數。在遺棄的案例方面，個案原本就是法令定義的第一案主，權益優先考量，但是體諒家屬早年被遺棄或虐待的陰影，工作者必須能夠同理他們的感受，努力為他們聲請減免或免除扶養義務官司，提供相關的資源協助因應與面對過去的陰影，包括《社會救助法》第五條第三項第九款（539條款）的運用。

肆、機構規範與專業倫理的衝突

機構的規範有時候可能和專業的倫理有些衝突，專業人員面對遵守機構規範和持守專業倫理之間的兩難，必須決定要遵守哪一個原則。表7-8列舉這類倫理兩難案例。

表7-8　機構規範與專業倫理的衝突兩難案例

類型	簡述
免除自付額爭取個案	1. 居服機構以不需要擔付自付額為「優惠」，吸引服務對象，但這項措施明顯違反主管機關規範，與專業倫理明顯違背。
依《勞基法》計入薪資所得	2. 居服機構明顯違反《勞基法》，服務員的轉場津貼和證照津貼均沒有計入薪資所得，服務員積分訓練也沒有支薪。
讓受歡迎的服務員超時	3. 服務機構因為服務員受歡迎，案主、案家喜歡，讓服務員超時提供服務，明顯違反《勞基法》的規範。
僱用沒有小卡的服務員	4. 督導使用沒有長照小卡的服務員提供服務，以有小卡的服務員核算時數，從中牟利。
成立協會吸收超過時數	5. 服務員有經濟壓力，願意超時工作，機構在原有的基金會或協會之外，另外成立協會，吸收超過的工時，明顯違反《勞基法》。
排案數量超過規定比率	6. A個管面對機構的壓力，轉介個案給自家機構經營的居服單位，超過主管機關規定的比率。
隱忍不當對待行為持續	7. 住宿型機構的截肢男性個案對女性住民長期騷擾和猥褻，機構業主知悉，並沒有積極作為，工作者知悉。

類型	簡述
不當約束	8. 住宿型機構為了減少照護和管理壓力，對住民施行身體約束和藥物約束，工作者反對這樣的做法，內心很掙扎。

專業人員服務的機構可能會有違反主管機關規範或者法令的行為，服務人員必須有所抉擇，Reamer（2006）認為最好的方法就是向主管反映問題，希望能夠停止違法的行為，如果這項行動失敗，就要考慮離開這樣的機構和扮演吹哨者的角色。這項建議並沒有區分違法行為的嚴重程度和行為的持續性，如果輕微且只是短暫的違法，可以原諒。該項建議也沒有考慮個體和機構關係的緊密度，可能影響個體內心的糾結程度。

伍、機構之間協調合作的議題

個案管理過程需要協調多個機構和整合資源，過程中可能遇到機構之間合作的倫理兩難議題。表7-9列舉這類倫理兩難案例。

表7-9　機構之間協調合作的衝突兩難案例

類型	簡述
隱瞞個案不易媒合問題	1. A個管轉介媒合困難的個案給居服單位，為了順利媒合，隱瞞個案困難照顧的問題。
滿足個案不當要求	2. 居服機構鼓勵服務員滿足個案不合理要求，導致個案由其他機構接手服務的時候，因為拒絕不合理要求而被個案刁難和申訴。
長照和家防轉介的障礙	3. A個管轉介受暴長者給家防中心，家防中心沒有開案，兩單位互相抱怨，A認為家防不負責任，家防認為A在指揮「辦案」。
不當鼓勵個案增加額度	4. 居服單位鼓勵個案和家屬爭取提高CMS等級，增加支付碼的核定，個案和家屬的壓力造成A個管的困擾。
額度用完仍然核定服務	5. A個管沒有掌握個案使用的額度，核定的喘息服務已經由居服單位執行，後者發現個案已經沒有額度，A個管卻不想要擔當。
督導威權但不負責任	6. 照管中心督導無為而治，很少涉入自己轄區A單位的連繫與協調合作，對A單位很威權，A單位對B單位也是如此。

類型	簡述
個案權利無限上綱	7. 個案對服務員極力刁難，很多不合理要求，甚至口語暴力，卻常向民代陳情，施壓服務機構，主管機關也偏袒使用者。

　　機構之間的互動如果有問題，最好的方式就是透過協商討論解決問題的方式和選項，只是機構之間常常缺乏這樣的機制，例如：長照和家防之間的關係。比較難以解決的問題就是許多互動的過程並沒有清楚的操作程序作為指引，尤其是長照從照管中心、A個管，到B單位，每個環節都有可能產生不一致的互動方式，建立機制和落實這類機制的執行，有其必要性。這些機制的建立還是需要依靠主管機關的作為與承擔。

陸、資源配置的原則

　　長照服務過程，專業人員必須衡量資源要如何配置才算公平和合理，表7-10列舉多個相關的案例。

表7-10　資源配置的倫理兩難

類型	簡述
協助陳情個案的公平性	1. 個案經常陳情，工作者疲於奔命，個案的危機和風險的等級不高，不是優先關懷對象，礙於民代壓力，卻必須投入許多時間。
配置給疏離家庭的資源比較多	2. 家庭資源充足，但成員常有衝突，關係疏離，照顧功能不佳，導致主要照顧者的負荷過重，成為高關懷對象，工作者面對協助個案連結服務資源和家庭發揮照顧功能擔負照顧責任的兩難。
為濫用財務者爭取資源	3. 個案獨居財務狀況困窘，但欠缺理財觀念，經常入不敷出，要求工作者協助爭取經濟補助，卻不珍惜取得的資源。
有潛能者優先獲得資源	4. 日照中心經由專業評估選出比較具有潛能的長者進行個別化照護和復能活動，將資源分配給最可能獲益者，卻忽略其他長者。
偏鄉個案資源配置的標準	5. 個案住在長照資源匱乏偏鄉，符合失能資格，因人力不足，無法得到足夠服務，又因為交通不便，必須騎機車代步，被照專和A個管發現，面臨等級被下降失去服務補助資格的問題。

類型	簡述
不合理組數的給付	6. A個管核給個案支付碼組數超出合理範圍，例如：核給九十六組陪伴，核的理由是「那是個案和家屬要求的組數……」是否合理。
只求個案可以過活，不求生活品質	7. 工作者仔細計算低收入個案的每項支出，認為個案應該節衣縮食，例如：減少外食的機會或搬到租金低的住屋，卻忽略個案可以過活之外，也可以過得有尊嚴。

　　資源配置涉及公平和合理，工作人員必須顧及情理法等相關的原則，過程中也涉及個人的價值觀；由於資源配置的原則頗多，除了前述的公平合理的考量之外，工作者對自己的配置原則須有意識覺知，並不斷檢視或反省這些原則是否合理（Reamer, 2006），例如：有潛能者優先（上述的日照案例）、會響的馬車先得到潤滑（陳情案）、活下去之外也要活得有尊嚴（上述最後一個案例）。

柒、忠於案主案家或服務人員的權益

　　長照服務輸送常常必須在個案與家屬或服務人員的權益兩者之間選擇維護哪一方的權益，表7-11列舉這種類型的案例。

表7-11　忠於個案和家屬或是服務人員的權益

類型	簡述
個案口語暴力難以服務	1. 案家對服務員口語暴力，屢勸不聽，停止服務則個案的照顧需求無法滿足，持續照顧可能損及服務員權益。
個案騷擾傷害服務員	2. 照顧服務員受到個案的騷擾，服務機構並沒有為維護服務員的權益採取行動，主管機關也沒有領銜維護他們的權益。
申訴陳情取得特權	3. 案主案家經常申訴或陳情，取得額外或不合理的服務，服務員為了服務順利，經常選擇妥協，機構也無能為力處理這類問題。
法令忽略服務員權益	4. 《長照服務法》多個條文維護服務使用者權益，卻沒有維護服務員權益條文，主管機關也常維護使用者權益，忽略服務員權益。

類型	簡述
困難個案無法派案，服務單位受罰	5. 個案使用服務的態度很威權，把服務員當傭人，凡事要服務機構和服務員配合，導致沒有服務員願意提供服務，A個管也很難媒合服務，個案提起訴訟，機構不想隨之起舞，賠償了事，主管機關也懲罰無法提供服務的機構。
環境髒亂危及人員健康	6. 獨居個案喜歡囤物，房間髒亂臭味沖天，拒絕清理，服務員進入服務可能有害健康，不進入則個案無人照顧。

　　這些案例都和服務對象的不合理要求、申訴陳情，甚至暴力行為有關，工作人員必須在個案家屬、主管機關或督導單位、自家機構（居服單位）和服務員的立場和權益之間，決定維護誰的權益。目前的處置通常是往個案和家屬的立場和權益傾斜，在處理困難媒合的案例過程，主管機關通常會因為個案申訴、陳情或提起訴訟，而施壓服務機構，忽略了個案和家屬已經違反服務契約的問題；在法規方面，胡文棟（2018）認為《長照服務法》過於偏重服務使用者權益的保障（第四十四、四十七、五十六、五十九條），忽略了服務提供者的權益，未來可以修訂《長照服務法》的行政法規，規範服務對象的行為。

 第四節　解決倫理議題的架構

　　本段說明解決倫理兩難議題的架構與相關原則，包括問題解決（problem-solving model）模式和倫理優先順序考量原則。

壹、問題解決模式

　　解決倫理兩難議題的理論或架構很多元，最常被提到與運用的是問題解決模式，Reamer（2006）和Corey等人（2018）都運用這個模式。以下將這些學者專家的建議整理成幾個步驟。

一、釐清倫理的議題（寫下相關的倫理議題）

　　面對倫理兩難議題，首先必須釐清問題的屬性，例如：通報老人虐待問題，議題可能涉及個案和家屬的隱私權，決定通報就有可能洩露他們的隱私；如果通報之後，個案不願意接受處遇，可能涉及尊重個案自主權或者為了保護個案必須強制介入的抉擇；通報也涉及法令對於通報責任規範的強度，和機構之間轉介關係的建立等。

二、考量利害關係人的立場和權益

　　第二個步驟就是找出可能會被倫理抉擇影響到的利害關係人，以老人受暴問題為例，涉及個體（老人和照顧者）、團體（家庭系統）或組織，這些都是行動者，都是關係人。另外，老人保護也涉及相關法規（《家防法》、《老人福利法》、《民法》、《刑法》）和相關單位，包括居家服務單位、A單位個管、照管中心和家庭暴力暨性侵害防治中心等之間的協調合作關係。

三、找出各種抉擇選項，評估利弊得失

　　解決問題模式主要焦點在於探索各種可能的選項，並評估每種選項的優點或限制，以及每種選項的配套，例如：選擇是為案主保守祕密，不通報，維護案主隱私和自主權，必須思考如果暴力持續，有何配套措施，或許主要照顧者需要服務的介入，減少照顧壓力；另外，長者和照顧者經常形成緊密有衝突的系統，鬆綁這類緊密關係的關鍵就是引介資源和社會網絡，有助於降低暴力。

四、考量相關的倫理理論、法律、倫理原則

倫理抉擇不能完全依靠直覺，必須在意識的層面進行，因此，熟悉規範倫理學的理論、法律和規範、與倫理抉擇相關的原則實有必要。例如：規範倫理學之中的義務論強調持守規範的重要性，違反規範是錯誤的行為；效益論則強調「為最大多數人帶來最大利益」。前述的律法主義、情境主義和折衷原則的主張也是規範倫理學相關理論，這些理論有助於專業人員對自己抉擇的覺知。

五、徵詢同儕及專家意見作為參考

倫理兩難議題的解決通常涉及很多元角度或立場的考量，不論是倫理學、法律、長照專業等，多涉及跨專業的意見的整合，並非一般人所想像的那麼容易；美國的醫院通常會聘任一位兼有醫師和哲學或神學背景的倫理師，協助醫療人員和病患與家屬進行醫療倫理抉擇，諮詢專家或同儕意見有助於倫理兩難抉擇的因應。

六、抉擇和記錄抉擇過程

前兩個步驟涉及找出各種選項和諮詢專家意見，本步驟則是針對多個選項選一個比較能夠滿足各方需求的決定，或是最能夠凝聚多數利害關係人的共識的選項，過程之中又已經考慮過前述的專家的意見和規範倫理學的立場，整體抉擇過程需要予以記錄，作為未來的參考。

七、評估和記錄抉擇的結果

倫理抉擇確認之後，就是執行，以及評值執行之後的結果。結果可能有正向或負向，例如：如果尊重受暴長者的自主權和隱私權，不通報或

強制介入，也考量到配套措施，由A個管探索增加居家服務時數和喘息服務，試圖減輕照顧者壓力，執行的結果是施暴的頻率確實有降低，顯示這項抉擇和配套有效。如果無效，暴力持續，頻率沒有稍降，則必須有更積極的作為，必要時強制介入，通報家防中心，申請報護令或緊急安置。

八、進入另一個解決問題的環節

如果前述的抉擇和行動仍然無法解決問題，可以進入另一個問題解決的步驟與環節，重複前述的步驟，這種過程通常是匯聚整個團隊集體的智慧和經驗，凡走過必留下痕跡，有助於經驗的傳承。

貳、倫理原則的優先順序

倫理兩難的抉擇面對的是多個守則、規範或法令之間的衝突，這些原則的權重並不相同，有輕有重；Dolgoff、Lowenberg和Harrington（2009）認為保障生命的安全勝過其他的規範，屬於倫理抉擇的最高順位，高過其他的原則，隱私權和自主權也不例外，不能為了維護個案的隱私權和自主權，而造成個案傷害自己或傷害到其他人，另外，最小傷害的原則也勝過其他許多的原則，任何的倫理抉擇或行動都必須將傷害降低到最小的程度，最小傷害還是不如避免傷害；另一個重要的優先順序則是：個人基本福祉的權利和法律或機構規定互相衝突的時候，個人基本福祉的權利必須優先考量。

結論

價值觀是長照專業實務的核心，專業倫理是價值觀的宣示和實踐，長照實務過程必須面對許多的倫理問題和倫理兩難議題，熟悉這些問題和議題對於臨床過程的決策有很大的助益，不論初學者或是資深工作人員，

強化專業的學習效能最佳的方法之一是案例類型的區分和因應模組的規劃，本章提供長照倫理問題和倫理兩難問題類型和因應原則，在這些原則之下，長照服務方案的專業團隊可以在本章的基礎下，持續累積實務的經驗，修訂本章的類型和模組。倫理兩難問題的解決雖然沒有固定的解答，但是透過跨專業團隊不斷的討論和研議，解決問題的原則必將更為周延。

參考資料

中文資料

中華民國社會工作師公會全國聯合會（2008）。社會工作倫理守則。

中華民國護理師護士公會全國聯合會（2023）。我國護理倫理規範。取自www.nurse.org.tw

艾厲森（2019）。刻板印象哪裡來？撕下新聞中的「精障」標籤。獨立評論，2019年8月5日。取自https://opinion.cw.com.tw/blog/profile/477/article/8354

林金立（2006）。老人居家服務方案之評估研究——以雲林縣為例。嘉義：國立中正大學社會福利所碩士論文。

社會工作師公會（2018）。社會工作師倫理守則。中華民國社會工作師公會。取自www.ws.gov.taipei

社團法人台灣長期照護專業協會（2022）。長照人員倫理守則。取自https://www.ltcpa.org.tw/index.php?func=introduce

胡文棟（2018）。對居家照顧服務員工作風險之探討建議。立法院：議題研析。

張宏哲（2016）。社會工作個案倫理議題。許臨高主編，社會個案工作：理論與實務，第三版。臺北：五南。

楊惠中（2014）。刻板印象是弱勢就業的最大障礙。報導人權。取自https://middle0925.pixnet.net/blog/1

英文資料

Berg-Weger (2008). Role Induction and Caregiver Strain: A Structural Equation Approach. *Journal of Social Service Research*, 21(2), 33-53.

Calasanti (2009). Theorizing feminist gerontology, sexuality, and beyond: An intersectional approach. In V. L. Bengtson, D. Gans, N. H. Putney & M. Silverstein (Eds.). *Handbook of theories of aging* (2nd ed.). 471-485. New York, NY: Springer.

Corey, G., Corey, M. S. & Corey, C. (2018). *Issues and Ethics in the Helping Professions*, (10th ed.). Boston, USA: Cengage Learning.

Hasselkus, B. R. (1997). Everyday Ethics in Dementia Day Care: Narratives of Crossing the Line. *The Gerontologist*, *37*(5), 640-649.

Hooyman, N. (2015). Social and Health Disparities in Aging: Gender Inequities in Long-Term Care. *Generations*, winter 2014/15, 1-9.

Johnson, L. (1994). *Social Work Practice: A Generalist Approach* (5th ed.). New York: Allyn & Bacon.

Lepore, M., Shuman, S., Wiener J., & Gould, E. (2017). *Challenges in Involving People with Dementia as Study Participants in Research on Care and Services*. Background paper, Research Summit on Dementia Care.

Dolgoff, R., Lowenberg, F. M., & Harrington, D. (2009). *Ethical Decisions for Social Work Practice* (8th ed.). Belmont, CA: Brooks/Cole.

National Association of Social Workers (2021). *Code of Ethics of the National Association of Social Workers*. Retrieved from https://www.socialworkers.org/About/Ethics/Code-of-Ethics/Code-of-Ethics-English.

Reamer, F. (2006). *Social work values and ethics* (3rd ed.) New York: Columbia University Press.

Wu, & Rong (2020). Relocation experiences of the elderly to a long-term care facility in Taiwan: A qualitative study. *BMC Geriatrics*, *20*(280), 1-11.

第八章
長期照顧跨專業整合實務

鄭淑方

本章分成四節，主題分別是縱向整合機制和原則、橫向整合機制和原則、高危機指標的建構和案例類型區分與因應原則。

 ## 第一節　縱向整合機制和原則

本節說明縱向整合機制和原則，包括醫療照護體系和長期照顧體系兩者。

壹、醫療照護連續體

本段的照護連續體指的是急性醫療、亞急性照護和長期照顧三個體系之間的連結關係，也就是長者或長照服務對象在三個體系之間的轉介連繫關係。當長者進入急診或住院接受急性醫療照護之後，轉入亞急性醫療，再轉入長期照顧體系的流程。

一、急性醫療出院的連結

在急性醫療出院的連結方面，本段簡述診斷關聯群和出院準備服務相關的議題。

(一) 診斷關聯群（diagnosis related groups, DRG）

依照衛生福利部中央健康保險署（2023）闡述建立DRG的理念，健保制度建立診斷關聯群的目的是為了減少過去病患經歷過的不必要的檢查、用藥和住院天數，早日出院；在醫院端則是希望醫院透過建立臨床管理和流程的標準化，藉以提高照護品質和效率。國外的研究顯示（Aragón, Chalkley & Kreif, 2022; Barouni, Ahmadian, Anari & Mohsenbeigi, 2021）這項制度的建立確實能夠減少手術、住院和檢驗等

的頻率，因此減少醫療支出，但是醫療照護的支出費用可能轉移到其他醫療體系和醫療中心。另外，出院之後的狀況不穩定可能造成後送醫療單位的負擔，以及醫院逆選病患（人球）的問題，值得關注。

不像美國，我國DRG制度的實施還不是全面，例如：癌症醫療照護還沒有納入，但是該制度的衝擊需要更明確的評估，作為未來政策的修訂和實施的指引，尤其必須重視健保總額制度之下對於醫院營收和醫療品質影響。在長期照顧方面，Meiners和Coffey（1985）的研究顯示由於該制度的實施強化醫院盡早讓病患出院以節省成本的動機，過早出院表示病況仍未很穩定就出院，如果進入長期照顧體系安置，就會形成長照體系的負擔。當然這項問題的衝擊程度受到從醫院出院之後進入長照服務體系的人數的影響，人數不多則衝擊不大，目前這類主題的實證研究仍然不多，需要更多的研究才能夠確認問題衝擊的嚴重性。不過，長照住宿型機構對剛出院的病患的服務，除了重視感染控制之外，還需要因應入住長者醫療狀況不穩定的問題。

(二) 出院準備服務

出院準備服務是急性醫療和後續照護接軌的重要機制，透過出院準備人員和病患或家屬的合作，進行跨專業的整合和協調，使得病患能夠順利回家或是進入亞急性與長照服務體系的連續性照護措施。雖然出院準備服務制度不斷的進化，2000年正式納入「醫院評鑑」常規項目、2016年全民健保新增「出院準備及追蹤管理費」、2016年提出「出院準備友善醫院獎勵計畫」，立法院的「議題研析」報告顯示因為給付金額和獎勵金額不多的情形之下，醫院落實出院準備服務的意願（例如：人力配置）似乎有些不足，影響連續性照顧或無縫接軌理念之落實。強化出院準備服務有助於強化縱向的照護整合，強化醫院對出院準備服務重視的動機，除了前述的措施之外，或許重點還是在於提升給付的額度。

二、出院準備和長照接軌

在出院準備服務與長期照顧體系的連結方面，立法院的「議題研析」報告強調兩者接軌的重要性，並且希望建立四項機制，包括：建立轉案標準化作業程序、訂定「高風險群」定義協助醫院辨識長照需求者（長照2.0界定的服務對象）、建立出院準備服務資源網絡之資訊平臺和加強醫院院內的宣傳。這四項措施的執行和落實的情形仍待確認。

目前執行的情形是由出院準備服務的護理師進行友善評估，評估之前都必須接受長照2.0失能評估的訓練，評估能力應該也很到位。不過，各縣市落實的情形也有些差異，就像出院準備服務方案一樣，醫院重視的程度影響方案的執行。由於護理人員在醫院的工作極為忙碌和繁雜，急性醫療的護理人力原本就很吃緊，能夠進行長照2.0失能評估的護理人力更加有限，個案如果希望在出院之前進行友善評估，大部分的醫院都會讓個案在出院前先評估完成再出院；不過，有些醫院可能會考量當下人力是否足夠，再決定要不要讓護理師進行評估，如果同一時段出院的個案人數比較多，負責出院準備服務的護理師可能無法在個案出院前完成評估。

因為個案出院之前評估的等級通常會比出院之後較高、較重，友善評估的護理師需要提醒個案和家屬，四個月之後照顧管理中心的專員會再約訪到案家進行複評，評估的結果可能會因為出院之後身體狀況改善或恢復而失能程度改善，等級也因此下降，補助的額度也會跟著調降，案主及案家屬無法接受等級改變和額度減少，服務頻次必須調降，或維持原有服務，超出補助額度的部分需要自費。

可能是因為在醫院工作，護理師對於院外長照和相關的資源的認識和接觸可能有不足之處。例如：有少數的護理師還是會跟案主及案家屬說可以申請復健老師到家裡去，幫案主做復健服務，真實的情形是長照2.0強調的是復能，和復健不一樣，顯示出護理師對長照2.0或社區資源的認識和了解仍有不足之處；由於出院準備服務和照管中心之間的互動並沒有從屬的關係，而是夥伴關係，如何強化夥伴之間的連繫和合作有待層級更高的衛生主管機關的努力。另外，醫院出院準備服務幫病患連結長照服務，

確實可以加速返家取得服務的速度，不過，仍有改善的空間，例如：美國的出院準備服務，有居家服務機構的駐院評估人員，直接可以評估個案和家屬需求和直接連結長照居家相關服務。

依據曾文玲等人（曾文玲、王思雅、蘇雅梅，2018）的分析，出院準備服務和長照服務接軌的問題包括人力不足、專業教育訓練不足、評估作業問題（資訊平臺對於個案福利身分資料介接問題）、個案出院期程難以確認影響和長照接軌的問題、長照人力不足和城鄉資源落差影響服務的轉銜，這些問題有待解決。

三、亞急性照護缺口議題

前述的立法院的「議題研析」報告雖然提到急性、亞急性和長期照顧體系三個連續體之間連結的重要性，並沒有提及亞急性照護體系的不完整或不足，亞急性醫療照護的主要對象包括：手術後、跌倒住院之後出院，和中風住院之後需要恢復的病患，這些病患需要一段恢復期（convalescence）。他們需要的照護服務主要是：整合性的醫療和護理照護、恢復計畫，以及復健照護服務（物理治療、職能治療、語言治療或心理諮商），病患還需要支持性服務，包括：餐食（包括特殊飲食需求）、藥物管理和失禁照顧等。這些照護的主要場域是居家和住宿式服務，基於照護專業性和可近性考量，住宿式機構照護較妥適。

依上述的照護內涵可以看出我國的照護體系並沒有劃出這個層級的服務，雖然亞急性的各項服務散見在護理之家、長照型機構和養護中心，但是比較完整的整合性照護似乎還沒有到位。這種情形也可能造成從急性醫院出院之後，病患還沒有穩定，就直接進入長期照護住宿型機構，造成這些機構照護上的負荷。因此，建構亞急性醫療照護服務體系刻不容緩。

貳、長照連續體

　　本段的長照連續體指的是從出院準備服務、照管中心評估、社區整合型服務中心（簡稱A單位個管）、社區多元化的B服務單位，到社區關懷據點（初級預防的服務單位），這一連串的個案管理和服務的連結體系。上一段已經說明出院準備服務和長照之間的連結關係，本段聚焦兩個主軸，一是失能和失智預防照顧，二是照管中心、A單位個管和B服務單位之間的關係。

一、延緩失能失智和預防服務

　　長照2.0的理念似乎也強調社區預防的連續體，希望從健康、亞健康、衰弱、失能或失智、重病和末期與臨終等，都有服務可以鏈結在一起，不過，目前長照2.0比較明確的服務似乎是長期照顧預防，也就是協助健康和衰弱的個案延緩失能和失智，透過社區性的服務將照顧向前延伸到社區初級預防，也就是社區關懷據點方案，提供社會參與、社區活動、營養餐飲服務（共餐或送餐）、電話問安和關懷訪視、短時數照顧服務或喘息臨托服務，和預防失能或延緩失能惡化服務等。

　　日本的介護保險很重視介護預防，上述的延緩失能和失智的方案也屬於長照預防的服務方案，屬於長照服務的前瞻性鏈結，目前不少長照服務機構附帶經營社區關懷據點，有些時候，長照2.0的服務單位也會轉介需要社會參與和社區活動的個案到社區關懷據點的服務。

二、照管中心和A單位個管的關係

(一) 兩者的角色和職責

　　本段說明照管中心和A單位的個管角色、角色的定位和權責的劃分。服務方案通常會列出方案管理者的職責和功能，但是這些職責和功能的定

位也不是很明確，因此，有關這些角色定位的公聽會時有所聞，只是這些公聽會聚焦的是A單位個管面對的問題，比較少明確定位其角色。本段依據過去的實務經驗彙整出一些角色和對應的功能。

照管中心的主要執行人員就是照管專員和照管督導，兩者的角色可以區分成以下七種（表8-1）：個案管理者、等級認定者、給付核定者、資源配置者、品質監測者、溝通協調者和區域督導者。A單位個管的角色則包括個案管理者、給付審查者、計畫擬定和資源連結、資源配置者、品質監測者、溝通協調和區域督導者。從這些角色可以看出兩者的角色重疊的地方似乎還不少，但是每種角色的內涵、職責和方向可能有所差異。照管專員過去的角色是一案到底，從失能評估、等級認定、照顧計畫擬定，到資源連結、服務品質監測等。自從A個管單位設立之後，照專的角色比較限縮到失能評估與給付等級認定，透過對A個管的督導和監督確保服務品質，營造區域A個管與B單位的連結與合作。雖然照專和A個管角色不少重疊之處，A個管才是第一線擬定照顧計畫、執行計畫與資源連結、審定支付碼的服務安排、協調服務單位和個案與家屬的照顧決定和安排，並且進行服務品質的監督。當初A個管建置的時候宣示「提升區域服務量能，開創當地需要但尚未發展的服務項目」的任務，目前很少A個管發揮這項功能。

表8-1　照管中心和A單位個管的角色和功能

角色	功能	照管中心	A單位個管
個案管理者	評估需求、擬定計畫、計畫執行與追蹤和評值	V	V
等級認定者	確認個案的CMS等級和額度	V	
核定和審核	照專給付和審核核定／A個管審查支付	V	V
計畫擬定資源連結	擬定照顧計畫連結正式和非正式資源		V
資源配置者	決定配置給服務對象多少額度和資源	V	V
品質監測者	照專監督A、B的品質，A監督B品質	V	V
溝通協調者	溝通和協調個案和家屬服務使用	V	V
區域督導者	照專督導區域的A，A督導區域的B	V	V

(二) 兩者的職責範圍

本段討論照專和A個管的職責範圍，聚焦在兩者對於責任範圍可能的期待和實際落實的情形。

在照管專員方面，如前所述，自從A單位個管設立之後，照專的主要職責就是失能評估、CMS等級的認定和給付的核定等核心任務，除此之外，照專和照專督導也被賦予督導和管理區域的A個管和區域資源單位連繫的責任；因為人口老化迅速，長照2.0的補助增加，和自付額幾乎減半，使用人數急速上升，照專失能評估的平均案量也急速增加，在照專人力缺額無法補滿的縣市，案量甚至超出每位照專可以負荷的標準（依據估算大約278案），如果照專還要負責督導和管理每個次分區的幾個A單位個管和B級服務單位，似乎已經沒有餘力可以擔負這項責任，再加上照專和督導不一定有督導和管理相關的知能訓練，對他們而言更是一項負荷，如何解套有待研議。

張宏哲和吳家慧（2022）將A單位個管的職責範圍區分成三個同心圓（圖8-1）：最內圈屬於「核心責任」，就是評估個案在長照2.0「四包錢」服務（照顧及專業服務、交通接送服務、輔具服務及居家無障礙環境改善服務和喘息服務）的需求、擬定服務計畫和連結四包錢服務的資源，連結完成之後，希望服務能夠穩定。

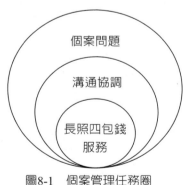

圖8-1　個案管理任務圈

從內圈往外擴成為第二圈，屬於「溝通協調的工作」，為了讓第一圈的服務能夠穩定，需要進行兩種對象的溝通協調，一是個案和家屬，溝通協調的主要議題頗多，例如：他們對服務的期待和專業的服務輸送有些衝突、個案和家屬常有不合理的要求導致服務媒合困難、家庭無法針對照顧安排做妥適的決定導致抗拒使用服務，或是個案和家屬的意見不一致影響服務的進入和輸送。另一個溝通協調的對象是服務單位，尤其是使用率最高的居家照顧服務，個案和家屬的不合理要求或不斷申訴與陳情可能造成服務單位不願意服務的情形，這類個案常常成為長照的「拒絕往來戶」或「黑名單」；另外，服務單位也有可能有逆選案主的情形，A單位個管就必須克服媒合上的困難，過程中也充滿障礙或困難，由於人力不足和服務員招募不易，一位服務員影響四至六位服務個案，居家服務單位可能寧可保護服務員，為了不失去服務員，不願冒著風險滿足不合理要求或口語暴力的個案需求。

值得注意的是第二圈的溝通協調是A單位個管人員最耗時耗力的工作投入，但是他們卻很少將這些努力納入成為照顧服務計畫的一環，導致服務爭議（例如：個案申訴、陳情，甚至興起訴訟）發生的時候，缺乏佐證的資料。因此，將第二圈的服務納入照護計畫勢在必行。

第三圈的職責屬於「長照2.0服務之外的問題管理」，例如：個案有經濟需求、個案有居住或租屋的需求和可能面臨無家可歸的問題、失智需要確診和行為精神問題管理、個案醫療問題需要整合照護和用藥管理、個案家庭衝突影響照顧安排，和個案有老人保護問題需要協助和轉介家庭暴力防治中心等。

A單位個管被賦予的職責應該是三個圈都需要管理，但是因為管案量很多（120～150個），做到哪個圈的範圍是每個A單位個管的拿捏，從實務經驗可以看到有些A個管連第一圈都沒有盡責，在四包錢服務之中，只聚焦在「照顧及專業服務」，忽略了交通接送服務和輔具服務及居家無障礙環境改善服務。比較適宜的責任範圍應該是三個圈都顧到，尤其是第一圈和第二圈；至於第三圈，因為案量過多，所以必須建立投入的優先順序原則，就是建立高風險或危機個案指標和優先投入的辦法與措施。這項指標和措施於第三節詳細說明。

(三) 雙方的互動關係

　　照管專員和A單位個管之間的互動關係並沒有明確的規範可以遵循，如前所述，照專或照專督導必須負責自己管轄的分區裡的照顧服務單位的連繫和服務品質的監督，這項職責如何發揮並沒有明文規定。實務經驗顯示這項任務或互動關係可以簡要區分成三種模式，一是威權模式，照專或照專督導以很威權的上對下的互動關係，強勢要求和主導，A單位個管只能被動接受。二是放任模式，照專和照專督導放任A個管召開區域連繫會議，有任何的問題自行協調。三是夥伴關係模式，照專或照專督導扮演督導和監督的角色，必要時會從旁協助A單位個管，同時賦予後者自主權。比較另類的模式則是既威權又放任的管理模式，很威權地要求A單位個管必須依照其意旨執行任務，缺乏人際關係的觸感和關懷，但是需要出來承擔的時候卻又躲在背後，例如：區域個案研討，強烈要求A單位個管辦理區域連繫會報和個案研討，卻又不出席研討會或連繫會報提供該有的指導和實務經驗的分享。

　　三種模式之中最理想的夥伴關係，例如：深怕個案過度被打擾，中央和地方主管機關都在推動照專和A單位個管聯合家訪，屬於夥伴關係的一環；對於A單位個管的問題，例如：A單位個管只聚焦在「照顧及專業服務」忽略其他三包錢服務、照顧計畫抄襲照專的計畫、計畫抄襲張冠李戴、計畫抄襲只是將照專計畫的家系圖換位置、每個月的個管紀錄都在貼罐頭文等等的問題；照專可能不會責怪，友善地提醒，或者希望A單位個管釐清一下「那樣做是否合宜」，希望能夠有所省思和改善。

　　不過，如果照專或照專督導比較威權，包括在半夜將新的個案分派給A單位個管，以減少個案管理的期程，達到主管機關要求的期限，除非個管人員明確抗議，否則這種上對下的威權關係成為單向溝通，個管人員也只能概括承受；因此，照專或督導也需要有足夠的自省能力，檢視雙方關係的障礙，才有可能落實緊密合作的夥伴關係，畢竟，照專和照專督導還是要依賴A單位個管擬定和執行照顧計畫，他們也是服務單位和個案與家屬之間的溝通橋梁。

三、A單位個管和B服務單位的關係

(一) 個管的職責範圍

前述的三個同心圓個管的職責範圍也可以應用在照顧與專業服務的方案,特別是居家照顧服務的督導員的角色和功能。第一圈和A單位個管的職責有些不同,居家服務督導員的核心任務應該針對個案和家屬的需求或期待,媒合適切的服務員,或是做好排班和派班,滿足個案居家服務相關的支付碼的服務需求,然後維持服務的穩定,不穩定就必須協調。第二圈則是一樣,都是溝通和協調,協調個案和家屬的期待,處理不合理要求或個案口語暴力和性騷擾造成的服務媒合困難和沒有服務單位願意提供的問題。第三圈是個案在居家照顧服務以外的需求或問題所需要的資源連結與轉介,從長照1.0開始,這一圈的職責範圍之界定就很有爭執,許多服務單位認為這一圈並不是居家服務的負責;長照2.0設立的A單位個管更使得居家服務單位認為這是A單位的責任,不屬於居督員的職責範圍,居家照顧服務的評鑑指標項目似乎也排除了這項職責。但是作為第一線的服務單位和個案管理者,服務員和督導員最清楚個案和家屬的問題、互動關係也最綿密、對於個案狀況的掌握最清楚,如果不把個案管理納入居家服務督導員的職責範圍,至少也應該盡到轉介之責,也就是將有需要長照2.0照顧和專業服務之外的三包錢服務或其他非長照相關服務的個案,轉介給A單位個管。

(二) 雙方的互動關係

在互動模式方面,照專和A單位個管之間的關係模式也適用於後者和居家照顧服務的關係,包括:威權模式、放任模式和夥伴關係模式,部分A單位個管可能採取威權的方式,威脅配合度不足或怠慢的居家服務單位施以「記點」懲罰。由於A單位具有分配或轉介個案給服務單位的權力,居家服務單位似乎也只能夠無奈地配合,以免轉介的案量過少,影響營運。這種利害關係可能造成居家服務比較容易屈服於A單位個管的威權。但是夥伴的關係還是最正向和具有效能,因為雙方互相需要和互相合作,

服務才能夠整合。A單位需要服務單位的協助的地方有很多，例如：提供個案穩定有品質的居家服務、協助反映個案失能程度的變化和未被滿足的需求或是老人保護問題、接下困難媒合的個案和異動通報等。居家服務單位則需要A單位個管協助：向個案說明與服務單位建立良好關係的重要性、預告服務員特質的多樣性、提供個案和家庭充分的資訊、公平分配案源給服務單位、確保個案使用額度足夠不會造成服務單位的服務無法核銷的問題等。

在雙方的關係方面，還要加入個案和家屬對於服務需求的期望和堅持，主要是CMS等級和支付碼的核定和服務安排的議題。這項關係屬於遞迴或雙向的過程：一是個案和家屬的期待，他們可能會希望個案失能的等級能夠維持或增加，以便維持或增加居家服務使用的額度和支付項目，B單位也可能居於個案和家屬的需求和壓力，選擇和個案或家屬站在同一陣線，兩者共同施壓A單位個管；A單位個管則必須為資源的配置把關：失能程度有改善就要請照專複評調降失能等級、審定B單位安排支付碼服務組數的合理性、審定每個時段（1.5～2小時）擠進太多服務項目和組數的合理性、確認支付碼之間的重疊問題（例如：BA02基本日常照顧和BA07協助沐浴和洗頭）、確認每項服務的內涵與執行（例如：陪伴服務或安全看視）。A單位個管可以很嚴格把關和執行資源配置的任務，但是結果會很疲憊或是讓B單位很不高興，如何拿捏是A單位個管需要審慎評估和確認的重要議題。

(三) 品質監測的任務

品質的監測涉及照專與照專督導、A單位個管和B級服務單位三者之間的連動，前兩者之間的關係已經在前面提及，本段聚焦在A單位在品質確保方面的角色和措施。

在專業服務方面，A單位個管必須了解專業復能的目標、計畫擬定、計畫執行和成效、管控服務的品質。這方面對許多個管人員而言並不是很容易，但是卻是必要的把關。專業復能的服務於下一段討論。

在B單位（特別是居家服務）的品質方面，A單位個管可以建立監

測的指標，掌握每個服務單位的品質（表8-2），包括異常事件和異動通報、照顧意外事件累積、申訴案件的數量、服務連結之後簡易的滿意度調查、每次轉案之後服務到位的日數、願意接受困難媒合個案服務、整體人力和服務量能等。

表8-2　B單位品質監測指標

指標 單位	異動 通報	照顧 意外	申訴 案件	服務滿 意度	服務即 時性	困難案 例媒合	服務 量能
A居服單位							
B居服單位		V					
C居服單位			V		X	V	X
D居服單位							
E居服單位	V	V	X	V			
F居服單位							

註：可以依據機構表現給予勾選或評分。

參、長照專業復能服務

　　雖然長照專業復能服務屬於前述的A單位個管到B單位「照顧與專業服務」協調合作的一環，基於該類服務的重要性，本段進行比較詳細的說明。從表8-3可以看出專業復能的主要問題類型包括疾病和藥物整合服務、動作與功能整合服務、特殊照護需求整合服務和困擾行為服務整合（衛生福利部，2019）。

一、疾病與藥物的整合

　　本段的焦點在於相關疾病的和藥物的整合照顧安排。

表8-3　專業復能問題類型與目標擬定

個案類型與特質	專業服務主要目標	步驟
1. 面對漸進性持續退化疾病的個案：帕金森氏症、肌肉萎縮、認知障礙	疾病照護和藥物／維持日常活動、動作移位、休閒和社會參與等功能（促進活動參與、維持功能延緩退化、強化生活品質、緩解照顧負荷）。	疾病妥適照護和整合、藥物管理。失智照護（確診和穩定服藥減少BPSD）；家屬和服務員衛教（因應BPSD技巧、ADL照顧指導、家庭情境改造、作息表）。
2. 有功能恢復潛能的個案：剛出院、中風半年內、肌肉骨骼損傷	維持ADL和其他活動功能，延緩進一步退化，或是恢復部分功能。	提供專業復能評估、專業人員協助復能、照顧服務員和家庭照顧者習得技巧，協助復能。
3. 有特殊照護需求個案：疼痛問題、肌膚和傷口問題、營養不良（吞嚥嗆咳口腔）、管路問題、感染問題	減少疼痛、傷口癒合、營養足夠、管路清潔與避免感染，恢復健康減少照顧者負荷。	提供醫療和專業照護，強化照顧知能和衛教與照顧技巧指導。
4. 針對困擾行為、精神行為症狀、心智障礙個案：腦傷、精神疾病、自閉症、智能障礙、認知障礙個案	行為精神問題的改善、日常生活活動的學習、自立生活能力的強化、活動參與、照顧知能、照顧負荷。	行為精神問題的衛教、預防困擾行為的知能和技巧、ADL和IADL自理能力和照顧技巧的學習和教導。

資料來源：參考長照復能服務操作指引（衛生福利部，2019）。

(一) 問題特質

在疾病和藥物整合方面，個案的主要問題在於罹患漸進和持續退化性的疾病，這些疾病可能導致動作和功能的虧損，例如：帕金森氏症、肌肉萎縮或認知障礙等。個案的主要問題包括：疑似疾病尚未確診（例如：認知障礙）、在多家醫院就醫、沒按時就醫或回診、多重藥物的作用需要確認等問題。

(二) 主要目標

依前述的疾病相關問題，疑似或尚未確診的個案需要就醫進行確診、在多家醫療院所接受照護的個案需要整合醫療照護、確診但沒有接受醫療照護者需要就醫和多重慢性疾病的需要整合，這些目標如果達成有助於延緩功能進一步退化、強化日常活動的自理能力、動作移位的能力，或休閒和社會參與等功能，最後的結果有助於強化個案的生活品質，和緩解照顧者負荷。

(三) 主要內容

除了轉介個案過去經常接受服務的醫療照護機構之外，如果個案需要確診，可能還必須安排整合性醫療照護，特別是認知障礙確診。如果個案拒絕就醫，則可能需要連結居家醫療服務，並可以藉此轉介藥師，針對多重的藥物可能產生的交互作用進行必要的調藥。對於失智行為問題的管理，需要確認因應行為精神問題（behavioral and psychological symptoms of dementia, BPSD）的用藥效果並進行調整，並依實際需要施打長效針劑。

(四) 協調合作

本段的協調合作是以A個管為核心，轉介個案到醫療照護相關的單位需要事先和個案與家屬討論過去經常就醫的院所，取得同意之後再進行，事後需要追蹤和確認個案是否有落實就醫計畫，如果轉介成功，可以進一步確認疾病或BPSD的控制情形。A單位個管的量能在於具備醫療知能，能夠評估和整合個案的醫療和藥物需求、針對需求擬定照護計畫和進行醫療資源連結。在結合居家醫療的考量上，如果能夠連結已經為個案提供健保居家醫療服務的醫療院所則更為適宜。

二、ADLs和IADLs復能照護

(一) 問題特質

依據衛生福利部（2023）委託專家學者編修的《長照專業服務手冊》，本項復能的主要對象是剛出院、中風半年內、肌肉骨骼損傷，具有功能恢復的潛能的個案。

(二) 主要目標

該手冊（2019）提出的這項復能的目標是協助個案發揮潛能，提升ADLs和IADLs的自立自主的生活能力，強化生活和社會參與。

(三) 主要內容

依據《長照專業服務手冊》（2019），專業復能的評估主要是討倫和釐清個案和家屬對於ADLs和IADLs功能期待改善的項目。進一步針對這些期待進行評估和分析，包括基本能力、實際生活狀況、活動環境、家庭狀況、照顧資源和照顧者能力等。

評估完成之後，接著就是擬定服務計畫，規劃和支持個案執行的ADLs和IADLs的策略，包括日常生活活動設計和安排、自立生活訓練、情緒行為輔導、肢體功能訓練和維持等。接著就是提供個別化指導、訓練，和指導照顧者協助訓練個案執行步驟。

(四) 協調合作

本段的協調合作分成個案家屬方面和專業人員方面。前者的主要計畫和措施就是指導個案和家屬能夠學習日常生活功能照顧的技巧，並能夠持續練習，直到熟悉和能夠自我執行為止。在專業合作方面，A單位個管必須能夠進行精準的評估，確保個案的需求、轉介合適和符合資格的專業人員、討論照顧目標和擬定計畫，並且能夠監督計畫的執行與確保服務品質。

有些個案的ADLs和IADLs復能服務進行之前需要事先處置生理或心

理的疾病或藥物管理等問題，則復能人員需轉介A單位個管或照管專員，依需要轉介醫療和相關的單位協處。

三、特殊照護需求整合

個案特殊照護需求包括：疼痛問題、肌膚傷口或壓傷問題、管路照護問題、營養不良，以及感染問題，其中又以疼痛和營養問題比較常見，需要提醒的是：雖然失能評估量表包括疼痛的情形，許多A單位個管並沒有處理這項問題，由於該問題屬於醫療問題，轉介醫療照護服務有其必要。由於營養是長照2.0最常見的問題，本段聚焦在營養的整合性照顧。

(一) 問題特質

在長照2.0的評估量表之中，個案營養相關的資料主要是BMI、進食情形和嗆咳等。照專A單位個管必須以這三項為基礎，在評估的時候進一步確認個案的問題，並且決定是否轉介營養專業服務。

(二) 主要目標

從《長照專業服務手冊》（2019）公告的內容可以看出營養照護的主要目標依據個案需求和專業服務支付碼可以區分為二。
1. CB01的主要照護目標包括依個案的活動狀態、疾病、體型和體重等，決定應有的熱量和水分的攝取。
2. CB02的照護目標主要是安全進食：初期雖嗆咳，但不致有嘔吐物；或六個月內無吸入性肺炎紀錄。另外獲得充分營養（每日 1,000～1,500卡以上熱量）和水分（每日1,000～1,500 cc以上水分）。

(三) 主要內容

依據《長照專業服務手冊》（2019），營養師的主要任務就是：觀察個案吞嚥功能、進食情形和分析個案不能安全進食的原因。依個案個別需要，指導口腔按摩或運動、改變餐點內容、調整食物質地、改變用餐器

具或姿勢等方式，調整日常飲食模式等，以達到安全進食。另外，針對鼻胃管留置的個案，必須評估是否具有以口進食訓練的潛能，如果具有潛能就必須擬定和執行以口進食的計畫。

(四) 協調合作

營養照護的協調合作主要是指導照顧服務員和家庭照顧者協助個案口腔運動，調整個案日常飲食模式，及指導協助個案進食之方式。對於適合由口進食之鼻胃管留置個案，進行由口進食練習，協助恢復以口進食。指導服務員和家庭照顧者營養照顧技巧，協調他們的照顧最常用的方式就是錄影或製作流程圖或紀錄，作為平常協助個案的參考。

如果個案的進食和吞嚥困難是疾病所造成，營養師需要考慮將個案轉介所屬的照管專員或A單位個管，由他們轉介相關的醫療單位和人員協助處置。

四、困擾行為服務整合

(一) 問題特質

依《長照專業服務手冊》（2019）的定義：「困擾行為係指個案不適當的語言、聲音或動作，影響到他人生活，個人社交活動亦受限制，以致家人或照顧者照顧壓力增加」（13頁），這類行為含括精神行為症狀、心智障礙個案（腦傷、精神疾病、自閉症、智能障礙、認知障礙個案），由於長照2.0最常見的案例是失智個案，本段的說明以失智為焦點。

(二) 主要目標

《長照專業復能手冊》（2019）提到的照護目標有二個，維護照顧者（或家屬）和個案的安全；另一是維持或增進照顧者的生活品質。手冊沒有提到但是也很重要的應該是減少個案的行為精神問題。如果這項問題沒有解決，手冊提到的這兩項目標可能就無法達成。

(三) 主要內容

《長照專業復能手冊》（2019）提到的主要服務內容包括以下：

1. 進行評估：觀察與確認緊急照護需求：首先評估和確認評估個案困擾行為出現的原因，是不是因為生理或精神狀態改變，以至於有立即或潛在的緊急狀態，如果有則必須立即轉介醫療服務進行治療，穩定之後再進行復能。
2. 找出原因：誘發個案行為之原因、個案之溝通能力和認知功能，從過去的生活史找出可以緩和或解除行為精神問題的點，例如：個案過去是個業務員，以這項職業的表現為動機，要他先把自己的ADL打理好，才能夠擔負職場的責任，同時了解和確認家庭照顧者的困擾與期待。
3. 建立作息：和家屬討論和擬定日常生活的作息表，確保個案生活作息的穩定，降低不必要的干擾。
4. 評估環境：評估個案生活的環境，排除室內環境空間的障礙，進行環境空間輔具的評估和改善，改善照明和移除可能造成個案幻覺的陰影。
5. 服務員協助：專業復能需要服務員協助的時候，如果能夠有AA03服務員協助或監督復能的支付碼，將更有助於服務員的投入和協助。

 ## 第二節　橫向整合機制和原則

橫向整合指的是為了解決個案和家屬的問題，平行的跨專業和跨機構之間的協調和合作實有必要。本節針對老人保護服務、身心障礙或早療服務，和高風險家庭服務網絡等案主群的服務考量進行說明。

壹、老人保護服務網絡

當第一線的服務員遇到老人受到虐待的問題，需要馬上通報居督員，居督員可以直接通報家庭暴力暨性侵害防治中心（簡稱家防中心），

或轉介給A單位個管，請個管協助轉介「家防中心」。實務的經驗顯示這項轉介需要面對以下幾項問題：

一、專業關係議題

爲了保護受暴長者，必須考慮將個案轉介「家防中心」，轉介過程可能必須面對家庭照顧者的反彈或是長者拒絕干預或介入的意向和態度，如果執意轉介，可能引起個案和照顧者的不滿，更嚴重則可能拒絕繼續接受服務，危及專業關係、影響日後照顧的安排。因此，個案管理者必須面對倫理兩難議題，一方面想要保護個案的隱私，就不能通報，但是爲了保護個案的福祉，必須轉介給「家防中心」，又揭露了個案和家屬的隱私。另外，受暴的長者通常會拒絕申請保護令或接受保護安置，繼續留在暴力的情境裡，屬於尊重個案自主權，但是如果暴力持續，可能要強制介入，必須面對倫理的兩難困境。如果選擇保護個案的身心安全，如何修補專業關係是需要事先思考的議題。

二、機構協調議題

第一線的長照單位工作人員如果發現老人疑似受暴的時候，通常會循著順序，從服務員、居督、A單位個管或照專等順序通報，最後通報「家防中心」，在這個過程之中，最常遇到的問題就是「家防中心」不接案或者接案之後不開案，結果讓長照單位深感不解或是深感錯愕，顯示兩個體系之間溝通協調的問題，這種情形似乎持續發生，表示兩個體系還沒有好好地坐下來找出問題的癥結並試著解決問題。過去的實務經驗顯示長照A個管單位可以在區域連繫會議或個案研討會，邀請「家防中心」社會工作者出席，討論可以合作的方向和原則。

實務經驗顯示這項做法不一定可行，可能是因爲涉及的層級不夠高，雙方的主管機關需要討論各自轉介的條件和標準的認知有些落差，這

項落差造成轉介過程雙方的不滿和挫折，長照工作人員認為轉介沒有被接受，個案回到暴力的家庭情境，傷及個案的權益；「家防中心」的工作人員則認為長照人員隨意轉介，甚至過於急躁，有「指揮家防中心辦案」之嫌。雙方需要討論出一個轉介的SOP和通則。另外，雙方對於老人保護高風險和高危機指標的界定也不一致，互相認識對方轉介和收案的標準，有助於化解這類跨機構橫向整合的問題，針對留在暴力情境的個案，發展處遇的原則和因應的程序也是未來需要強化的措施。

貳、身心障礙服務網絡

身心障礙者可以申請長照2.0服務，長照2.0失能或失智的個案也可以申請身心障礙福利服務，兩者的互通表示兩個體系之間的溝通協調和橫向整合有其必要性和重要性。

一、失能評估

長照2.0的評估工具以日常生活活動功能（ADL）和工具性日常活動功能（IADL）為主軸的評估項目，這項主軸和身心障礙者的生活重建的問題的評估雖有些重疊，但是差異也不小，以長照的評估工具評估身心障礙者可能造成功能的誤判。例如：6歲罹患自閉需要早療和復能的孩子，領有身心障礙手冊，肢體和動作功能都健全無礙，接受長照2.0的失能評估和認定，雖然在IADL的生活功能方面，小孩子不需要理財、打電話、備餐或購物，這些項目卻都被評為0分，結果就是CMS等級不當的躍升，評估不實，最後可能造成資源的浪費。

二、需求的整合

身心障礙個案的需求主要是生活的重建和社會環境的配合和改

造，CMS等級的認定無法完全反映出身心障礙個案的需求，評估身心障礙者需求的「國際健康功能與身心障礙分類系統」（International Classification of Functioning, Disability, and Health, ICF）比較能夠反映出身心障礙個案需求，但是社會環境的評估與配合的部分如果沒有加以考慮，ICF本身也無法完全涵蓋或反映出個案的需求。因此，身心障礙個案接受CMS等級評估之後，還是必須和ICF與環境評估相互整合，這項整合需要透過雙方的個管完成。

三、服務和個管整合

　　長照2.0個管人員面臨的挑戰，除了前述的個案需求和問題的界定、失能評估的標準和服務體系的差異之外，就是多重個案管理系統的整合，例如：前述的實務過程遇到的6歲自閉症女孩，因為行為的問題難以照顧，母親因為親職教育知能不足，無法勝任，常會有管教失當造成身體瘀青問題，母親希望女兒能夠不斷接受復能，減少行為問題和強化生活自理能力，希望透過長照2.0服務的申請，增加復能服務的連結。

　　這個案例涉及多元個案管理的整合，個案除了有長照2.0居家服務和專業復能之外，還有身障個管、早療個管、兒少保護個管，以及特教系統的個管，A單位個管面對這些個管系統的整合，也面臨多元服務單位需要管理和整合的議題。目前必須整合多元需求和多元個管的機制並不存在，每個個管都有可能扮演整合的角色，但是沒有任何一個個管系統被賦予單一窗口的職責，A單位個管可以主動扮演這個角色和職責，透過高危機個案的研討召開網絡會議，邀請各單位的個管人員共同討論如何進行整合個管和服務。

參、高風險家庭服務

　　高危機指標的建構是整合性服務重要條件之一，目的是讓服務網絡成

員對於轉介的條件（高危機或風險）有些共識，比較能夠協調和合作。本段簡述高風險或脆弱家庭服務系統的整合機制和現況。

一、跨齡的服務

　　高風險家庭服務體系的成立是爲了整合兒童青少年高危機個案的服務，避免服務單位各自爲政，建立單一窗口的管理機制，以家庭爲中心，強化服務的整合。隨著服務體系的成立，服務的擴展，加入兒少以外的服務對象，納入各種年齡群和相關法規，屬於跨齡服務體系，長期照顧的服務對象也包括在高風險家庭服務的範圍，屬於脆弱家庭的第五類服務對象，包括：
1. 失能、失智或身心障礙、重大傷病者等致有特殊照顧或福利需求。
2. 原照顧者不勝負荷或因故無法照顧。
3. 罹患精神疾病致有特殊照顧或福利需求。
4. 酒癮、藥癮等成癮性行爲致有特殊照顧或福利需求。

二、服務網絡建置

　　高風險家庭網絡的建置主要是希望依據高風險或高危機的脆弱家庭的服務需求，結合社區網絡的各種服務單位，這些服務單位已經超越社會福利和衛生服務單位，包括警政、教育、戶政、衛生、財政、金融管理、勞政、移民或其他相關單位。這些網絡的連結構成重要的挑戰，因爲連結需要時間嘗試與不同的單位建立關係，才有可能進一步合作，接著將不同的合作單位納入，逐漸形成網絡的協力聯盟，當協力聯盟的服務量能還沒有建構和發揮，脆弱家庭的服務可能容易受到質疑。

三、服務整合挑戰

目前脆弱家庭服務的分案是由集中派案中心負責，分案給兩個主要的中心，風險或脆弱家庭的個案轉給社福中心（或功能類似的單位），高危機的家庭個案則轉介給家庭暴力防治中心，前者是高風險需要社會福利資源介入的個案和家庭，後者以保護性個案為主的高危機家庭。由於脆弱、風險和危機指標的界定並沒有很明確，個案的轉介標準不明確，基於對高風險家庭服務系統的期待，可能造成案量過多的負荷；由於服務網絡建置需要時間和關係的建立，還沒建構完備的網絡，效能通常比較不足，可能造成轉介單位的疑慮。比較常見的疑慮在於長照服務單位將個案轉介社會安全網「關懷e起來」單一窗口之後，個案很有可能又被轉回原先的服務單位。

針對社會安全網的服務體系進行滾動式的修訂實有必要。衛生福利部社會暨家庭署（2020）提出的修訂方向是將第二項的家庭照顧者移除，由家庭照顧相關的資源單位承接。第一項的失能、失智或身心障礙者則規劃由長照管理系統和身心障礙服務系統優先服務，以避免資源重疊。至於第三和第四類需要醫療照護的精神疾病和酒藥癮的服務對象則同步轉介或連結衛生單位。這樣的修訂似乎也將個案回推到第一線的服務單位，由這些單位擔負起協調整合角色。

 ## 第三節　高危機的指標之建構

任何跨專業或跨機構整合都需要有接案指標的共識，讓跨單位服務網絡的成員共同認為重要的案例類型，成為網絡共同關注和的對象，這類對象的稱呼很多元，包括：高危機、高風險、脆弱或異常的事件和個案，本節討論這些類型的意涵和建構需要注意事項。

壹、高風險高危機的意涵

一、多元的用詞高

高風險的相關用詞很多元，除了高風險之外，還有高危機、脆弱和異常事件等。美國「疾病管制局」（Centers for Disease Control and Prevention, CDC, 2016）將「風險」（risk）界定為個體可能會經歷的異常或不適的事件。這些事件可能會造成個體身體、認知、情緒、社會或財務等層面健康受到干擾和傷害。這項意涵引申出「高風險」指的是未來發生的機會比較高，需要介入的迫切性也高。2004年內政部兒童局的「高風險家庭關懷輔導處遇實施計畫」並沒有清楚界定風險意涵，但是有明確的高風險指標，包括：非志願失業或重複失業、擔負家計者發生重大事件、家庭紊亂或衝突、兒少乏人照顧或疏忽、父母或照顧者有精神疾患和藥酒癮未就醫、自殺風險。為了防範風險的發生，有必要進行高風險的評估，雖然無法預測未來可能發生的時間、機率和嚴重性，但評估之後，確認是高風險的個案或家庭，就必須採取急迫預防措施減少或避免傷害事件的發生。

二、高危機

「高危機」是指已經發生意外、狀況或異常事件，必須採取對應防範措施，目的是降低再發生的風險（CDC, 2016）。我國以「高危機」指稱服務方案，例如：家庭暴力安全防護網計畫」清楚界定危機的樣態、評估方法和工具、危機分級、處遇原則，和高危機個案網絡連繫會議列管與解列條件。該計畫針對親密暴力建置與國際接軌的「臺灣親密關係暴力危險評估表」，精確區分危機等級和高危機指標。

三、脆弱家庭

2018年衛生福利部社會暨家庭署提出「強化社會安全網計畫」，內容含括「脆弱家庭」，指稱「家庭因貧窮、犯罪、失業、物質濫用、未成年親職、有嚴重身心障礙兒童需照顧、家庭照顧功能不足等易受傷害的風險或多重問題，造成物質、生理、心理、環境的脆弱性，而需多重支持與服務介入的家庭」（衛生福利部社會及家庭署，2020）。這項意涵顯示「脆弱家庭」和「高風險家庭」兩個語詞可以交互使用，都是指稱未發生的問題或境況，需要防範未然。過去的脆弱家庭以兒童和青少年為主要對象，這次，社會安全網計畫首次將老人或長照的對象納入，包括在第五種和第六種裡，包括失能、失智、獨老，以及照顧者負荷。

四、異常事件

臺北市是少數制定長期照顧服務對象異常事件作業規範的縣市（臺北市長期照顧管理中心，2018），「異常事件」是指「個案在居家或長照服務人員提供服務時，受照顧作業導致個案發生（可能）導致身心傷害、死亡、財產毀損、其他警訊事件皆屬之」。制定作業規範的目的為了防範事件發生的頻率或防止類似事件再發生。由於該規範界定明確的異常事件指標，同時也針對異常事件造成的傷害區分等級，每個等級都有通報和處理的標準和流程，屬於完備的規範，因此，這項規範已經成為臺北市許多A單位個管高危機處遇的依據和準則。

貳、高危指標制定原則

本段簡述高危機指標制定的原則，包括萃取個管經驗、釐清危機程度，和確認工具的效度和效度。

一、萃取個管經驗

　　每個機構都需要綜整個案管理的經驗，針對自己機構的服務對象制定屬於自己機構特色的高危機指標，即使採用公版的指標，也必須量身訂製案主群適用的規範。例如：採用「臺北市長期照顧個案服務過程異常事件通報作業規範」的A單位個管，必須針對公版的規範加以修訂，適合自己機構服務案主群的異常事件指標，這種修訂實有必要，因為該規範過度聚焦在個案本身面對的災害，比較缺乏服務過程的意外事件和個案對服務人員暴力的指標。

二、釐清危機程度

　　高危機或高風險指標制定必須很精確地反映「高度危機」的內涵，過於寬鬆的指標很容易造成輕易轉介和案量過多負荷過重的問題，以老人保護案例的轉介為例，長照服務機構並沒有老人保護案件風險等級的指標可以參考，轉介給「家防中心」之後，家防中心的接案是依據「老人保護案件開結案指標」，兩個機構對於轉介案例的危機程度並沒有介接，另外，老人保護案件開結案指標的危機精準度仍有強化空間，該指標項目的危機程度不如「臺灣親密關係暴力危險評估表」，前者可能會因為精準度不足，加上轉介單位不知道該指標，導致輕易轉案卻沒有開案的問題。類似的情形也可以從「長照服務對象高負荷家庭照顧者初篩指標」看出，該指標有十個項目，作為初篩指標還算適宜，如果要作為轉介的指標，則可能會因為危機程度寬鬆，轉介案量過多，案量負荷過重。

三、工具信度效度

　　有些服務方案的危機篩檢是透過量化的工具，這類工具必須具有良好的信度和效度，也就是以具代表性樣本或受訪者，進行量化的信度和效度

分析並確認工具的信度和效度，如果有區分高中低危機的臨界值，則需要有常模，確保危機等級區分的精準度。目前長照和老人保護領域比較缺乏這類工具，屬於未來需要強化的領域。

第四節　問題分類與因應模組

　　參與過許多的個案研討，不論是照管中心、A單位個管、居家服務或長照其他的服務方案，印象最深刻的莫過於：「凡走過的都沒有留下痕跡」或是「船過了無痕」。有機會「長期」參與一些縣市、不少機構、許多單位的多次的個案研討會，這些研討會都是定期舉行，每個單位都有過十場以上的個研，同一個團體重複多次個案研討之後，最感驚訝的就是每次研討之後，參與者的學習成果好像都無法累積下來。最主要的原因是研討之後的結果都沒有記錄下來，或者記錄下來了，但是沒有成果資料沒有進行系統化的分類與整理。本文提出案例類型與因應原則模組化，主旨在於如何強化個案或教育訓練的效果。

壹、模組化的重要性

　　將複雜的事物加以簡化或分類是人類學習的重要模式，案例類型的模組化就是這種學習模式的實踐。其重要性如下：

一、新進人員學習效能

　　案例類型模組化讓新進人員很快地進入狀況，因為透過模組化手冊，新進人員可以一覽過去機構比較常見的案例類型，並且從中習得因應原則。

二、舊人員的經驗累積

凡走過必留下痕跡，舊有的人員可以不斷地將新接觸的案例融入或歸納進去案例類型，並且修訂、更新或增潤舊模組的因應原則，再透過群組討論，將因應原則與經驗累積下來。使得學習不會徒勞。

三、補充系統的不足

長照的資訊系統缺乏內建的服務計畫模組化的內容，加上案量頗多，無法精細地擬定照顧計畫，照護計畫過於簡要或「開罐頭文」重複的情形頗多，如果能夠依循模組化的因應原則，計畫擬定過程可以參考過去模組化的經驗，必能達到事半功倍的效果。

貳、模組化實作原則

本段提出模組化的實作原則如下：

(一) 案例類型區分

1. 模組化表格：首先建立案例類型模組化的表格，讓團隊的夥伴將實務過程遇到的案例填入表格。
2. 案例類型區分：針對蒐集的所有案例加以區分，雖然每個案例的問題可能很多元且有類似之處，仍然可以討論出歸類的共識。

(二) 照護計畫擬定

1. 研議照護計畫：針對每個案例進行內部的個案研討，或者將過去個案研討的案例加以彙整，擬出每種案例類型的因應原則。
2. 模組化手冊和表單：彙整個案研討的所有案例類型和因應原則，匯聚成為比較完整的手冊，接著再將因應原則萃取出來，簡化成比較容易參考

的條列式原則，彙整成爲表單的格式。

(三)持續不斷更新

透過集體的智慧，定期或不定期將所建立的手冊或表單予以更新，建立經驗的累積和傳承的模組化因應原則。

參、模組化實作範例

本段提供簡要的例子，以表單的格式呈現模組化的範例：

一、A個管爲例

下表8-4極爲粗略，呈現於此作爲拋磚引玉之用。

表8-4　以A個管爲例的模組化表格範例

分類	案例	案例簡述	危機等級	因應原則
心理精神障礙	疑似憂鬱拒絕就醫			1. 評估個案的危機程度。 2. 找到拒絕原因協助排除。 3. 尊重自主或介入的倫理兩難。
	慮病與焦慮			
	問題行爲性騷擾			
老人保護議題	照顧負荷疑似虐待			
	疏忽問題			
家庭衝突和照顧議題	夫妻衝突意圖自殺			
	雙老和精障女兒照顧議題			
	照顧技巧不佳嫌棄服務			

分類	案例	案例簡述	危機等級	因應原則
行為問題	身障行為問題父母親職衝突			
	行為問題關係疏離			
權控困難媒合	行為問題不合理要求			
	挑剔、用滿用飽			
	老殘照顧意見反覆			

二、居家服務為例（表8-5）

表8-5　以居家服務為例的模組化表格範例

分類	案例	案例簡述	危機等級	因應原則
服務員機構關係	組織認同感不足不斷換機構			
	在機構臥底帶走服務員和個案			
服務行為問題	界線模糊推銷或借貸關係			
	服務員經常遲到早退被申訴			
案主案家問題	案主案家經常有不合理要求			1. 服務開始前就約定清楚。 2. 重申契約和重新約定。 3. 強化服務員的教育。
	案家抱怨共案服務不一致			
	案主案家性騷擾服務員			
照顧意外	服務員疏忽造成個案跌倒			
	轉移外過程造成個案受傷			

結論

　　長照人力普遍缺乏之下，教育訓練的效能格外重要，讓新進人力能夠很快上線或進入狀況，以最短的時間習得長照相關的知能，這些知能之中最重要或核心的元素就是個案管理的能力，也就是在很短的時間內能夠評估個案的問題、針對問題提出合理完整的處遇計畫。將自己機構的所有案例區分成為類型，再針對每種類型，以集體化的處遇智慧研議出因應原則，這種模組化的實作與學習方法可以達到事半功倍的效果。

參考資料

中文資料

張宏哲、吳家慧（2022）。COVID-19疫情之下長期照顧2.0高風險個案的辨認和因應原則。社區發展季刊，*177*，371-382。

張淑卿（2018）。長期照顧服務法中出院準備服務銜接長照體系機制之探討。立法院：議題研析。取自https://www.ly.gov.tw/Pages/Detail.aspx?nodeid=6590&pid=165709

曾文玲、王思雅、蘇雅梅（2018）。出院準備服務接軌長期照顧服務問題之探討。社區發展季刊，*164*，275-285。

臺北市長期照顧管理中心（2018）。臺北市長照個案服務過程異常事件通報作業規範。取自https://www-ws.gov.taipei/Download.ashx?u=LzAwMS9VcGxvYWQvMzU4L3JlbGZpbGUvNDA0MjYvODA0OTc1OTc1OC80NWZkOGUxOS1kMmVkLTRlMWQtODNkYy0wMDg2YTk0ZGY1ZDEucGRm&n=6Ie65YyX5be%2F6ZW35pyf54Wn6aGn5YCL5qGI5pyN5YuZ6YGO56iL55Ww5bi45LqL5Lu26YCa5aCx5L-2c5qWt6KaP56%2BELTExMTA1MTgucGRm&icon=..pdf

衛生福利部（2019）。長照復能服務操作指引。取自https://www.mohw.gov.tw/dl-53705-8071aa4c-9bdb-40fe-9ca4-6e008d62cd07.html

衛生福利部（2023）。長照專業服務手冊。取自https://www.ltcpa.org.tw/uploadfile/file/20230110/20230110132006_46839.pdf

衛生福利部中央健康保險署（2023）。DRG住院診斷關聯群支付制度。取自https://www.nhi.gov.tw/Content_List.aspx?n=DCCBE9C48349FFF0&top

衛生福利部社會及家庭署（2020）。服務對象認識與評估——脆弱家庭。取自https://www.mohw.gov.tw/dl-66258-d214a4f7-9c50-44c4-ad28-b78f0ad92adb.html

英文資料

Aragón, M. J., Chalkley, M., & Kreif, N. (2022). The long-run effects of diagnosis related group payment on hospital lengths of stay in a publicly funded health care system: Evidence from 15 years of micro data. *Health Economy*, *31*(6), 956-972.

Barouni, M., Ahmadian, L., Anari, H., & Mohsenbeigi, E. (2021). Investigation of the impact of DRG based reimbursement mechanisms on quality of care, capacity utilization, and efficiency–A systematic review. *International Journal of Healthcare Management*, *14*(4), 1463-1474.

Centers for Disease Control and Prevention (2016). *Elder Abuse Surveillance: Uniform Definitions and Recommended Core Data Elements*. The National Center for Injury Prevention and Control, Centers for Disease Control and Prevention. Retrieved from https://www.cdc.gov/violenceprevention/pdf/ea_book_revised_2016.pdf.

Meiners, R., & Coffey, R. (1985). Hospital DRGs and the Need for Long-Term Care Services: An Empirical Analysis. *Health Services Research*, *20*(3), 359-384.

第九章
住宿型機構照護實務

王潔媛

前言

　　隨著高齡族群增加，健康照護之需求也將提高，慢性疾病與功能障礙的盛行率呈現持續上升趨勢，家庭中有失能者，其中爲「老老相顧」的比例不僅相當普遍，且照顧者的年齡越大，其每日平均負擔照顧的時間、照顧年數反而越長，有輪替幫手的比例也越低，造成家庭照顧者極大的身心負荷。2017年長期照顧需求人數高推估爲73萬7,623人，低推估爲65萬9,188人（衛生福利部，2016），整合的照護服務將成爲未來照護服務之主軸。檢視現有長照資源可知，老人福利機構乃是我國最早發展之照護服務措施，亦爲目前服務量最廣、最具規模之項目，說明住宿型之長期照顧機構式服務已成爲社區式照護延伸，扮演社區式長期照護發展喘息服務平臺。

　　然而，進一步檢視我國的長照目標內涵較偏重社區式與居家式服務，對於複雜度最高的機構式服務則著墨較少，長期照護服務內涵包含協助日常生活活動的服務、提供評估、診斷、處置等專業服務及提供輔具和環境改善之服務三大類，可知長期照護具之特質強調治療和生活的統合。在理念上，完整的長期照護體系，應結合健康醫療照護及社會福利服務，融入日常生活照顧之中，方能發展綜合性與多元性的服務體系，提供身心功能障礙者完整全人的照顧。唯因身心障礙者及失能者在年齡及需求上有顯著的個別差異性，如何達到高齡社會健康照護政策在生理、心理及社會面向的「最適化」之內涵，回應個別化需求，促進高齡者之健康福祉及提升生活品質目標，不僅是全力抗拒挑戰，而是如何能從這些挑戰或損失中尋求恢復、適應，並維持尊嚴的方法，入住機構即表示老人入住另一個形式不同的大家庭。即使是入住機構的高齡者也應保持此積極性的態度提供各項照顧服務。

　　長期照護機構（long-term care facility, LTCF）被賦予「在地老化」的目標，服務對象爲罹患長期慢性病需醫護服務，缺乏生活自理能力者。在《長期照顧服務法》指出長期照護指的是「身心失能持續已達或預期達6個月以上者，依其個人或其照顧者之需要，所提供之生活支持、協助、

社會參與、照顧及相關醫護服務」。至於身心失能者指的是「身體或心智功能部分或全部喪失，致其日常生活需他人協助者」（全國法規資料庫，2021），依據OECD推估國家規劃長照服務資源配置時，住宿式機構服務規劃占比應為整體長照服務需求之20%為目標（衛生福利部，2020）。檢視我國 2021年2月統計資料，因失能而需接受住宿式服務資源者約有9.4萬人，僅占推估失能人數之11%。另調查住宿式服務機構資源現況發現現有機構之供給不足，且全國占床率僅約86%，推論原因可能為現有機構品質尚待提升（衛生福利部，2021）。

我國長照構數量雖有消長，但仍朝向小幅度增加，截至2020年共有1,078家長期照顧機構，實際入住人數則逐年攀升，機構入住率為85%。根據衛生福利部（2022）統計，2022年5月分各縣市中以新北市的老人福利機構最多，共計212間，可供入住人數為10,301人，實際入住人數為9,125人；其次為高雄市，共計155間，可供入住人數為7,923人，實際入住人數為6,808人。其中，我國機構又以49床以下的免辦財團法人登記、不對外募捐、接受補助或享受租稅減免之小型老人福利機構占近九成之多。全臺之機構數量，則以新北市占215家最多，其次是高雄市155家及臺南市的110家（衛福部，2019），可知小型長照機構是我國長照服務重要主力。

依據《長期照顧服務法》，住宿型機構提供服務身體照顧服務、日常生活照顧服務、餐飲及營養服務、住宿服務、醫事照護服務、輔具服務、心理支持服務、緊急送醫服務、家屬教育服務、社會參與服務、預防引發其他失能或加重失能之服務等，內容多元而複雜。住宿型長照機構提供二十四小時照顧工作，涉及硬體面與軟體面的專業管理，高度仰賴直接照顧人力提供密集性照顧服務，品質穩定性更涉管理與專業，極需投入照護環境、照護設施與物料及照護時間等資源方能回應「長期照護」在生活、健康及安全三大方面需求之滿足（許佩蓉、張俊喜、林靜宜等，2006）。以下將分別介紹住宿型長照機構類型與專業團隊之內涵。

第一節　住宿型長照機構類型與專業團隊

壹、住宿型機構服務類型與對象

　　我國住宿型長期照顧機構的發展可溯及於1997年之修訂《老人福利法》，特許小型老人福利機構在三不原則下，放寬得免辦財團法人，私立長期照顧機構家數自1999年快速成長，2003年臺北市的老人安養護機構數達到最高峰208家（周麗華，2003）。在私立小型老人機構加入服務行列後，我國機構式長期照顧服務組織的結構即呈現多元樣貌，但其結構又因區域的都市化程度不同而有差異（陳正芬、官有垣，2011）。

　　為能配合重建及維護發展以獨立生活為導向之照護，長期照護有別於急性醫療，其特質如下：(1)長期照護服務的技術層級雖然較低，但當個案具有多重醫療問題時，其複雜程度隨之提升；(2)長期照護包含健康、醫療、社會、環境、輔具等跨領域之需要，因此其涵蓋的範圍比醫療服務更廣；(3)長期照護體系的發展不只是照顧服務的提供，還必須同時包含居住環境條件以及輔具提供的考量（呂寶靜，2012）。依《老人福利機構設立標準》第二條第一項規定，長期照顧機構分為長期照護型、養護型、失智照顧型等三大類型，其他尚有安養機構、其他老人福利機構，各類別之屬性與照顧對象分別說明如下（表9-1）（全國法規資料庫，2021）：

　　因長期照顧機構區分為長期照護型、養護型及失智照顧型三大類，因此在設立標準上的硬體空間及專業人力比例隨著大型與小型機構有所差異，詳見表9-2老人福利機構設立標準對照簡表。可知長照機構的住民多為高齡者，服務中缺乏主體性，未必有決策權，機構內的老人照顧工作是具有高度的人際互動本質，在新冠疫情來襲下更凸顯困境。住民伴隨多重慢性疾病、活動功能障礙或有侵入性管路置放，入出急性醫療院所頻繁，更增添潛在染病風險，長照機構面對疫情擴散壓力，遵循暫停所有訪視，此舉首要衝擊機構的活動執行與志工人力的運用，機構必須回應志工人力

表9-1　長期照顧機構屬性及照顧對象定義

機構屬性	定義
長期照顧機構	1. 長期照護型：以罹患長期慢性病，且需要醫護服務及他人照顧之老人。 2. 養護型：以生活自理能力缺損需他人照顧之老人或需鼻胃管、胃造廔口、導尿管護理服務需求之老人。 3. 失智照顧型：以神經科、精神科或其他專科醫師診斷為失智症中度以上、具行動能力，且需受照顧之老人。
安養機構	照顧需他人照顧或無扶養義務親屬或扶養義務親屬無扶養能力，且日常生活能自理之老人。
其他老人福利機構	照顧需其他福利服務之老人。

資料來源：全國法規資料庫（2021）。

減縮與限制家屬探視對住民認知與社會互動所造成衝擊。可知長期照顧為一涵蓋護理、營養、社工、復健、藥師、醫師等跨科系專業介入之場域。

　　長照機構住民多為鼻胃管或導尿管留置者，服務二十四小時不中斷。依據《長期照護服務法》第二章第十二條：「機構住宿式長照服務項目包含：（一）身體照顧服務；（二）日常生活照顧服務；（三）餐飲及營養服務；（四）住宿服務；（五）醫事照護服務；（六）輔具服務；（七）心理支持服務；（八）緊急送醫服務；（九）家屬教育服務；（十）社會參與服務；（十一）預防引發其他失能或加重失能之服務；（十二）其他由中央主管機關認定以入住方式所提供與長照有關之服務」（全國法規資料庫，2021）。隨年齡增加，老人在社會照顧及生理照顧上的需求會更高，專業人員需回應與整合各專業，究竟應具備何種知能？Mezey、Mitty、Burger和McCallion（2008）指出，在長期照護場域中需要具備的能力涵蓋：(1)人際關係技能：如溝通、促發動機及處理衝突；(2)組織實務技能：如組織技能、規劃服務方案及能運用改變理論；(3)管理技能：如法令、財務及預算規劃、督導、監測等。以下說明不同類型之長照機構設立相關人力及設立空間標準（表9-2）：

表9-2　老人福利機構設立標準對照簡表

相關標準	長期照顧機構			安養機構
	長期照護型	養護型	失智型	
社工人員（人）	1：100	公立、財團法人：1：100 免辦財團法人：專任或特約	1：100	公立、財團法人：1：80 免辦財團法人：專任或特約
護理人員（人）	1：15	1：20	1：20	至少1人
照顧服務員（人）	日間1：5 夜間1：15	間1：8 夜間1：25	日間1：3 夜間1：15	日間1：15 夜間1：35
每位老人樓地板面（平方公尺）	公立、財團法人：16.5／人 免辦財團法：16.5／人	公立、財團法人：16.5／人 免辦財團法：10／人	公立、財團法人：16.5／人 免辦財團法人：16.5／人	公立、財團法人：20／人 免辦財團法人：10／人
每位老人寢室面積（平方公尺）	公立、財團法人：7／人 免辦財團法人：7／人	公立、財團法人：7／人 免辦財團法人：5／人	公立、財團法人：7／人 免辦財團法人：7／人	公立、財團法人：7／人 免辦財團法人：5／人
每一寢室床位數、衛生設備	每一寢室床位數：最多6床 公立、財團法人50床以上者：每一寢室應設簡易衛生設備	每一寢室床位數：最多6床 公立、財團法人50床以上者：每一寢室應設簡易衛生設備 免辦財團法人：每照顧16人，應設男廁1間及女廁2間	每一寢室床位數：最多1床 衛生設備：每一寢室應設簡易衛生設備	每一寢室床位數：最多3床
日常活動空間（平方公尺）	公立、財團法人：4／人 免辦財團法人：4／人	公立、財團法人：4／人	公立、財團法人：7／人	公立、財團法人：6／人

資料來源：全國法規資料庫（2021）。

貳、住宿型長照機構類型與專業團隊

　　長期照顧機構及安養機構，應置專任業務負責人一名，綜理機構業務，督導所屬工作人員善盡業務責任，並配置(1)護理人員：負責辦理護理業務及記錄；(2)社會工作人員：負責辦理社會工作業務；(3)照顧服務員：負責老人日常生活照顧服務；(4)其他與服務相關之專業人員。其他兼職人員則有營養師、職能治療師、藥師等專業人力。其中，我國法規對於長照領域社工人力配置之範定，根據2007年修訂《老人福利法》及隨後訂頒的「老人福利機構設立標準」和「老人福利服務提供者資格要件及服務準則」都明訂公立及財團法人長期照顧或養護機構或失智照顧型機構均規定社工人力之配置比為 100：1，小型養護機構則是以專任或特約方式辦理。而安養機構的社工人力配置比是 80：1。爰參酌《老人福利機構設立標準》第八條之規定，明定社會工作人員應有四分之一以上領有社會工作師證照，俾利提升整體長照機構社會工作專業素養（衛生福利部，2017）。

　　根據全美社會工作者協會（NASW）於 2003 年出版《長期照顧設施社會工作服務之全國性準則》（National Standards for Social Work Services in Long-term Care Facilities），在此準則中載明社工員的職責包括（引自呂寶靜，2012）：

一、入住前評估：包括從事生理、心理暨社會（biopsychosocial）評估，參與機構式照顧住民需求的跨科（別）之評量，以及新進住民的準備等。

二、需求確定及服務協調，以確保每位住民的生理、心理暨社會需求是能被滿足。

三、參與照顧計畫的發展及複評：訂定個別化的社會服務和跨科（別）的照顧計畫，以滿足每位住民的生理、心理及社會需求。

四、協助住民和其家庭尋找並運用財務、法律、心理衛生及其他社區資源。

五、個人、家庭和團體服務之提供側重在住民生理、心理、社會的能力之維持，了解住民的安置及健康的情形，而服務也包括下列的協助：

與住民疾病、失能、處遇相關之議題，財務及醫療決策，照顧的安排與期待，機構內和機構間的轉介，人際關係；社區生活，以及面對孤立、失落與死亡之因應。

六、住民妥適的照顧與倡導：透過政策發展和執行，住民、員工和家庭成員有關住民權益訓練，並向長期照顧倡導人（long-term care ombudsperson）諮詢。

七、當協助有生理、心理暨社會困難的住民獲得妥適的治療和服務時，確保健康和心理衛生社會工作服務是可獲得的，期能協助住民維持或達成最大層次心理和心理社會福祉。

八、在設施內，員工從事住民行為介入時，扮演資源者的角色。

九、透過跨科（別）出院計畫及追蹤服務，讓機構住民得以安全整合至社區之中。

十、參與機構的計畫和政策發展，包括：與其他工作人員共同合作找出影響住民和家庭高品質照顧輸送之因素，如生理、心理、社會、文化與環境等因素，並參與所有新進員工的職前訓練以及機構員工的在職訓練。

十一、在被需求或有需求的情況下，參與住民及家庭代表所組成的委員會之發展。

十二、針對有行為能力（competent）的住民，參與醫療人員及其他職員有關生前預囑（advance directives）及財產授權（financial powers of attorney）之討論；而對於無行為能力的住民，則參與有關監護人及代理人之決策。

十三、志工的職前訓練與督導。

十四、致力於社區資源的發展：參與社區團體以倡導、規劃，及實施攸關住民健康、心理衛生及其他福利需求之方案。

十五、在與認證的社會工作學院或學程合作專題論述下，督導社會工作學生的實地工作實習。

十六、以獨立或協同的方式，參與研究或試辦方案。

除社會工作人員之專業之外，長照機構住民有不同程度之失能，如對中度／輕度功能個案介入策略，涵蓋協助護理對個案的鼻胃管／尿管移除訓練，以利管路移除，透過跨專業人力分工可協助鼻胃管移除訓練，運用口腔刺激、肌肉按摩及肌力訓練等多元方式。對於重度住民則會藉由被動關節活動、刺激給予、擺位調整及直立訓練等，藉由職能治療師照顧技巧指導，讓住民及外籍看護工、照顧服務員等實施步驟，透過紀錄呈現出對照民專業服務介入後的改變。

 ## 第二節　住宿型長照機構服務照護品質

我國地方政府目前對長照機構的管考，多以評鑑機制作為主要模式，欲落實機構老人權益保障，實需更主動結合配套措施，並與法規制度相呼應。筆者長期參與地方與中央的老人福利機構之評鑑，更深刻感受到僅依賴機構自身作為提升個別化照顧與服務品質之機制頗具風險，無論是在照顧品質監測或權益維護的認知面、操作面、人力面、價值觀皆有其差異性。加上我國老人福利機構型態以小型機構占九成居多數，在專業人力聘用、物力資源的連結運用之落實性，皆為影響機構住民權益維護差異性之關鍵因素（王潔媛，2019）。隨住民老化與疾病複雜共變性增加，機構須能了解長照服務品質評估與監控機制，方能進一步了解長照常見品質問題與處理策略，以能主動發掘個案照顧不良問題提出改善照顧品質方案，藉由監測長期照顧服務異常事件，進而發展出機構的危機預防處理原則。

許佩蓉、張俊喜、林靜宜等人（2006）指出，長期照護的原始及終極目標均在於了解、掌握、滿足長期照護之需求／需要（needs／demands），而長期照護之需求／需要須經界定、描述、評估、測量之建構，此過程皆需相關專業之投入方能滿足需求。王卓聖（2013）探討OECD 國家長期照顧政策改革，指出各國共同的方向包括：建構連續性照顧體系，強化服務間的整合、朝向符合個人偏好導向的長照體系發展、

對照顧品質的管理與提升，以及調整財源籌措方式以因應長照財務壓力等。其中，住宿型長照機構運作涵蓋硬體與軟體面專業管理，高度仰賴照顧人力提供密集性照顧，相關配套措施需透過制度與法規全面性的建立。然而，長照機構許多疏失事件發生導因多是人員配備不足，導致未能提供充分的照顧（Buhai & Gilliam, 2003）。

　　在長照產業中，老年失能照護人力已大幅轉向外籍看護工，顯見在長照制度中如何充實「照顧服務人力」，更是高齡社會所面臨最迫切之關鍵性議題。同時，隨著失智症盛行率之增加，近年機構內的失智者明顯成長，機構在執行照顧工作所面臨的挑戰又明顯不同於對失能老人。許靜如（2006）指出，在長照機構外籍看護工的工作壓力頻率最高依序是「照顧瀕死的住民、照顧身體狀況沒有起色的住民及害怕對住民做出不正確的判斷和處理」。然而，長照機構住民同時包含失能者與失智者，在機構活動規劃執行、硬體空間動線規劃、照顧技巧與人力比又有何差異性？根據吳雅琴（2012）的研究指出，因為失能與失智之混合式照顧，將造成提供服務者之雙重負荷，加上照顧者的壓力未必能受到重視，除了須回應失智行為造成的壓力，尚有照顧關係的互動所形成的情感依附與牽絆等問題。與醫療照顧相較，執行機構的身體照顧工作多半具有重複性與例行性，但面對住民在疾病與需求上的個別差異，說明在機構內之照顧工作更加強調互動性。

　　然張玉龍（2020）針對老人福利機構的組織績效與困境研究發現，機構員工的負荷為人不夠、事太多、員工留不住、待不久，指陳出機構人力運用及專業職能對機構服務品質與經營績效之關鍵影響。長照機構照護對象為失能、失智高齡老人，以密集性的身體照顧最為頻繁，加上團體式分工為求效率，通常較講求「集體化」，不易關照到住民個別需求（王文良、盧一帆、張宏哲、劉安琪，2006），與服務使用者的期待截然不同。Bowers、Esmond 和 Jacobson（2000）指出，工作人員的流動率影響品質，並會減少以住民需求為導向的照顧，唯有促進機構直接照顧人員及行政者的穩定性，才會顯示出對品質的承諾。郭淑珍、邱文宏、胡月娟等（2016）指出，機構糾紛案件訴訟發生率雖低，但因照顧疏失衍生糾紛風險則是迅速增長，建議管理者應透過有效性手段，建立各類照顧常規

與標準作業流程，並蒐集機構常見異常事件案例作為實務教學與討論題材。王潔媛（2019）研究指出欲加強機構服務品質，擬定持續教育訓練機構人員更應將外籍看護工納入團隊，訓練教材之設計與評值需考量外籍看護工在文化及語意的差異，訓練內容需融合照顧情境，方能增加臨床應用性。訓練不僅是取得長照人員證明及認證而已，更是培養共識的重要途徑。檢視機構服務品質研究，宋冀寧、宋麗玉（2001）發現機構社工人員人數越多，老人所感受的服務品質越高。可知在執行機構個別化照顧過程，需仰賴各專業人力的分工與偕同運作。

回顧我國長照機構因照顧品質或事故造成索賠案例仍時有所聞，原因多涉及住民發生多處受傷，甚至死亡。國內研究亦有相同發現，郭淑珍、邱文宏、胡月娟、賴慧貞（2016）針對長照機構之照顧疏失類型進行分析，在2005～2015年的十年間共有27個案例，照顧疏失發生在獨立型機構（81.48%）顯著高於醫院附屬型機構（18.52%）；啟動索賠主要發起人是住民子女（79.57%）；索賠對象以機構負責人為主要被告，其次是護理人員和照顧服務員。進一步檢視住民傷害嚴重度高達七成者（70.37%）為死亡；原告者勝訴率29.63%。從判決文分析得知主要疏失事件依序為「跌倒、哽噎、病情變化、感染、管路誤置、誤食鹽酸、脫水」；疏失次分類前六項分別為「延誤送醫、照顧疏失、評估與判斷力不足、照護紀錄疏漏、照顧人力不足、環境或設備不良」等。

監察院（2016）糾正調查報告指出，照顧服務員及護理人員乃是機構提供服務最重要之第一線法定工作人力，卻普遍面臨人力不足且招聘困難，機構甚至為符合人力配置標準，本國籍照顧服務人力係掛名灌水等違規情事缺失問題，包括：建管及消防安全不合格、本國籍照顧人力嚴重不足、違法收容氣切或插管之長者、現場無護理人員值班等，缺乏有效督導改善作為，嚴重損及老人生命安全及照顧權益。顯見中央主管機關衛福部未能積極督促地方政府依法落實輔導查核工作，以確保機構所提供服務環境及品質符合法令規定，嚴重損及老人生命安全，顯有疏失。在國外則以壓瘡、脫水、體重減輕和精神損害為最常見的傷害（Stevenson & Studdert, 2003），可知機構照顧過程涉及複雜的管考機制，更需足夠的專業人力與資源，才能落實與監測後續各項照顧計畫，並能預防危機之發

生。綜上所論，說明隨機構型態、組織特性與其硬體規劃與人力資源之運用皆有多元差異，從評鑑制度實施結果，呈現出大型與小型機構在體制結構與管考操作面的落差，在私立小型老人機構加入服務後，我國機構式長期照顧服務組織的結構即呈現多元樣貌，但其結構又因區的都市化程度不同而有差異（陳正芬、官有垣，2011），可知機構式照顧品質的差異性仍是目前亟需突破困境，如何能兼顧機構在「質」與「量」的品質要求，需檢視住宿型機構實質的、社會的與營運的環境等面向，避免過多行政與評鑑工作造成老人照顧工作之排擠困境，減少工作人員異動頻繁，甚至出現「評鑑年即是離職年」的特有現象（監察院，2016）。

 ## 第三節　長照機構法人條例與財務管理

　　《長期照顧服務法》於2017年6月3日正式推行，而《長期照顧服務機構法人條例》為《長期照顧法》重要配套法律，法人化目的加強公共管理，讓長期照顧制度、立法更完備，長照產業發展可更加健全。往年住宿式長照機構設立單位除了財團法人，也有不少機構負責人依《護理人員法》、《老人福利法》等相關法律設立住宿式長照機構，其引用法源、設立標準等不盡相同，《長期照顧服務法》上路後，新設立的「住宿式」長照機構，就會依《長期照顧服務法》相關授權子法申請設立，也需要接受評鑑、不定期檢查等，確保長照服務品質，且更能永續經營，提升整體長照服務量能，以實踐高齡社會公益，表9-3說明各縣市老人福利機構概況。

表9-3 2020年各縣市老人福利機構概況　　　　　　單位：人

縣市	機構數	可供進住人數	實際進住人數		
			總計	男性	女性
總計	1,078	61,770	52,253	23,150	29,103
衛福部直轄	23	5,308	3,873	1,960	1,913
新北市	212	10,301	9,125	3,978	5,147
臺北市	99	5,376	4,900	2,285	2,615
桃園市	66	3,421	2,888	1,238	1,650
臺中市	65	3,780	3,328	1,450	1,878
臺南市	110	5,546	4,632	1,891	2,741
高雄市	155	7,923	6,808	3,049	3,759
宜蘭縣	40	2,392	2,047	944	1,103
新竹縣	18	1,218	1,011	510	501
苗栗縣	14	887	706	357	349
彰化縣	50	2,774	2,329	898	1,431
南投縣	17	1,231	1,019	468	551
雲林縣	42	2,063	1,862	701	1,161
嘉義縣	28	1,414	1,185	506	679
屏東縣	54	2,952	2,315	1,028	1,287
臺東縣	13	742	656	314	342
花蓮縣	16	971	826	396	430
澎湖縣	3	134	132	69	63
基隆市	28	1,821	1,302	555	747
新竹市	8	345	313	117	196
嘉義市	14	842	765	323	442
金門縣	2	295	206	101	105
連江縣	1	34	25	12	13

資料來源：衛生福利部統計處（2021）；衛生福利部社會及家庭署（2021）。

衛福部指出長照機構法人包含「長照機構財團法人」與「長照機構社團法人」兩類，推行《長期照顧服務法》時，藉由整合護理之家、身心障礙福利機構與老人福利機構等各式住宿式長照機構，《長期照顧服務機構法人條例》更訂出明確規範，未來只有財團法人、社團法人可以成立住宿式長照機構，這項條例也促使住宿式長照機構財務更透明化，並提升公益性（全國法規資料庫，2018）。長照社團法人成功設立以後，後續即可進行營運規劃、募資、承接政府長照專案、申請補助、建立制度，到上市上櫃、跨境合作、併購，與長照企業永續經營等各階段發展，《長照法人法》亮點之一係開放公司可以投資並參與經營住宿式長照機構，改變過去機構住宿式服務僅財團法人及私人得提供的限制，亦不同於醫療社團法人之社員不得爲法人的規定，其目的係爲此類原本亟需社會資源投入的機構服務，帶入充沛的市場資金，解決政府財源不足的隱憂。

《長期照顧服務機構法人條例》明定董事會運作，應設監察人、員工選任代表董事，並將「社會公正人士」納入其董事會成員，如法人達一定規模，主管機關得加派公益監察人。董事會則每半年至少開會一次，由董事長召集之。長照機構法人應建立會計制度，對外捐贈動產達一定數額或比率者應報經核准，資訊也應該透明公開，主動公開其章程、業務及財務報告、董監事姓名等。長期照顧服務機構法人財務報告編製準則，指出長照機構法人應依其實際業務情形，會計事務性質與業務發展及管理需要，建立會計制度。會計制度之內容，應包括下列事項（全國法規資料庫，2019）：

一、總說明。
二、帳簿組織系統圖。
三、會計項目。
四、會計憑證。
五、會計帳簿。
六、財務報表。
七、會計事務處理程序。
八、財務及出納作業程序。

《長期照顧服務資源發展獎助辦法》第二條指出：中央主管機關應就

長期照顧服務機構之長照服務，提供各類型資源之獎勵及補助；並對離島偏鄉、原住民族及其他長照服務資源不足地區，優先予以獎助。《長期照顧服務資源發展獎助辦法》第六條指出獎助對象辦理下列事項，得依本辦法申請獎助：

一、長照政策之規劃及評價。

二、長照服務人力之充實及培育。

三、創新型長照服務之推展。

四、創新型長照機構之規劃研究。

五、長照財務規劃之創新及效率之提升。

六、各類型長照服務品質之提升。

七、離島偏鄉、原住民族及其他長照服務資源不足地區長照服務資源之布建。

八、科技與長照服務資訊系統之整合及應用。

　　《長期照顧服務資源發展獎助辦法》第七條指出，補助項目如下：

一、研究、調查、試辦、推廣、興建及人事費用。

二、教育訓練、研討會費用。

三、前條第三款至第五款創新所需公共溝通、設施及設備費用。

四、前款創新成效獎金及公開表揚獎勵物品費用。

 ## 第四節　住宿型長照機構服務規劃與營運風險管理

　　優質的營運管理對長期照護機構的永續發展具有深遠及決定性的影響，劉淑娟（2019）指出經營者要形塑機構的願景、目標及方向，透過SWOT〔優勢（strength, S）、劣勢（weakness, W）、機會（opportunity, O）、威脅（threat, T）〕分析，了解內部的優缺點，確定自身在同儕中的競爭地位，分析自己在外部的機會及威脅，以發揮高瞻遠矚的透視力，認清機構在社區中發展的潛力與遠景。落實以「使用者為中心」服務模式，可知長期照顧機構有提供全方位、充足的醫療照護服務之角色與責

任。Harwood 和 Sultzer（2002）指出，當長者生活沒有意義及價值程度越高，無望感程度越高，情緒困擾之心理症狀越多，認知能力及身體功能狀態越差。可知機構住民患有多種慢性疾病，或因心智功能衰退，多為欠缺主動使用保障途徑權益之服務使用者，加上擔心服務中斷，諸多因素皆會削弱住民舉證或取得資訊的監督意願及能力，無法替自己的權益發聲，僅仰賴機構現有申訴體制，要能避免權益受損，仍有其侷限性。

壹、住宿型長照機構服務規劃

我國對於長期照顧機構照顧品質有明確政策與制度進行管考，在《長照服務法》第四十條指出，主管機關應依下列原則訂定長照服務品質基準：一、以服務使用者為中心，並提供適切服務；二、訊息公開透明；三、家庭照顧者代表參與；四、考量多元文化；五、確保照顧與生活品質（全國法規資料庫，2021）。長期照顧機構品質良莠不齊，實為我國機構式服務長期面臨之挑戰。機構服務規劃涵蓋人力資源管理、資訊管理、空間規劃與管理、總務管理、財務規劃與管理等多元面向，尤其是高齡衰弱住民皆需透過整體性評估，整合疾病史、家庭史、身體及心理社會等層面跨專業評估，以能維持老人最佳身心功能，並能持續加強老人照護知識與技能、鼓勵機構專業團隊學習有效溝通等介入措施。因此，機構負責人在行政管理經驗累積，是否已被充分授權，或負責人與實際出資經營者理念不同，皆會導致照護品質深度受限；若加上機構缺乏有系統的人員培訓，將面臨專業人員素質參差不齊，影響照護品質甚鉅（王潔媛，2019；王光旭、洪凱龍，2019）。

對於住宿型機構之管考，在《長照服務法》第三十九條指出，主管機關對長照機構應予輔導、監督、考核、檢查及評鑑；必要時，並得通知其提供相關服務資料，長照機構應提供必要之協助，不得規避、妨礙或拒絕。可知「輔導、監督、考核、檢查」為主管機關應具有的角色及功能（全國法規資料庫，2021）。長期照護機構是公共服務，具有社會價值，與商業運作極不同。營利所得無法即刻作為經濟價值直接回饋給企業

（劉淑娟，2019），面對高齡失能住民時，工作團隊需敏感是否會過度強調老人身心脆弱性的經歷和被動處境，避免僅從病理觀點檢視，而多探醫療模式介入，關注如何診斷與治療疾病，幾乎成為所有照顧模式中最先被認定與採取的類型（Novak, 2009）。

可知機構專業團隊須具備如何避免在每日的例行照顧工作中，忽略老人在社會、心理、經濟層面的個別化照顧需求，尤其是面對缺乏自我照顧能力、易發生受虐的失依住民，如何能針對不同的優先順序與急迫性需求，發展整合性的照顧安排，具體呈現出住宿型長照機構之服務面向涵蓋生理、心理、社會至靈性層面照顧之特質，皆為長照機構必須發揮回應住民疾病、老化至邁向死亡終點的全人照顧需求，說明機構式照顧不僅提供高密度性最高、全年無休之照顧，以年老衰弱老人需求與狀況做出即時性的回應。

一、日常活動功能量表（activities of daily livings, ADLs）：評估進食、移位、如廁、洗澡、個人衛生修飾、平地走動、上下樓梯、穿脫衣褲鞋襪、大便控制、小便控制等六項。

二、工具性日常生活功能量表（instrumental activities of daily livings, IADLs）：評估上街購物、外出活動、食物烹調、家務維持、洗衣服等五項中有三項以上需要協助者，即為輕度失能。

三、認知功能簡易篩選表（short portable mental status questionnaire, SPMSQ）：評估個案對人、時、地的定向及數字簡單計算的能力。

四、失智評估量表（clinical dementia rating scales, CDR）：包含記憶、定向力、判斷及解決問題、社區事務、家居及嗜好、個人照料六大面向。

五、多元評估量表（multi-dimensional instrument）：位移、認知與溝通問題、問題行為、日常生活功能、復建護理及特殊治療需要、社會參與家庭與環境支持等。

住宿型長照機構提供二十四小時之照顧工作，涉及硬體面與軟體面的專業管理，高度仰賴直接照顧人力提供密集性照顧服務，品質穩定性更涉管理與專業，亟需投入照護環境、照護設施與物料及照護時間等資源方能回應「長期照護」在生活、健康及安全三大方面需求之滿足（許佩蓉、

張俊喜、林靜宜等，2006）。隨人口結構變化，這個問題只會越來越嚴峻。為能改善激勵民眾投入，政府在薪資結構及獎勵、教育培訓等，提出許多政策性措施與要求。

貳、長期照顧機構管理與品質監測

根據《老人福利法》第三十七條指出，主管機關對老人福利機構，應予輔導、監督、檢查、評鑑及獎勵，即衛生福利部針對評鑑之對象、項目與方式、獎勵之對象與方式及其他相關事項之辦法提出相關的計畫與措施，衛生福利部為促進老人福利機構發展與經營管理，提升照顧品質，提出《衛生福利部辦理老人福利機構評鑑及獎勵辦法》，明敘老人福利機構每四年接受評鑑一次。據此，衛生福利部提出「110 年度老人福利機構評鑑實施計畫」，針對公立、公設民營、財團法人附設及財團法人老人福利機構等，並委託具老人福利專業或與評鑑業務相關之機關、大學及民間法人、團體或機構辦理實地評鑑（衛生福利部，2021）。由此可知，長照機構住民之特質，在面臨「老化」與「疾病」雙重的共變性影響下，與身心障礙者不同，雖因疾病造成失能與失智導致的脆弱性，除須仰賴機構跨專業團隊在日常生活與專業照顧的主動介入外，回應生理、心理、社會、靈性的多元需求，此為住宿式機構的專業性及挑戰，不僅是因其服務時間全年無休，照顧內涵較社區、居家式服務更為多元及複雜。

然而，面對無家屬或無願意探視，或是與家人關係疏離的機構住民，入住後多是孑然一身至臨終，弱勢長者多對生活無期待，更無目標。近年隨著機構安置長者比例持續增加，在入住機構後在生活適應、日常需求與照顧品質究竟如何，並無他人能夠進行確認與檢核，更遑論能落實老人權益保障。除此，尚有長照機構組織規模與特性的差異性，如何確保機構專業人力的質與量、財務管理的穩定性，並能針對無家屬或親友的住民，鼓勵長者願意表達意願、自我實現，都是維繫照顧品質關鍵（王潔媛，2019）。回顧我國長照機構提供服務品質可知，「照護」之內容可大可小，時間自有長有短（許佩蓉、張俊喜、林靜宜等，2006），雖有

評鑑制度實施作爲檢視機構在行政面、財務面、人力面、環境面等「照顧品質」（quality of care）服務構面，卻未必能適切反映機構住民生活品質現況，住宿式機構品質良莠不齊仍是政府治理最大之挑戰。

評鑑項目主要分爲經營管理效能、專業照護品質、安全環境設備、個案權益保障與服務改進創新等五大項目。然而，吳綵玲（2007）指出，當前政策目標與評鑑間的落差問題，攸關機構遵守法令規範機制及組織認知，皆會對政府在制度化管考過程所扮演的角色與成效造成影響。陳美蕙（2012）指出評鑑實施程序存在多元問題，包含：(1)機構自評不夠落實，評定高分交差了事；(2)中央與地方評鑑委員評鑑標準不一致；(3)評鑑指標過於繁瑣，逐項評鑑困難；(4)評鑑時間過短，無法窺見機構全貌；(5)太重視書面資料檢核，有形式化傾向；(6)以自身經驗提供改進建議，未必符合機構所需。可知任何的管考制度仍有其限制。王光旭、洪凱龍（2018）則從老人福利機構管理者的角度出發，研究對象爲臺南市在2015年立案合格的113間老人福利機構，透過量化調查了解公私合夥關係品質及對機構評鑑制度的看法，發現小型機構與中大型機構相比，較不受到主管機關的重視；小型機構則認爲評鑑指標有更多窒礙難行或與現實不符之處，評鑑淪爲形式主義，實際效能與評鑑考核之間仍存有落差。

Wellin和Jaffe（2004）指出個人化的照顧是指「對整個人的照顧」，包括整體性地了解老人生理、醫護、社會、情緒，還有老人過去與現在的生命故事、成就和失落及老人親屬的需求，了解個人偏好、習性與反應，並願意調整服務工作來配合。Swartz（2013）分析OECD國家的老年支持政策的變化趨勢，尤以長期照顧政策爲重點，分析各國長期照顧政策的異同，包括：(1)將老年照顧視爲個人責任或社會共同責任；(2)採殘補福利制（只照顧窮人）或全面涵蓋制（有照顧需要的都進入，無論經濟狀況），或混合制（又稱社會安全網，有需要者都符合獲得服務的條件，但依經濟狀況不同而有不同的部分負擔）；(3)由政府來決定照顧需要和服務提供方式的程度；(4)財源與永續性；(5)不同服務機構及部門間的協調與整合程度。

說明我國在建構長照體系過程，必須藉由不同機構或專業彼此間夥伴關係之建立，形成有效的資源網絡與專業團隊，實爲社區照顧能否實現

重要基礎（黃源協、陳伶珠、童伊迪，2017），公私協力的夥伴關係更是不能忽略。近年機構式照顧仍持續發生住民權益疏失案例，監察院並就老人機構式照顧提出糾正案，並指出地方政府之聯合稽查、消防安全檢查流於形式，老人福利機構人力不足，用借名灌水違規做法來應付查核。除此，衛生福利部未能充分考量機構的現實條件及合理能力，使得機構耗費許多人力及時間，為因應一百多項評鑑指標、三百多項評鑑基準，排擠老人照顧工作，甚至出現顧問公司代為撰寫資料的怪象，造成評鑑只是虛應故事，另有三家機構違法收容氣切或插管之長者，在衛生管理部分則有藥車上發現諸多藥品已過期（監察院，2016）。

在長照機構常見照顧疏失是納入醫療事故的主因，常見疏失原因諸如不明原因受傷或瘀傷、壓瘡、脫水和營養不良、體重迅速下降或增加、精神損害、多重用藥或不適當用藥、不當約束、跌倒（Hedgecock et al., 2004）；處方藥的疏失（包括：未核對藥物的交互作用和未能在適當的時間給予藥物）、工作人員配備不足和缺乏訓練、濫用醫療約束、醫療照護人力不足、忽略住民、未給予適當的關心等（Studdert et al., 2011）。可知在高齡社會中建立永續、公平長期照顧體系的基礎，並持續促進服務品質，對於老人權益的保障甚為關鍵（衛生福利部，2016），蕭文高（2021）則從我國老人長期照顧機構治理工具之多層次網絡治理進行分析，指出老人照顧機構存在多層次網絡治理失靈現象，包括公私部門網絡互動過程之不信任、缺乏理解與投機行為，以及各層級治理工具（例如：評鑑、收費、機構設立標準等）之僵化性與不足等。

綜上討論可知，長照機構之服務品質除現行督考評鑑文化之體制外，邁向擴大民間參與，發展評鑑制度外的新平衡點，而呈漸進發展狀態為未來趨勢。依Donabedian（1998）品質評量模式，品質指標可分結構、過程和結果三大構面：

(一) 結構指標

如評估組織是否具備充足資源，以提供品質良好醫療照護，包括硬體構造、付費方式和地理位置等因素。

（二）過程指標

　　指偵測診療行為活動或提供照護標準，可近性、提供者的成效（例如：服務的利用性、預防疾病之程度、診斷工作的適當性）、持續性、協調性、團隊工作及適當的工作程序等。

（三）結果指標

　　測量接受醫療照護後，所發生預期性或非預期性事件發生頻率，健康狀況的改變如用藥後疼痛緩解，或生活品質改善。

　　綜整前述可知，近年隨著老人福利法規與機構評鑑制度、獎勵辦法調整，現行的指標即多達74項，且不論大型或小型長照機構標準相同，業者認為過於複雜且難以達成的評鑑指標，對小型或已立案且設立較久的老機構而言，有失公平之虞。間接與客觀性的評估工具，機構視為過多的管制措施可能會對接受委託單位的服務工作者造成多餘的負擔，反而成為不利於控制服務品質的因素。說明評鑑指標雖為確保和提升機構服務品質的重要機制，但在指標建構上過於複雜，對以臨床照顧為優先的照顧工作者造成行政負擔，反而成為不利於服務品質之控制（監察院，2016；王光旭、洪凱龍，2019）。政府是否能以受照護民眾及其家屬的不同視角作為考量、規範及管理機構，落實品質管控及監督機制，此均攸關機構內老人健康安全與機構服務品質，說明我國對長照機構的管理監督機制，究竟能具體反映照顧品質現況之程度為何？是否具有代表性？實應有更深入及多元的探討之必要。

第五節　住宿型機構服務照護補助

　　高齡社會中為能減輕對家庭照顧者之經濟壓力，針對使用住宿式照顧機構者，為減輕被照護者或其家屬之經濟壓力，政府提供以下補助方案。並注意同性質之補助方案不得重複領取，以下說明相關補助內涵：

一、住宿式服務機構使用者稅賦減免及專案補助

　　爲緩解使用機構者及其家屬照顧及經濟負荷，政府採取賦稅減免及專案補助，住宿式服務機構使用者稅賦減免及專案補助配合財政部2019年7月24日《所得稅法》第十七條修正，增列長期照顧特別扣除額，針對適用對象每人每年扣除12萬元。考量較低所得者無法受益或受益較少，衛福部規劃住宿式服務機構使用者補助方案，採申請制，每人每年最高6萬元，每年一次性發放。實際入住機構天數累計達九十天以上符合補助條件者，依稅捐稽徵機關核定2019年度之稅率級距，採階梯式補助，每人最高新臺幣6萬元，採一次性發給，無申報資料或所得稅率0%：補助6萬元；所得稅率5%：補助5.4萬元；所得稅率12%：補助4.56萬元；所得稅率20%或以上者則不符合補助資格。

二、長期照顧服務資源發展獎助辦法

　　衛生福利部（2021）依據《長期照顧服務法》第十四條、第十五條《長期照顧服務資源發展獎助辦法》持續辦理住宿式服務機構品質提升卓越計畫，以穩定住宿式機構之營運規模並永續經營爲目標，進而吸引產業投入、提升住宿式機構服務涵蓋率。檢視我國近年機住宿式服務機構品質提升卓越計畫計畫內容（黃源協、陳伶珠、童伊迪，2017），針對住宿式服務機構，訂定填報資系統資料、改善公共安全、達到適當日常活動空間及照顧品質提升等四類指標，當年度全部達成者給予每床2萬或1萬之獎勵金，並按社會期待逐年修正品質指標項目，提升既有住宿式機構整體服務品質，維護住民受健康照顧權益。執行期程自2020～2023年。執行情形2020年度全數指標通過查核而獲獎勵之機構數共計1,068家，共計6萬1,349萬床，核撥獎勵費用共計11.93億元。

三、減少照護機構住民至醫療機構就醫方案計畫

衛生福利部（2021）為能減少照護機構住民至醫療機構就醫方案計畫內容係為因應嚴重特殊傳染性肺炎，降低頻繁外出就醫可能造成之感染風險，由照護機構與單一醫療機構簽約，專責進行住民健康管理，達成衛福部所訂三項指標之醫療機構及照護機構，給予每月2萬或1萬元之獎勵金。執行情形2022年度核定獎勵照護機構943家及醫療機構866家。2021年度推動重點為媒合照護機構與醫療機構簽訂單一合約。與健保署合作研擬鼓勵醫療機構加入計畫之配套措施。綜上可知，長照機構須藉由擬定各項合理的成本控制方式，長期照護機構經營者要積極布局科技介入照護時代的來臨，在符合各項規定下，方能縮減成本經費。

結論

長照機構團隊建立的溝通與分工機制為落實照顧的關鍵，林慧琦、賴惠英、羅嘉雯（2014）研究指出，交班是長照機構照護過程重要環節，若因不了解對其他團隊照護情形，導致遺漏交班、疏忽及延誤回診等交班不完整狀況，遑論如何能具體回應因身心障礙者及失能者在年齡及需求之個別差異性。長照機構因需執行各項基本身體照護，常被簡化為照護的技巧及維持日常生活之生理需求，住民身心需求的變化與差異性極易在集體式、龐雜瑣碎的日常照顧分工下被忽略。更重要的是，個人化的照顧不是一套技巧或流程，而是一種關懷的意識，強調服務的輸送須符合四項原則：權利（rights）、獨立（independence）、選擇（choice）和融合（inclusion）；亦即服務過程須與服務使用者合作，以便在設計、執行和審查其所獲得的支持時，讓老人能夠擁有更多的選擇權和控制權（Gardner, 2013）。綜上可知，參與、選擇、獨立、自主等關鍵要素，皆為社區照顧實務的主要目標（Itulua-Abumere, 2013; Payne, 1995; Victor, 1997）。

好的照顧能引導正向的結果，如延緩機構住民衰退的速度，理想上的

長期照顧服務系統應包含連續性及整合性之服務，可減少服務障礙、提高服務可近性、增加服務使用者及照顧者的滿意度。檢視我國老人福利機構在法令及評鑑引導下，從輔導立案至今已邁入正式化的階段，未來在實務操作所面臨的挑戰是能否喚起社會對長期照顧的重視及熱情，焦點不僅是被成本如何能最小化所替代。機構如何在「以人為中心」的核心價值下，兼顧效率的管理回應人的多元需求，成為機構提升服務品質時須回應的重要課題。對於第一線的照顧者，機構應提供能有重新認知、意義化及回饋的機會及時間，藉由照顧實務中所發展的智慧與經驗，透過檢討及回應，進一步轉化成為能適用於住民生命經驗、機構屬性適用的照顧服務模式，才能開創多贏局面。

參考資料

中文資料

王文良、盧一帆、張宏哲、劉安琪（2006）。利用PZB與FAHP於養護機構服務品質評估之研究。健康管理學刊，*4*(1)，103-120。

王光旭、洪凱龍（2019）。公私合夥下評鑑制度運作的風險：老人福利機構觀點之探析。國家發展研究，*19*(1)，97-144。

王卓聖（2013）。OECD國家之長期照顧改革策略借鑒及啟示。社區發展季刊，*141*，45-60。

王潔媛（2019）。跨國社福移工的訓練與在地經驗：社會融合觀點。臺大社會工作學刊，*39*，153-204。

全國法規資料庫（2018）。長期照顧服務機構法人條例。2022年5月1日取自https://law.moj.gov.tw/LawClass/LawAll.aspx?pcode=L0070051

全國法規資料庫（2019）。長期照顧服務機構法人財務報告編製準則。2021年5月1日取自https://law.moj.gov.tw/LawClass/LawAll.aspx?pcode=L0070057

全國法規資料庫（2020）。長期照顧服務資源發展獎助辦法。取自https://law.moj.gov.tw/LawClass/LawAll.aspx?pcode=L0070046

全國法規資料庫（2021）。長期照顧服務法。2022年10月5日取自https://law.moj.

gov.tw/LawClass/LawAll.aspx?pcode=L0070040

吳雅琴（2012）。失智過招千百回：機構照顧服務員與失智老人照顧的糾葛與牽絆。花蓮：國立東華大學族群關係與文化學系研究所碩士論文。

吳綵玲（2007）。老人養護機構評鑑的制度化過程——以臺北市歷年評鑑指標為例。臺中：靜宜大學青少年兒童福利學系碩士論文。

呂寶靜（2012）。老人福利服務。臺北：五南。

宋冀寧、宋麗玉（2001）。社會福利機構服務品質相關因素探討之研究以老人自費安養護機構為例。社會政策與社會工作學刊，*5*(2)，175-222。

周麗華（2003）。從臺北市老人長期照顧機構的消長看臺灣老人照顧政策。社區發展季刊，*141*，214-222。

林慧琦、賴惠英、羅嘉雯（2014）。提昇養護中心工作人員交班完整性。長期照護雜誌，*18*(1)，125-138。

張玉龍（2020）。非營利老人福利機構的組織績效與困境：社會影響力觀點的分析。社會政策與社會工作學刊，*24*(2)，95-141。

許佩蓉、張俊喜、林靜宜、林壽惠、李世代（2006）。機構式長期照護綜論。臺灣老年醫學雜誌，*1*(4)，198-215。

許靜如（2006）。長期照護機構外籍監護工工作壓力及相關因素之探討。臺北：國立臺北護理學院長期照護研究所碩士論文。

郭淑珍、邱文宏、胡月娟、賴慧貞（2016）。機構照顧疏失類型分析——以法院判決案例。長期照護雜誌，*20*(3)，269-690。

陳正芬、官有垣（2011）。臺灣機構式長期照顧服務組織屬性與政府相關政策演變之探討。社會政策與社會工作學刊，*15*(1)，91-135。

黃源協、陳伶珠、童伊迪（2017）。個案管理與照顧管理。臺北：雙葉。

監察院（2016）。查核20家老人福利機構竟有18家不合格，嚴重危害老人安全及權益。2021年11月5日取自https://www.cy.gov.tw/News_Content.aspx?n=124&sms=8912&s=7732

劉淑娟（2019）。永續優質長期照護機構的營運。長庚科技學刊，*31*，9-16。

衛生福利部（2016）。長期照顧十年計畫2.0核訂本。2022年4月1日取自https://ltc-learning.org/base/10001/door/co_message/10/10_1051219%E9%95%B7%E7%85%A72.0%E6%A0%B8%E5%AE%9A%E6%9C%AC.pdf

衛生福利部（2017）。長期照顧服務機構設立標準總說明。2022年3月1日取自https://www.mohw.gov.tw/dl-46395-7eae473a-ea4a-4696-8b4f-88155ba96e28.html

衛生福利部（2019）。長期照顧的整體政策藍圖。2022年2月20日取自https://1966.gov.tw/LTC/cp-5198-42393-201.html

衛生福利部（2020）。「長照2.0執行現況及檢討」專案報告。2022年3月7日取自https://www.mohw.gov.tw/dl-64981-86dfd40d-7294-40d6-b914-52ac5483b43d.html

衛生福利部（2020）。衛生福利部109年度住宿式服務機構品質提升卓越計畫（公告修正版）。臺北：衛福部長期照顧司。

衛生福利部（2021）。超高齡社會的長期照顧政策觀點。2022年5月1日取自http://www.tcchm.org.tw/upload/202108252059575093.pdf

衛生福利部（2021）。衛生福利部住宿式服務機構品質提升卓越計畫。2022年5月5日取自https://www.mohw.gov.tw/dl-70896-4b56dfc7-2d6f-496c-9fdd-072e8fa7910c.html

衛生福利部社家署（2017）。公共服務據點整備整建長照衛福據點計畫。2022年3月1日取自https://www.ey.gov.tw/File/E098349EE56DFBE1

衛生福利部社家署（2021）。老人福利機構統計（2020.08）。2022年5月5日取自https://www.sfaa.gov.tw/SFAA/Pages/VDetail.aspx?nodeid=358&pid=460

衛生福利部長期照顧司（2019）。長期照顧司。2021年3月1日取自https://dep.mohw.gov.tw/DOLTC/cp-4173-44312-123.html

衛生福利部統計處（2021）。老人長期照顧、安養機構概況。2021年7月29日取自https://dep.mohw.gov.tw/dos/cp-2977-13854-113.html。

蕭文高（2021）。健全老人長期照顧機構治理工具之多層次網絡治理分析。社會政策與社會工作學刊，*25*(1)，49-91。

英文資料

Bowers, B. J., Esmond, S., & Jacobson, N. (2000). The relationship between staffing and quality in long-term care facilities: Exploring the views of nurse aides. *Journal of Nursing Care Quality*, *14*(4), 55-64.

Buhai, S. L. & Gilliam J. W. Jr. (2003). Honor Thy Mother and Father. *Preventing Elder Abuse through Education and Litigation*, *36*, 565-585.

Mezey, M., Burger, S. G., Bloom, H. G., Bonner, A., Bourbonniere, M., et al. (2005). Experts recommend strategies for strengthening the use of advanced practice nurses in nursing homes. *The American Geriatrics Society*, *53*, 1790-1797.

Harwood, D. G., & Sultzer, D. L. (2002). Life is not worth living: Hopelessness in Alzheimer's disease. *Journal of Geriatric Psychiatry and Neurology*, *15*(1), 38- 43.

Payne, M. (1995). *Social Work and Community Care*. London: Macmillan.

Donabedian, A. (1988). The quality of care: How can it be assessed? *JAMA*. *260*(12), 1743-1748.

Gardner, A. (2013). *Person-centred Practice*. In M. Davies (Ed.), *The Blackwell Companion to Social Work* (4th ed.), 459-462. West Sussex: John Wiley & Sons.

Hedgecock, D. K., Oakley, M. L., Johnson, C. E., Salmon, J. R., Polivka, L, & Hyer, K. (2004). Nursing home litigation: A ten-year analysis of one metropolitan Florida County. *Long-Term Care Interface*, *4*(11), 17-21.

Itulua-Abumere, F. (2013). The impact of community care policy on older people in Britain: 1970s-1982s. *Open Journal of Social Science Research*, *1*(4), 94-98.

Novak, M. (2009). *Issues in Aging* (2nd ed.). Boston: Person Education.

Studdert, D. M., Spittal, M. J., Mello, M. M., O'Malley, J., & Stevenson, D. G. (2011). Relationship between quality of care and negligence litigation in nursing homes. *The New England Journal of Medicine*, *364*(13), 1243-1250.

Stevenson, D. G., & Studdert, D. M. (2003). The rise of nursing home litigation: Findings from a national survey of attorneys. *Health Affairs*, 22(2), 219-229.

Swartz, K. (2013). Searching for a balance of responsibilities: OECD countries' changing elderly assistance policies. *Annu Rev Public Health*, *34*, 397-412.

Victor, C. R. (1997). *Community Care and Older People*. London: Stanley Thornes.

Wellin, C., & Jaffe, D. J. (2004). In Search of Personal Care: Challenges to Identity Support in Residential Care for Elders with Cognitive Illness. *Journal of Aging Studies*, *18*(3), 275-295.

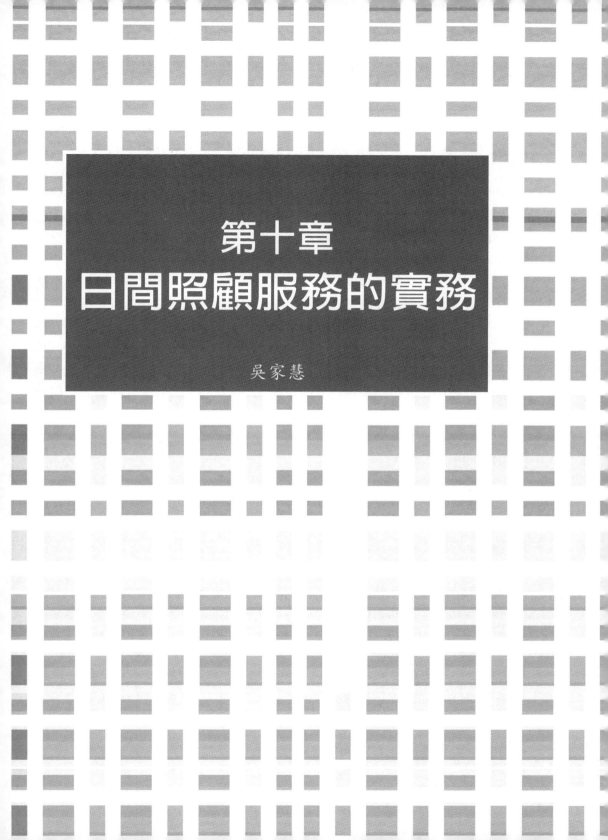

第十章
日間照顧服務的實務

吳家慧

前言

  提供日間照顧服務的場域大多稱為「日間照顧服務中心」（以下簡稱日照中心），但也有的縣市例如新北市稱提供此服務的場域為「公共托老中心」並分區為機構式（附設在機構或是醫院體系內的）、社區式（在社區中獨立存在）和據點式（從區民活動中心、社區關懷據點轉型日照型態，但是量能不像社區式那麼足夠）。而截至2021年12月底，全國雖已有600間日照中心，但總目標為814個學區每個學區都至少要有一間日照中心，故尚有努力的空間（衛生福利部，2022）。

  而衛生福利部（以下簡稱衛福部）於 2015 年開始試辦「小規模多機能中心」也結合日間照護、居家服務及喘息住宿三大服務的社區據點。以日照中心為基礎，擴充居家照顧和臨時夜宿服務，讓長者可以有更多元的服務選擇，但以目前日照中心包月托老的方式，與日本小規模多機能「依據使用者的不同需求勾選不同服務」的用意是相矛盾的，因「小規模多機能」原本的概念是讓長輩們方便在社區生活，住在自己家中，有需要時就近在社區中選用想要的服務，或把照顧服務從中心送到家裡。在此概念之下，臺灣目前日照服務讓長輩來到中心「吃到飽」的做法還是有滾動修正的空間。

  除此之外，提供18歲以上64歲以下失能身心障礙者日間照顧服務減緩失能情形及提升社會參與機會的場域也稱為日照中心（身障社區長照機構），其服務費用的請領也須符合《長期照顧服務法》（以下簡稱《長照法》），以下於表10-1服務項目進行比較。

  從表10-1可以看出長輩和身障的日間照顧的異同，其相同之處在於希望讓服務對象能在熟悉的社區得到照顧外，也提供家屬專業服務以減輕其負擔與維持或增進服務對象的生活功能；而差異當然就來自於受託對象年齡與身心狀況導致的限制不同，因此在服務提供和場域規劃設計和家屬期待上就會有明顯差異。

表10-1　老人與身障社區長照機構差異整理表

	老人社區長照機構	身障社區長照機構（日間照顧）
服務對象	1. 設籍該縣市65歲以上失能長者與50歲以上失智者。 2. 未接受機構收容安置、未聘僱看護（傭）、未領有政府提供之特別照顧津貼或其他照顧費用補助者。 3. 因早發性失智者數量日增，也有的縣市的日間照顧開始規劃受託50歲以下的失智者（例如：臺北市的廣慈日照）。	1. 設籍該縣市18歲以上64歲以下失能身心障礙者並評定具使用長期照顧服務資格。 2. 目前未經身心障礙日間機構收托，或未於身心障礙二十四小時住宿型機構入住者，未接受機構式照顧、聘僱看護或其他相關照顧服務。 3. 因身障類別眾多故會依著承辦單位原本之服務特色與強項會有所篩選。
CMS等級	基本上以二至六級為主但會視實際狀況再評估。	二至八級。
服務內容	1. 個案照顧管理。 2. 生活照顧。 3. 護理服務及安全維護。 4. 輔療活動：認知、感官、懷舊、音樂、藝術等。 5. 家屬服務：教育課程、聯誼活動、支持性團體等。 6. 長者定位系統採雲端智慧。化科技整合系統。 7. 交通接送服務。	1. 個案照顧管理。 2. 身體及生活照顧服務。 3. 協助及促進自我照顧能力。 4. 輔具衛教及操作指導。 5. 辦理預防及延緩失能程度惡化之各項活動。 6. 家屬服務：臨時及短期照顧、喘息服務與權益維護。 7. 依個案或家屬需求提供或連結交通接送服務。
收托現況	尤其是城市的日照大多供不應求，普遍存在挑案收托的狀況。	大多有滿案的困難，以實務經驗初探原因應是身障的主要照顧者對於「照顧或照護」等名詞排斥。

　　此外，長輩的日照中心大多供不應求，想要受托通常需要排隊候補，但身障的日照中心至今仍有收托不足的問題，造成這個差異的因素雖然多元，但其中以主要照顧者對於「照顧」兩字的接受度影響最為明顯。對於長輩的家屬來說，讓家中的長者白天在專業的地方「被照顧」是相對放心的選擇，但對於身障者的家屬來說，進入長照機構「被照顧」似乎就

代表者身障者被宣告要停止學習沒有進步的可能了，所以身障者的家屬較習慣讓身障者到小作所等身障機構進行學習而較排斥進入日間中心，也就是這樣的認知讓目前身障的日照中心在經營上面臨不小的挑戰。

因著上述差異和服務的運作模式尚在滾動中，故本章節未包含小規機與身障型日照，只針對基本的日間照顧服務內容的發展沿革（起源、重大變化整理）、發展現況（政策規範、實務狀況、常見案例類型與處遇建議）、品質管理（評鑑標準內容與說明），以及督導與專業進行整理說明，內容著重在讓讀者了解日照基本的服務運作以及最初的發展與服務內容演變的始末。

一、發展沿革

(一) 起源

長照2.0推展至今，社區式長期照護提供服務理念不外乎期盼透過共老（aging together），讓長者與他人保持連繫，避免孤獨感，降低社會排除，增進社會融合（張淑卿，2020）。

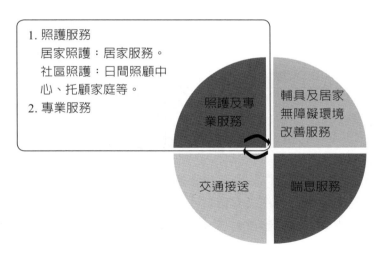

1. 照護服務
   居家照護：居家服務。
   社區照護：日間照顧中心、托顧家庭等。
2. 專業服務

照護及專業服務

輔具及居家無障礙環境改善服務

交通接送

喘息服務

圖10-1　社區照護於長照2.0的位置圖

《長服法》施行細則第三條中所指的日間照顧是讓長期照護服務對象於日間往返社區式長照機構，接受身體與日常生活照顧及其他多元服務，且於《長服法》第九條第二款說明社區式照護服務係於社區設置一定場所及設施，提供日間照顧、家庭托顧、臨時住宿、團體家屋、小規模多機能及其他整合性等服務（圖10-1）。

（二）演化

臺灣的日間照顧發展的歷程分為社政和衛政單位主管，各自的發展重點如表10-2。

表10-2　日間照顧服務於社、衛政之演化表

社政		衛政	
年分	實施內容	年分	實施內容
1985年	臺南市松柏中心開辦。	1990年	省立豐原醫院開辦日間照顧室。
1987年	內政部開始獎助各縣市政府及安養護機構辦理。	1993年	公布《護理機構設置標準》使居家護理、護理之家、日間照護等機構設立於法有據。
1995年	內政部將日間托老服務納入社會福利服務補助項目。	1996年	委辦「護理之家建築規劃指引推廣運用計畫」，輔導公立醫院籌設護理之家暨日間照護服務。
1998年	行政院核定「加強長輩安養服務方案」由內政部執行並加強推動日間照顧資源的發展。訂定長輩福利機構設立標準開始透過法規對其照顧服務模式採機構式管理。	1997年	衛生署發表「衛生白皮書——跨世紀衛生建設」以居家式、社區式照護服務為主（70%），機構式為輔（30%）。《長輩福利法》修法，將日間照顧列為長輩服務機構服務項目之一。
1999年	日間托老服務補助項目修正為日間照顧服務並以照顧失能長輩為主軸。	1998年	長輩長期照護三年計畫，強調在地老化理念推展偏遠鄉村日照服務。
2005年	納入長期照顧服務計畫——照顧服務項目下。	2001年	新世紀健康照護計畫，充實社區照護資源。

參考資料：社政整理自呂寶靜（2012）、程少筱（2005）；衛政整理自曾媁秀（2013）。

二、發展現況

(一) 政策規範（不同經營方式）（圖 10-2）

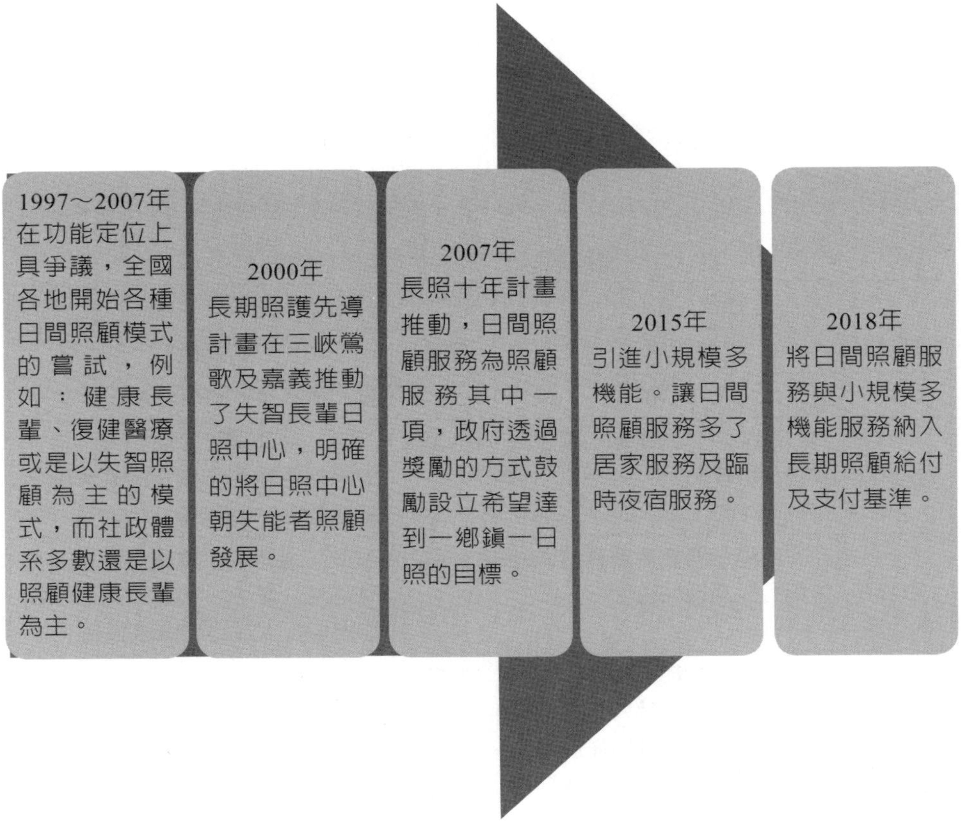

| 1997～2007年 在功能定位上具爭議，全國各地開始各種日間照顧模式的嘗試，例如：健康長輩、復健醫療或是以失智照顧為主的模式，而社政體系多數還是以照顧健康長輩為主。 | 2000年 長期照護先導計畫在三峽鶯歌及嘉義推動了失智長輩日照中心，明確的將日照中心朝失能者照顧發展。 | 2007年 長照十年計畫推動，日間照顧服務為照顧服務其中一項，政府透過獎勵的方式鼓勵設立希望達到一鄉鎮一日照的目標。 | 2015年 引進小規模多機能。讓日間照顧服務多了居家服務及臨時夜宿服務。 | 2018年 將日間照顧服務與小規模多機能服務納入長期照顧給付及支付基準。 |

圖10-2　政策規範下的日間照顧服務發展

（二）實務狀況

1.服務人數（表10-3）

表10-3　服務人數表　　　　　　　　　單位：人

年分＼項目	2012	2015	2019	2020
日間照顧服務	1,780	2,993	10,018	13,619

2.服務間數（表10-4）

表10-4　服務間數表　　　　　　　　　單位：間

年分＼項目	2012	2015	2019	2020	2022
日間照顧服務	83	171	459	600	764

資料來源：衛生福利部統計專區（2023）。

3.服務內容

　　《長照法》明文規定社區式長期照顧服務具體提供內容為：(1)身體照顧服務；(2)日常生活照顧服務；(3)臨時住宿服務；(4)餐飲及營養服務；(5)輔具服務；(6)心理支持服務；(7)醫事照護服務；(8)交通接送服務；(9)社會參與服務；(10)預防引起其他失能或加重失能服務；(11)其他中央主管機關認定以社區為導向所提供與長照有關之服務（圖10-3）。

4.相關規定

(1)《長照法》及施行細則

　　① 場地與設施要符合設立標準：第九條和第十一條明定社區式長照服務應於社區設置一定場所及設施，因此需要符合長期照顧服務機構設立標準。

　　② 餐飲服務：餐飲和營養服務不一定要由機構自行提供，也可以由符合食品衛生安全的團膳或餐廳供餐，或是由機構的廚房準備再供應其他需要的單位，而這點會大大影響空間和設備的規劃，因為如果要自行供膳就需要有貯藏冷凍冷藏配膳餐具清潔烹調等設

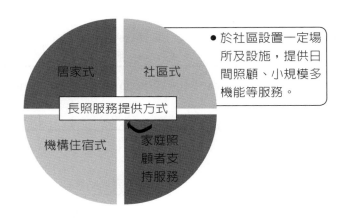

圖10-3　長照服務提供方式圖

備，如果沒有就以加熱為主，但近年來，社區照顧很強調代間共融與社會參與，在廚房的設備上若能有可以製作點心例如烤箱等等的配備應能讓相關方案設計更加多元，但這要和日照中心在規劃時的照顧特色與定位相結合（例如：有無想要維持服務對象的某些功能）就要跟著規劃相關設施設備。

③ 交通接送服務：可與具備復康巴士功能的車行合作或是購置，如要購置，目前衛生福利部補助每一機構95萬元購置日間照顧交通車，但須在取得立案證書後才能向縣市政府申請。

④ 每日最高服務人數：每日最多服務六十人，但每三十人使用區域應有固定隔間（應為具有隔間效果的固定物品日後要拆除或移動都可，例如：矮櫃屏風，不用是分間牆）及獨立空間。

⑤ 每人所需面積。

⑥ 純作日照建議服務二十人以上較能有獲利的空間。

⑦ 每一空間內都要有一處多功能活動空間（休閒交誼、用餐、訓練、活動）（表10-5）。

表10-5　受托空間規範標準

項目	規範
樓地板面積（三十人60坪）	使用執照面積扣除室內停車空間及員工宿舍後每人至少6.6平方公尺（2坪）。
日常活動場所面積（三十人40坪）	在既有的樓地板面積內計算走廊、多功能活動室、休閒交誼空間、客廳、餐廳與其他活動空間每人至少要有4平方公尺（1.331坪）。

⑧ 在寢室和每一處衛浴設備上會要求門淨寬80公分以上，並要符合無障礙設施設，一棟建築物內要一間無障礙廁所，依據2019年臺北市社會局評鑑標準，這間無障礙廁所內也要有無障礙衛浴設施和位置並空間得宜。

⑨ 法規無特別規定休憩空間，故不一定要休息區（室），可視空間大小和實務需要來購置適合的沙發椅或陪客椅，午間睡眠也視服務對象狀況調整不特別要求和規定要午睡（怕影響夜間睡眠），但要注意人力工時與輪休的排班。

⑩ 辦公空間和個案紀錄放置設施（需可上鎖）。

⑪ 工作人員與職掌（範例）（表10-6）。

表10-6　工作職掌表

職稱	專兼任	工作執掌
主任	專任一名	綜理業務、人員督導、服務管理、人事管理、品質確保、年度計畫執行、企劃與宣導。
社工	專任一名	接案評估、行為問題因應、資源連結、家屬支持服務、活動規劃執行、志工招募管理。
護理	專任一名	收案評估、護理計畫與執行、疾病與護理照護／生命跡象監測／藥物管理、衛教與諮詢、服務員管理、就醫協調。
服務員	專任	個別化日常生活照顧、個人清潔與、進食協助、環境維持、情緒支持、活動帶領、交通協助。
司機／行政	專任一名	服務對象交通接送、中心交辦行政業務。

職稱	專兼任	工作執掌
廚師	專或兼任一名	管理廚房作業、確保廚房與設備清潔堪用、食材進貨／貯槽存／管理等。
職能治療	外聘	評估個案活動功能、量身訂製相關或個別化活動、活動設計與帶領、進行功能分組與單元照顧、訓練活動人員。
物理治療	外聘	復能評估／計畫擬定／計畫執行／評值、團體活動規劃、衛教與協助服務員和家屬執行復能計畫。
營養師	外聘	中心的循環菜單規劃與落實監督、個案營養需求與問題評估和計畫擬定與執行、監控營養狀況與照護。

　　依規定社工師或護理師其中一名專任即可，所以實務上通常主任若為社工專業就會同時兼任社工師，再聘專任護理師一名（相反亦之）但須注意會不會跨專業合作的能力是否能提高服務品質。此外，因為服務品質與成本控制需平衡的關係，營養師皆會以外聘方式（以時數計算）合作；在職能治療師與物理治療師兩個專業的合作選擇上，職能治療師可提供較多協助，故會有日照中心僅與職能治療師合作。

⑫ 其他空間配置重點

　　a. 運用活動隔間讓場地可靈活運用。

　　b. 需設一個獨立空間讓躁動的服務對象可單獨休息的安靜室（未使用時可當會談室），需有方便工作人員從外部可觀察的透明玻璃窗（但不可有窗簾），牆面也必須貼有防撞海綿，可備有抱枕、隱藏式喇叭（可善用音樂）等器材安定躁動情緒。

　　c. 避免使用鏡面使失智的服務對象產生幻覺。

　　d. 避面地面設計有高低落差，可使用有明顯差異的材質來做空間區隔辨識。

　　e. 沙發旁要留空間給坐輪椅者可靠進參與的空間。

　　f. 營造記憶點空間讓服務對象可舒緩情緒，例如：某社區特色公園或是懷舊場景。

5. 長期照護服務機構設立許可及管理辦法
  (1) 第三條載明，個人、法人（財團法人、社團法人、公司法人）及團體均可申請設立或附設長照機構（代表營利事業可以提供居家或社區式長照服務）。
  (2) 住宿式機構僅能由財團或社團長照法人申請。
  (3) 合適空間取得。

　　需先確認土地的使用分區是否允許可以作為長期照護服務機構使用，而內政部2017年12月21日內授營都字第1060819978號函指出長期照顧服務機構歸屬「社會福利設施」。

(三) 常見案例類型與處遇建議

1. 服務對象陳年舊習影響受托品質
　　服務對象在進到日照受托前大多有自己的生活習慣，其中有些會傷身的習性因為家屬的包容或根本不知道服務對象有此習慣而一直維持，到了進日照中心才凸顯出問題。

> **服務對象資料：**
> CMS等級三、70多歲，退休前為海巡署工作人員，工作性質需應酬喝酒使其養成喝酒習慣。
> **表面問題：**
> 服務對象因失智開始出現：(1)帶酒到中心喝；(2)帶小刀到日照中心，工作人員屢勸不聽的違規行為。
> **問題說明：**
> 服務對象未進日照中心前即有酗酒的病史，但在入住評估時家屬並未主動告知，服務對象初到日照的前半年也未出現問題，但隨著服務對象身心狀況的退化，短期記憶越來越差，其更常記得過往的行為和生活，故開始出現上述違規行為並影響到日照的其他服務對象。
> **處遇方法建議：**
> 1. 由護理師和案家屬說明服務對象退化狀況並請案家屬帶服務對象就

醫取得醫囑以便供後續處遇或照顧計畫的擬定依據。

2. 由社工師和服務對象會談，除了了解服務對象對違規行為的看法和對現況的認知外，也讓其了解必須遵守的受托規範和專業團隊可以給予的協助，希望幫助服務對象停止違規行為。

3. 但如果服務對象已經無法理解和無法停止違規行為，即可轉由A個管再評估適合的照顧服務或是由案家屬另覓適合的照顧方式（家人照顧或住宿型或外籍看護等）。

2.服務對象過度干涉其他受托對象

服務對象資料：

服務對象A的CMS等級四、70多歲、女性，家庭支持系統強，經濟狀況無虞，高中學歷，受托時間兩年。

服務對象B的CMS等級五、80多歲、男性，家庭支持系統弱，經濟狀況無虞，未受過國民教育，受托時間六個月。

表面問題：

服務對象A因個性特質和生活習慣使然，會主動關心甚至干涉其他服務對象（尤其是功能較弱CMS等級更高的）在日照中心的生活方式，讓服務對象B感到壓力過大並引發焦慮，因此開始產生亂拿別人的東西等行為問題。

問題說明：

服務對象A在家中就是一個主導者，對於家中的布置擺設、孩子的教育方式或是用餐禮儀都有其規範和要求，對於看不順眼的人事物都會直言不諱並會主動要求對方更正調整，並認為這是自己一種為對方好的行為，專業人員如果好言相勸希望她尊重別人的行為模式，她就會生悶氣或是拒絕再到日照中心，而家屬也就必須請假在家陪伴和照顧，突增困擾。

處遇方法建議：

1. 先讓服務對象A到其他桌擔任桌長，讓其注意力能暫時離開服務對

象B，但通常A和B都會因為自身習慣而常常坐回原來位置，故需要專業人員持續一段時間的協助讓其建立新的座位習慣才能有效調整。

2. 由日照中心的社工師和家屬會談，深入了解服務對象A過往在團隊中生活的行為模式，同理服務對象A會習慣以掌控他人的方式來累積自己在團隊裡的成就感與安全感並很怕被忽視。

3. 社工師評估出服務對象A行為議題背後的原因，和中心主任報告後召開照顧計畫討論會議，由護理師確認其生理狀況可以負荷的程度，職能治療師評估精細動作協調能力建議可以讓其參與的工作，照顧服務員說明在照顧的過程中發現到服務對象A擅長和有興趣的事務，共同討論設計出可以讓其參與的日照中心運作項目，例如：照顧服務員發現服務對象A很喜歡做菜（從其有興趣的事物開始），所以社工師邀請服務對象A示範挑菜的工作讓其他服務對象學習（讓其感到被尊重），頻率依護理師建議（避免過度勞累）、菜的種類和挑菜的方式由職能治療師建議（避免因此產生挫折感）並將此計畫和家屬說明後執行。

4. 社工師觀察並評估上述方式能有效轉移服務對象A到處干涉他人的行為並且讓其轉移注意力開始思考自己還可以幫忙示範什麼來減輕專業人員的照顧負荷，社工師也會定時將執行成效讓家屬了解，讓家屬也能參與，在可以的範圍內讓服務對象擁有對自己生活主導權的安全感。

3.服務過程發現服務對象遭遇家暴

　　日照服務是由專業人員與家屬共同接力才能達到成效的照顧服務，專業人員可經由細心觀察和敏感服務對象狀態的差異來覺察出可能存在的家暴事件。

服務對象資料：
服務對象CMS等級四、女性；輕度失智，無法自行出門上交通車到日

照中心須案女婿協助。

表面問題：

專業人員發現服務對象身上有不明傷痕，與案女確認後得知是同住的案女婿所為故通報家防中心。

問題說明：

經了解，案女婿的工作在夜間，早上是其睡覺休息的時段，但因為需要協助服務對象出門到日照中心所以無法好好休息，案女婿希望能送服務對象到住宿型機構以避免影響自己的生活品質，但案女不願意，覺得還是日照中心的照顧方式最適合，在雙方無法達成共識的狀況下，案女婿因長期無法好好休息而開始對服務對象施予暴力。

處遇方法建議：

1. 使用半日托加居家服務。讓服務對象上午在家由居家照顧服務員協助，等案女婿睡到中午精神恢復後再協助服務對象到日照中心。

2. 調整長照服務項目只是減少暴力產生的因子，但案女婿真正的期待是可以由住宿型機構來取代家屬的照顧責任，但案女仍然希望在自己的工作、婚姻與親情三方面取得平衡，三方的關係其實已經到達緊繃的狀態，所以暴力行為只是冰山一角。此案雖已通報家防中心，但日照中心的社工師仍可視狀況主動了解後續處遇結果，以便運用與服務對象和案家屬的信任關係做必要的處遇協助。

3. 此外，因為服務對象相對弱勢，難以主導自己的照顧模式，故社工師還是要擬定處遇計畫協助案家屬多為了解服務對象的想法，即便因為經濟或照顧資源等因素無法依照服務對象所願，但至少讓服務對象參與部分選擇（例如：住哪一間住宿型機構和有無最低限度的要求）。

4. 照顧者的意見相左是很常出現的照顧議題，施暴的行為絕對不能姑息，但一味的譴責也無法解決問題，社工師嘗試協助案女和案女婿彼此敞開心胸把心中擔心和困惑的事提出分享和討論，案女因此了解了案女婿很擔心因為要照顧服務對象而影響了兩人的婚姻，而案女是因為不想被家中親朋指責「不孝」而拒絕考慮將服務對象送到

住宿型機構，彼此了解後，兩人找到了一個都認同的照顧方式，也平息的這場風波。

4.個人獨處需求與社會參與的重要

就算再尊重服務使用者的日常生活作息，日間照顧服務還是希望促進團體互動，服務使用者原本的個性與失智後可能變化的性格都考驗著服務人員如何在服務對象獨處需求與社會參與間達到平衡。

服務對象資料：

CMS等級三、男性、70多歲，行動稍有不便，食慾不振常常不想進食，退休前為公務機構主管，個性較為嚴謹，剛受托一星期左右。

表面問題：

因家屬擔心服務對象白天一個人在家未能穩定進食，性格也會越來越孤僻故將長輩送至日照中心。

問題說明：

服務對象自述年輕時忙於工作，公務員主管的角色讓其習慣謹慎的面對所有的還不熟悉的人事物，久而久之也養成了嚴謹的個性，也不覺得有什麼不妥。至於進食，因為覺得現在的自己不事生產，不要浪費錢，所以不餓就不吃，之後漸漸也就習慣了……。

處遇方法建議：

1. 由社工師先協助家屬和服務對象溝通關於日常飲食和人際關係好壞標準的定義，讓雙方都理解彼此的擔憂和需要（例如：家屬擔心服務對象沒有正常飲食與社交會生病，而服務對象擔心造成子女負擔）該如何找出讓彼此都覺得安心舒服的照顧方式。

2. 由護理師評估服務對象的身體狀況。

3. 可評估服務對象有無心理諮商的需求。

4. 由營養師就服務對象的狀況提出飲食建議。

5. 最後由社工師統整各專業的建議與家屬和服務對象共同討論出在家裡和在日照的飲食方式，循序漸進地讓服務對象適應新的照顧方式

並理解照顧好自己的身心就是不帶給子女負擔最好的方法。此外，只要確認服務對象沒有需要協助的心理議題，就尊重服務對象對於人際關係和社交互動的方式，尊重其對環境的適應時間，工作人員也會在旁觀察視需要提供協助，就算讓服務對象獨自進行喜歡的活動也沒有關係，因為如果就此引發其他服務對象也想要加入，而服務對象也是願意的，就可以在很自然的狀況下發展屬於他自己在日照中心的社交圈。

5. 被照顧的權益與可被開發之價值

曾有日照中心讓服務對象參與製作產品，或規劃讓功能較好的服務使用者去協助或照顧其他服務對象都易引發社會大眾質疑是不是在剝削服務對象或賺取不當利益。這與「花錢是請人照顧，不是要他自己動手做」的固有觀念有關，也讓照顧服務的設計受限。

服務對象資料：
CMS等級三、女性、68歲，行動雖稍有不便但個性熱心助人，常主動表示可以幫忙其他服務對象或是工作人員。

表面問題：
家屬認為服務對象至日照中心就是要被「照顧」的，所有的受托者都是繳了費用來被服務，為什麼自己的長輩要去服務別人？

問題說明：
服務對象功能相對良好，也自述個性就閒不下來，如果不找點事情忙會覺得時間很難熬，而且幫助別人會覺得自己還有用，被感謝會心情愉悅，不知道為什麼大家都只要她休息不讓她幫忙……。

處遇方法建議：
1. 由社工師和家屬會談，從同理家屬是為服務對象著想的心意為出發點去提醒家屬，尊重服務對象的心意和待人處事習慣對服務對象來說會是最好的照顧模式，但日照服務人員都會隨時觀察以確保服務對象給他人的幫忙不會超出其負荷能力。

2. 由社工師帶領家屬和服務對象一起討論出讓家屬放心服務對象也開
   心並且符合日照中心照顧精神的三贏的照顧方式，例如：服務對象
   雖可以助人但不能過度勉強，工作人員提醒需要休息時就要休息。
   此外，服務對象本來有興趣參與的活動也不能因為要助人而捨棄或
   耽誤，還是要以自身需求為最重要考量。

6. 照顧對象交友習慣對照顧的影響

　　服務對象在進入日照前會有自己一套應對人際關係壓力的方式，因為
相信自己的方式是擁有好人緣的不二法門，故當面對自己與人互動的方式
有需要調整的時候常會產生焦慮感，也易引發生理問題。

服務對象資料：
CMS等級二、女性、70多歲，有腸躁症常常會拉肚子需要服務人員協
助清理，退休前的職業為鄰長。
表面問題：
服務對象喜歡帶各式零食和飲料到日照中心分給其他人，導致自己拉
肚子以及其他人因想吃零食而不願正常用餐。
問題說明：
服務對象喜歡交朋友，喜歡到日照中心生活，但因為過往鄰長的角色
讓她習慣用食物來拉攏人心，也把這樣的習慣帶進日照，因此造成其
他服務對象家屬的微詞，也增加了照顧人員的工作負荷。
處遇方法建議：
由社工師和服務對象會談，得知服務對象因為擔心沒有朋友而感到焦
慮，自己也喜歡買，故想用分享食物這個她認為可以快速得到好人緣
的方法來與人互動，社工師和服務對象表示了解，並表示承諾會協助
服務對象融入團體。此外，社工師也和其約法三章，只要服務對象沒
有帶零食到中心，週五的時候就會帶服務對象到附近的商店購物，讓
她在時間內可以享受購物樂趣。

7. 日照中心發生緊急事件處理範例

　　緊急事件係指突然爆發的特殊事件，需要妥善處理不然會對機構的聲譽和信用造成不可抹滅的傷害的事件和活動。中心也必須建制危機事件處理流程包含災害、長輩走失、跌倒、緊急傷病、體溫異常、交通事故等等情形，若發生緊急事件可讓工作同仁可依據處理流程處理不會有所疏漏或因此造成更嚴重的傷害。

服務對象資料：
CMS等級三、男性、75歲，失智，公務員退休。

表面問題：
服務對象退休前生活規律，退休後失智還是常常提著公事包說要去上班，進日照受托後還是常常會發生這樣的狀況。

問題說明：
服務對象本是個喜歡安靜獨處的人，所以當工作人員熱情邀請其參加活動時其大多拒絕，工作人員也都還是尊重其選擇，故服務對象較常自己坐在交誼廳寫字或是聽歌，與人互動較少，一陣子下來受托狀況也算穩定，但有一天服務對象卻趁工作人員分頭忙碌的時候推開日照大門到了社區遊走……。

處遇方法建議：
1. 在不影響中心照顧安全的狀況下馬上分配人力至社區尋找服務對象。
2. 通知里長（或其他社區資源）協助尋找。
3. 由社工師通知家屬說明事件發生經過與目前處理狀況和因應計畫，先和家屬合作評估出服務對象可能遊走的方向和去處。
4. 和主管報告事件經過與處理狀況，並同步通報主管機關並告知事件處理進度。
5. 服務對象若能快速順利找到，需先安撫服務對象的情緒並確認有無外傷並在第一時間告知家屬並確認家屬對於後續處理的要求（例如：送醫檢查）。

6. 緊急事件處理告一段落後，主管和工作人員須召開檢討會討論改進方法，並且確認其他服務對象的心情是否有受到此緊急事件的影響並進行相關補救措施。
7. 再次主動和家屬說明與致歉並進行後續預防方式的說明已資能取得家屬的信任讓家屬放心。

(四) 服務提供原則對應的服務方式與挑戰及調整方法 (表 10-7)

表10-7 服務原則與實務因應對照表

服務提供原則	服務方式舉例	實務上可能遇到的問題和建議的調整方式
重視個人生命歷程與生活習性以延續其熟悉的生活模式	生命故事書 請家屬協助提供素材，面向可囊括各種能引發服務對象共鳴的內容，例如：求學、工作、比賽經歷、戀愛結婚、興趣喜好，讓專業服務人員在規劃設計活動（尤其是個別化設計）與安撫情緒時可以運用。 例如：生命故事書中可以蒐集服務對象最害怕和最喜歡的東西，害怕的東西可提前規避，喜歡的東西可以事先準備用在信任關係建立或情緒安撫上，如果服務對象喜歡的東西不那麼適合出現在日照中心例如賭博，專業工作人員也可另外設計可以替代的遊戲來協助服務使用者轉移注意力。	有的家屬無法提供相關素材供製作，但可以口頭敘說服務使用者過往的人生經驗供整理（或是運用會談技巧引領家屬述說），專業工作者可帶領社工實習生在旁記錄並將這些敘說的內容運用創意來呈現，例如：圖畫、故事。

服務提供原則	服務方式舉例	實務上可能遇到的問題和建議的調整方式
主體是服務對象，專業工作者擔任陪伴支持的角色是其共生夥伴	團體生活最容易讓服務對象和家屬擔心的就是須配合團體作息而放棄個人習慣的生活模式。在真實的照顧情境中，專業工作者會鼓勵服務對象參與各項有目的的活動，以藉機觀察他們的反應。專業工作者曾於陪伴支持的過程中發現家屬不曾發現的小細節，或提早發現照顧對象不尋常的行為反應，甚或者主動發掘到家屬的照顧負荷過重，發揮了提早介入的功能而達到避免長照悲歌發生的成效。	實務工作中較常發生的挑戰是專業工作者為了完成工作，會容易忘記服務對象才是主體的原則，會希望大家都配合團隊規則走，這個時候，需要先排除專業工作者工作進行上的困難後再對其進行倫理價值的學習和提醒。例如：先照顧好工作者，工作者才有可能照顧好服務對象的概念去： 1. 挹注人力（志工）物力（相關設備）資源讓服務負荷合理化。 2. 重新檢視工作流程去蕪存菁並找出最有效能的服務方式。 3. 讓所有專業工作者參與服務決策，從他們的直接服務經驗中找到最好最快速達到目標的方法。 4. 在服務對象單獨活動時也要分配好關注的人力，避免有服務對象被邊緣化或忽略。
讓服務對象和家屬從日照的照顧中發掘自己的價值、建立自立與自信	盤點每位服務對象須維持和可開發的能力有哪些，將活動融入日常生活中，例如：讓服務對象參與菜色的選擇、摘菜、洗菜、整理菜、鋪餐巾擺碗筷、邀請其他成員用餐、參加活動。	最常發生的挑戰在於和家屬的溝通，部分家屬會認為，繳錢將長輩送至中心就是為了可以讓他們享清福，怎麼還可以要他們做事或者服務他人。所以須先和家屬溝通，讓其了解維持服務對象功能的重要性。

服務提供原則	服務方式舉例	實務上可能遇到的問題和建議的調整方式
幫助服務對象在熟悉的社區中與不同年齡層的鄰居保持交流，維持社會參與能力	1. 代間交流 服務學習營。 2. 在地文化交流 　(1)在地故事採集計畫。 　(2)跨越年齡限制、傳遞生命故事：長者故事班，由果陀劇場的專業講師帶領長者挖掘生命故事。 3. 外出用餐 事先拜訪蒐集友善店家（老闆有意願場地適合價格合理），將服務使用者的用餐場地轉移至餐廳，讓服務使用者可以向過往一樣有機會到外面用餐，除了增加餐點的豐富度和新鮮感，也增進長輩的社會參與。	開發友善店家會是這類服務進行的重要挑戰，建立友善社會還是一個需要持續努力的目標，但開門做生意的店家也會擔心友善了服務對象但影響了日常生意。因此，如何雙贏就很重要。實務工作中，專業工作者會從場地適合且常消費的店家開始，主動說明合作對雙方的好處和會負責排除問題，也提供回饋店家的方式。例如：可運用中心辦理活動時幫店家行銷，協助其建立良好商譽，讓社區民眾對於商家有正面的印象，也可讓商家藉由服務的機會多為認識長照服務對象，進而開發出新的商機。
讓服務對象和家屬擁有一定的自主決定權、不受限於課程或預定的活動的安排	針對無意願或無法快速融入和參與活動的服務使用者思考出適合他們的日常活動，例如：寫字、聽音樂、撲克牌接龍、象棋、聽書等，舉凡服務使用者原本日常會做的事都可拆解其中一部分來讓服務使用者作選擇。	這類的服務對象大多比較慢熟或退化狀況較明顯，在等待其適應願意與大家互動的歷程中可能會讓服務對象難以對日照的服務產生認同而造成服務中斷，故在尊重意願之餘也要抓緊機會用其可以接受的步調嘗試讓服務對象與人互動。
重視生活機能維持或提高醫療性照護，強調健康維護與復能	1. 增加體適能活動。 2. 善用智慧科技。 3. 跨專業合作找出更多照顧的可能性。	須有效過濾合作資源的合作意向，盡到資源開發又能保護服務對象權益的責任。

三、品質管理

(一) 評鑑標準內容與說明

1. 個案權益保障

(1) 服務資訊公開：需確認資訊有無更新。

(2) 意見反應／申訴機制的訂定與處理情形並每年有分析檢討與檢討結果相符之改善方案。

(3) 服務契約簽訂情形：需有五天審閱期並且契約內容與公告內容相符。

(4) 個人資料管理與保密性：須參照《個人資料保護法》規定，例如：肖像權同意書；個別有密碼外也不可將密碼貼於公開處，例如：電腦螢幕。

2. 專業照護品質

(1) 評估與處遇

① 服務對象評估：至少每六個月評估一次需求。

② 照顧計畫：需於評估後的七個工作天完成。

③ 追蹤評值：對未達成之目標進行分析並依分析結果修正計畫。

④ 服務對象研討辦理情形：每季參加外部或內部辦理並有三種以上專業工作者所辦理服務對象的研討會議並留有紀錄。

⑤ 督導機制辦理情形：全職人員每季一次團督、每半年至少一次個督並留有紀錄，督導內容需與專業服務有關。

⑥ 訂定開案／收案、轉介、暫停、服務與結案相關辦法。

(2) 健康生活照顧

① 維持自我照顧能力：依需求安排日常活動並定期評估改變的需要並記錄。

② 協助服藥：訂有服藥規定與相關紀錄且工作人員皆知悉。

③ 服務對象團體活動辦理情形：訂有符合需求且包含動、靜態之活動的年度計畫與執行相關文字與照片記錄。

④ 安全看視：需有安全作業規範且告知家屬並留有紀錄，定時檢討改善。

⑤ 維護個人清潔衛生：身體無異味與進食後口腔清潔。

⑥ 提供營養餐點服務：依個別需求提供適當餐點並具變化性。

⑦ 提供適當之休閒及運動設施：提供設施並能正常運作，有鼓勵使用之策略。

⑧ 辦理社會參與：每半年辦一次戶外活動並留紀錄，協助服務對象參與社區活動並評估每一位參與及適應的狀況。

⑨ 提供家屬支持性服務：與家屬連繫，例如：聯絡本、座談會等且每年辦理兩次活動。

⑩ 服務對象健康檢查及健康管理情形：接受服務前需提供健康檢查文件外每年需再接受一次健康檢查且留有完整紀錄，也需針對個別狀況進行健康管理（智慧監測系統）。

⑪ 防疫機制建置情形：量體溫並留有紀錄、訪客或陪同人員管理機制等。

(3) 品質監測：自訂至少兩項服務品管標準且有處理辦法和流程並確實執行外，也要對異常事件進行分析和檢討並擬有改善方案。

3. 經營管理效能

(1) 行政管理：機構拿來確認服務是否具品質運作是否良好的制度原則和方法以便能對機構進行管理，以下就行政管理應包含的方向和實務工作上容易出現的問題進行說明。

① 業務計畫及營運方針之擬定與執行。

② 工作手冊及行政規範。

③ 行政會議辦理情形。

④ 器材維護與管理。

⑤ 前次評鑑建議與改善。

(2) 人力資源管理：團隊夥伴是組織最重要的資產，要能讓他們能夠安心且穩定地在組織裡工作，從一開始的招募的方向就要正確，以下就每一個步驟應注意的重點和實務工作中會出現的狀況與應對的經驗進行說明。

① 招募與徵選

　　a. 招募前的準備工作：領導者要先釐清楚自己團隊的使命、價值

觀與營運目標，在招募時就可以在注重的條件上多作說明，但需避免出現性別、年齡、宗教、種族等具歧視的條件要求。除此之外，建議領導者需要多傾聽團隊成員對於新成員的期待，從中選擇可行且具體條件融入到招募的相關訊息中，讓團隊成員從招募就開始參與的好處除了有讓團隊成員對招募進來的新成員更加接納和期待，可盡早做好協助方法的分工和準備外，也可有效縮短彼此合作適應的時間，避免因為工作理念不合造成快速的人員流失。

確認了團隊想要招募的人才條件，接下來就要去思考這類的人選會出現的地方和可以幫忙找到這類的人的管道，我們可以主動和這些地方合作，彼此創造雙贏，例如：學校系所就是一個可以合作的資源，搭配著學校的就業博覽會、專業實習、就業說明會或是業師課程都是可以嘗試的機會。此外，運用臉書、Instagram、LINE等平臺去分享和傳遞訊息是發揮網路無遠弗屆影響力的方法，除了平臺，請有能力有機會接觸到這類人才的人脈幫忙介紹更是成功找到適合人才的好方法，但要能在需要的時候就找得到可以合作的學校系所，對於運用平臺設計出吸引人的招募文宣和盡量擴大訊息的普及率，或者是人脈的經營，都是需要長期扎根無法一蹴可及的布局和投資。

② 任用管理與訓練

　　a. 基礎訓練

　　　　(a) 包含工作手冊、在地資源盤點等相關書面資料的說明、審閱、契約簽訂外還包含環境消防介紹、組織介紹、工作職責說明、會務常規說明、性別平等說明、緊急事件處理、CPR訓練（配合開課狀況參加最近期之課程）。

　　　　(b) 由機構主管（或資深人員）提供經驗指導帶領新進人員了解主管機關之期待與要求以及在地資源特色與連結技巧並帶領拜訪資源。

　　　　(c) 針對尚未受訓之新進人員和已受訓可以上線之新進人員制定訓練計畫，尚未受訓者須依政府開課狀況完成相關課程

實習等訓練要求，此外，依新進人員本身專業外需要的協助進行加強訓練，例如：社工師加強醫療復能、護理師加強社政資源連結等等。

③ 員工績效與薪資管理

    a. 績效考核辦法

        (a) 職員的考核分為轉正考核、年終績效考核，考核結果作為員工晉升、晉級（降級）、提職、轉調、獎金的依據。

        (b) 各部門主管與員工討論年初設定之目標、年中追蹤工作進度，年底依實際產出成果給予績效評核。

        (c) 員工自行評核績效後，各部門主管應就評核狀況與職員工個別進行討論，並包含年度發展計畫之討論，並將績效評核表交由負責人進行二次評核。

    b. 薪資結構：需訂有明確的薪資標準例如表10-8。

表10-8　○○○○日間照顧服務中心

薪資標準　　　　　　　　　　　　　　　　　單位：元

職稱	學士基本薪資	碩士加給	師級證照加給	經歷加給
主任				
行政祕書				○年以上為一級，一級為○○○元。
社工員（師）				
護理師				
司機				
廚師				
照服員				
備註說明：				
1. 試用期員工之薪資以正式員工之薪資90%計算。				
2. 端午、中秋節各○○○○元未到職滿一年依照比例計算，年終績效考核依據整年度績效成績核發。				
3. 生日禮券○○○元。				
4. 油資補貼。				

5. 員工旅遊。
6. 免費健康檢查。
7. 供午餐。

(3) 財務管理：規劃完整的財務報表可以協助經營者清楚且快速地檢視機構的運作情形，可以看出收入或是支出與預期的差異並進行調整，讓效益達到最大化才能讓機構永續經營。而日照中心於成立之初通常會編列三年的預算規劃，以有效管控收支，其內容大綱以表10-9為範例。

表10-9　○○○○○社區長照機構

2026年預算規劃								
項目		支出					收入		備註
		單位	數量	總量	單價	總金額	支付補助	民眾自費	
服務費									
縣市府補助									
人事費									
伙食費									
行銷費									
交通車									
場地維護費									
雜項									
設備折舊攤提									

① 財務收入
　　a. 照顧業務收入。
　　b. 其他收入（包含捐助或其他營收）。
② 成本支出及費用

a. 直接成本：可直接歸屬至特定的標的（部門）的成本，例如：人事費、郵資等。

　　　b. 間接成本：無法直接歸屬至成本標的者，如：辦公設備、修繕費。

　　　c. 變動成本：成本與數量（服務量）有因果關係存在，例如：伙食費、油電費。

　　　d. 固定成本：成本與數量（服務量）沒有因果關係，如：房租、折舊。

　　　e. 支出項目：設備攤提、不動產、人事費（占60～70%）、業務費（文具、影印、食材、水電、油料、書報雜誌、保全、電話、郵資）租金、伙食費、交通車費、管銷（水費電費電信費器材租金修繕等）、雜支。

(4) 緊急事件處理

　① 意外或緊急事件處理情形。

　② 具有急救物品。

　③ 機構性侵害及性騷擾事件防治機制建置情形。

4. 安全環境設備

(1) 符合高齡友善環境。

(2) 設置盥洗衛生設備。

(3) 提供合宜之休息場所。

(4) 飲用水檢查。

(5) 廚房衛生。

(6) 機構環境清潔及病媒防治措施。

四、督導專業

　　日間照顧服務屬社區照顧服務中的一環，也是延緩服務對象退化須入住住宿型機構的最後一道防線，其照顧的模式和面臨的挑戰讓提供給專業工作人員的督導和留任方式與其他長照服務有所差異，以下分類說明之。

1. 持續加強失智照顧之知能

　　失智病徵的變化所造成的照顧挑戰對工作人員來說是很大的壓力來源。例如：今天嘗試奏效的照顧方式，明天可能就失效。此外，原本服務對象的行為溫和可測，沒多久可能又變成暴躁激動的攻擊行為，工作人員需要有更快速更正向的情緒調適能力才能藉由這些經驗去紮實累積失智照顧技能。而機構除了透過內外部的個督和團督，也可藉由分享交流會求教於有照顧經驗的家屬或居家與住宿型機構的工作人員，或是定期辦理照研討會、讀書會等創造交流刺激思考的機會，讓照顧方式能夠保持活絡與創新，不僅工作人員在面對照顧挑戰時不孤單，也能保持照顧知能的持續更新，讓工作人員更有照顧底氣。

2. 協助情緒調適與分離焦慮

　　如上一段所述，日照中心的工作人員一整天和服務對象共處，情緒和精神分秒被服務對象的狀況牽動，加上要發揮敏感度確認服務對象的變化與個別需求，情緒和精神難免較為緊繃，會需要在情緒上自我學習和有專業督導協助放鬆與調適。此外，工作人員與服務對象會因為服務對象的身心健康出現狀況需轉換服務模式時面臨分離，工作人員在面對服務對象的抗拒、悲傷、難過等負面情緒時自己的情緒也常陷入低潮，督導和同儕如果沒有適時給予支持和協助，嚴重時甚至會選擇離職，這樣的結果除了造成個人創傷與陰影外，也讓累積的失智照顧經驗與中心人才流失，甚為可惜，故定期或不定期的個、團督甚為重要，將有助於專業認同與有效留任。

3. 跨專業合作發揮加乘作用

　　日照中心內會有各種不同的專業同時提供服務，每個專業介入評估服務對象的角度也會有所差異，故中心主管要有能力讓各種不同專業服務運作上都能有施展其專業的空間也能有吸收其他專業的能力，以資養成共同擬出最佳照顧計畫的能力，避免因為堅持單方專業而損及照顧對象權益。

4. 社區資源連結互動的能力

　　日間照顧服務屬社區照護，與社區的各項資源都要連繫和合作去形成友善的社區資源網絡以便讓服務對象的活動範圍和項目可以擴及到社區裡而不是侷限在中心內部。例如：可以設計購物行程讓服務對象到社區的超

市購買自己喜歡吃的小零食、到社區的友善餐廳用餐、到公園晒太陽與幼齡孩子或父母互動等等，這些看似平常的生活行為其實都需要社區居民的友善態度和相關資源的合作和協助，因為稍有不慎就可能增強服務對象和社區居民彼此間的負面感受，造成服務對象與人互動能力和意願的退縮，在照顧上也會增加更多困難。

5. 激發行銷知能與創新能力

運用各種行銷管道，例如：臉書、Instagram、LINE，讓更多社區民眾對日間照顧服務有正確的認知，行銷的方式也可以讓服務對象有機會參與，例如：在服務對象和家屬的同意之下把服務對象在中心活動的樣貌作完整的影片或微電影的呈現，藉由服務對象的真實故事來吸引民眾關心和注意，讓行銷的內容更有靈魂更能深植人心。

6. 因應疫情的線上服務能力

因為COVID-19疫情，日照中心的照顧服務會隨之被影響，對失智的服務對象的衝擊尤甚，其身心狀況會因為缺乏專業刺激和引導而退化得更嚴重，為了有效因應此類狀況發生，去思考如何在線上保持服務對象的學習和活動是重要的課題，例如：透過視訊線上運動、寫書法、唱歌等都是可以思考的方式。

7. 同類型服務互相交流學習

交流為的是刺激出更多的服務新點子，開拓新視野，讓彼此在長照服務的路上不孤單，交流的方式有很多，可以很輕鬆也可以很學術，端看交流者彼此的期待依循想得到的效果來設計。

8. 各種團體帶領的專業能力

不論是哪一個專業角色，都可以依其專業角度來切入與帶領家庭照顧者與服務對象進行團體，團體的主題和進行方式當然要依Leader的專業能力來進行設計，例如：社工師可帶領情緒調適和家庭動力、護理師可帶領醫學知識、照服員可帶領肢體活動、照顧技巧等主題，帶領團體的技巧也可以規劃至在職訓練，以資達到夥伴專業能力面向的突破和提升與專業上的自我認同、中心服務面向的多元，最重要的還是提升對服務對象與家屬的服務品質。

結論

　　隨著長照資源的挹注推廣與支持,日間照顧在社區中的布建越發密集,雖然仍有民眾聽到「日間照顧」還是會誤以為是要住進二十四小時的養護機構,但事實是很多縣市的日照中心已經一位難求。但也因為日照服務是致力讓服務對象維持人際互動,保持社會參與,習慣團體生活,其服務理念與規劃方向仍需以服務對象的個別需求為重要的評估依據,不論是短、中長期的照顧計畫,都需要專業人員與主要照顧者視服務對象的身心理變化,定期或不定期地共同調整照顧的方式。而不同專業間的溝通和合作會是非常重要的核心關鍵,所以其中專業人力的培養與人力穩定也成了日照中心的一大挑戰,因為照護人力的頻繁流動除了容易造成團隊因溝通合作問題導致照顧方式錯誤,或未及時覺察需求變化而耽誤了調整時機或是造成照護風險外,服務對象或主照者須時常面對不熟悉的照護人力也可能因信任問題引發申訴風險。

　　此外,日照中心的照護效益是需要和主照者共同接力才能有效地呈現,專業團隊需要視案家狀況給予照護建議,也要評估信任關係建立程度去陪伴家屬盡早規劃下一階段的照護資源安排,爭取讓服務對象能夠在自己熟悉的社區環境中相對健康愉快終老的機會。

參考資料

中文資料

行政院性別平等會(2022)。國內指標日間照顧、居家服務、家庭托顧服務人數。取自https://www.gender.ey.gov.tw/gecdb/Stat_Statistics_Category.aspx?fs=fTQP3HmkUvd1PbnmtSP3rw%40%40&cs1=gf3WynP6rAPKkY5hP%24kPAg%40%40

呂寶靜(2012)。老人福利服務。臺北:五南。

曾媄秀(2013)。失智症日間照顧中心照顧服務員人力發展之探討。嘉義:國立中正大學社會福利研究所碩士論文。

程少筱（2005）。兩間失智老人日間照顧中心服務方式之觀察與分析。嘉義：國立
中正大學社會福利研究所碩士論文。

臺北市政府社會局（2019）。臺北市日間照顧暨小規模多機能服務操作手冊。臺
北：臺北市政府社會局。

衛生福利部（2021）。長照2.0執行現況報告。臺北：衛生福利部長期照顧司。

衛生福利部（2022）。衛福部統計專區—長照計畫2.0相關統計表。取自https://1966.
gov.tw/LTC/cp-6485-70119-207.html

衛生福利部統計專區（2023）。長期照顧十年計畫2.0—長期照顧服務特約服務資源
數、居家照顧服務間數。取自https://1966.gov.tw/LTC/lp-6485-207.html

第十一章
居家式照顧服務的實務

吳家慧

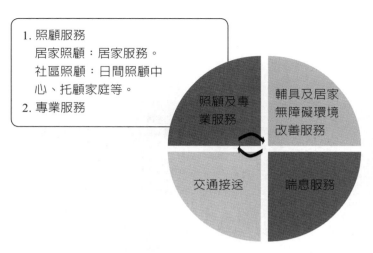

圖11-1　居家照護服務在長照2.0服務（長照4包錢）的位置

前言

　　撰寫此章節時，全球正受到COVID-19病毒席捲，尤其是2021年5月，一直是防疫資優生的臺灣開始爆發較大規模的社區感染，當行政院宣布全國防疫升到第三級的同時，本章所要介紹的居家服務正扮演支援必須暫停的社區照顧服務（例如：日間照顧）的角色，承擔起危機包圍下重要的社區穩定力量[1]，以避免弱勢的長照服務對象或家屬遭受到更大的衝擊。

　　居家服務能擔任此大任的原因，我們可以從社會工作辭典的陳述中可以看見關鍵。辭典裡陳述居家服務就是社區照顧中最重要的部分，其主要服務目的在於運用受過專業訓練的人員協助居家罹患慢性病或無自我照顧

---

[1] 長照服務機構因應全國COVID-19疫情與防疫警戒升至第三級之應變及配套措施之說明闡明應自布達日起暫停服務，並請各縣市政府協調暫停服務機構之照顧人力，針對原接受該機構服務者提供所需之必要急迫性服務，如居家服務或送餐服務等，倘服務量能仍有不足，得另協調轄內居服機構協助，以維持失能者及其家屬疫情期間之長照權益。

能力者，促使其具備獨立自我照顧能力及社會適應；目的是提供各種服務方案或項目，爲了讓受照顧者留在社區中以維持其原有的生活與角色（蔡漢賢，2000）。而服務項目並非是想要達到全部協助，而是要滿足受助者基本生活需求，所以服務項目大致可分爲健康照顧與家事服務（呂寶靜，2012）。

謝美娥、沈慶盈（2015）提及七項居家服務的價值理念，包含：(1)在地老化，替代或延緩機構式照顧；(2)支持家庭照顧能力、分擔家庭照顧責任；(3)提升案主自我照顧及自立生活能力；(4)確保案主行動自由並提升生活品質；(5)尊重案主、維護案主尊嚴；(6)提供服務個別化滿足多樣需求；(7)兼顧外部目的的居家服務資源，例如：從社會福利服務方案轉變爲經濟人力發展產業方案的服務模式。

一、發展沿革

(一) 起源

回溯居家服務之發展，蔡漢賢主編（2000年）《社會工作辭典》指出，「我國於民國七十二年七月首在高雄市辦理居家老人服務，稱做老人住宅一般服務，提供六十歲以上孤苦無依或子女在外工作，行動不便在家乏人照顧之老人有關文書、休閒、精神支持、醫事等服務，主藉志願人員辦理之。」

(二) 演變

表11-1將整理自吳玉琴（2004）居家服務的發展分期說明。

表11-1　居家服務發展一覽表

	服務草創期 （1983～1996年）	服務法制期 （1997～2001年）	服務擴展期 （2002～2007年）
發展 大事 記	1. 臺北市於1983年7月開始規劃實施，至1986年推廣至全市，在1990年因服務量增加，便委託民間組織辦理居家服務。僱用在宅服務員至低收入老人家中從事服務，並由社工員擔任在宅服務督導，是最早僱用給薪式服務員的縣市。 2. 1986年間由桃園縣等六個縣市試辦居家老人服務但大多以志工方式提供。	1. 1997年《老人福利法》修法後的第十八條和《身心障礙者保護法》修法後第四十條同時立法規範地方政府應提供失能老人及身心障礙者居家服務。 2. 隨後行政院因應老人照顧問題，於1998年提出「加強老人安養服務方案」截至2001年方案期滿，計成立106個居家服務支援中心。	1. 2002年行政院再修正核定「加強老人安養服務方案」實施要項第一項為「居家服務與家庭支持」。 2. 2003年為因應國內高齡化照顧需求及解決失業率與外籍監護工人數居高不下的問題制定「照顧服務福利及產業發展方案」。
重要 結果	將此服務稱為在宅服務或居家照顧。	1. 政策的盤整及服務模式全面建立的階段，除了臺北市於1998年將服務對象擴及一般戶失能老人，其他縣市仍限定中低收入戶。 2. 大多數的縣市以方案委託的方式，委由民間非營利組織提供居家服務，僅有少數縣市（如：基隆市、桃園縣、新竹縣）仍由縣市政府承辦居家服務業務。	1. 政策將居家服務全面推展至一般失能民眾。 2. 建立評估機制也將有 IADL 功能障礙者的需求納入。 3. 規範督導機制。 4. 提供居家服務所需專業人力。

　　2007年之後開始發展長期照顧十年計畫，表11-2就發展的重點做一整理。

表11-2　長照十年計畫後的發展一覽表

	長照十年計畫1.0 （2007年4月通過～2016年）	長照十年計畫2.0 （2016年9月通過，2017年實施～至今）
發展大事記	2008～2011年 (1)建置長照管理中心。 (2)建置長照服務需求綜合評估機制。 (3)建立多元長照服務方案，例如：居家護理、居家及社區復健、喘息服務、照顧服務、居家服務、日間照顧、家庭托顧等8項。 (4)建立階梯式補助及部分負擔機制。 (5)發展長照服務人力資源、完成長期照護醫事人員及照顧管理人員各三個階段課程規劃。	1. 建立以服務使用者為中心的服務體系。 2. 發展以社區為基礎的小規模多機能整合型服務中心。 3. 鼓勵資源發展因地制宜與創新化，縮小城鄉差距，凸顯地方特色。 4. 培植以社區為基礎的健康照護團隊。 5. 健全縣市照顧管理中心組織定位與職權。 6. 提高服務補助效能與彈性。 7. 開創照顧服務人力資源職涯發展策略。 8. 強化照顧管理資料庫系統。 9. 增強地方政府發展資源之能量。 10.建立中央政府總量管理與研發系統。
重要結果	1. 鼓勵民間參與服務提供、政府和民間共同承擔財務責任。 2. 布建多元照顧服務資源，建立連續性服務輸送體系： (1)採居家式、社區式優先發展之策略。 (2)擴大提供家庭照顧喘息支持服務，減輕家庭照顧壓力。 (3)試辦失智症預防及照顧服務，提供多元社區失智服務。 (4)儲備人力資源，提供適足的照顧服務。	1. 擴增服務對象。 2. 服務項目從8項增加到17項。 3. 以「社區為基礎的長照服務體系」的概念，依據地區範圍，設立A級社區整合型服務中心、B級複合型服務中心、C級巷弄長照站。

資料來源：整理與擷取自我國長期照顧十年計畫——101～104年中程計畫與長期照顧十年計畫2.0（106～115年）（核定本）。

二、發展現況

(一) 政策規範

　　居家照顧是我國長期照護政策推動的主流之一，根據最新的老人生活狀況調查，長期照顧以「居家服務」知曉度最高占65.1%，有意願使用的比率也以「居家服務」49.6%最高。

　　法規變革至今三年，供需不對等也讓長照市場形成一股拉力，居家與社區式服務因門檻較低、政策鼓勵所以蓬勃成長，與2017年相比，居家服務單位成長超過兩倍，日間照顧中心成長70%，成績頗豐，但經營單位也面臨在劇烈競爭的市場中如何脫穎而出的挑戰。

　　不過值得一提的是，與居家服務機構的成長量相比，住宿機構幾乎與成長趨勢脫鉤，僅護理之家成長27間，長照、安養機構甚至不增反減，在扶老比最高的臺北市缺額甚至將近6千床，也凸顯出現今照顧服務量能發展的差異。

　　面對有如戰國時代的經營挑戰，仍有不少滾動式修正的法規與環境變化，而市場上既有的服務單位也試圖從服務型態、空間設計、經營模式、尋求轉型等方式來尋求突圍之道，而不少有別以往的跨專業投入和自行開業的新面孔也為這個市場帶來競爭。但居家服務單位數量從2017年的238 家成長至2021年的1,388家，服務使用人數成長幅度卻沒跟上，以至於每個單位平均服務使用人數從230人下降至148人，導致有的居家服務單位經營規模過小，有單位服務人數卻可以超過500人，整體往M型化趨勢成長（邱彥瑜，2020）。而目前的服務使用人數與家數如下表11-3與表11-4。

表11-3　服務人數表　　　　　　　　　　　　　　　　　單位：人

項目 年分	2012	2015	2019	2020
居家服務	37,994	46,428	105,470	158,553

表11-4　服務間數表　　　　　　　　　單位：間

年分＼項目	2012	2015	2019	2021	2022
居家服務	149	181	708	1,388	1,712

資料來源：衛生福利部統計專區（2023）。

(二) 實務狀況

　　因為政策要求，也為了服務對象的權益，居家服務大多無法單方面停案，尤其當傳染病流行時更需要服務員冒著風險在第一線提供服務，扮演防疫政策推行的重要推手之一，像是在COVID-19疫情嚴峻防疫升到三級期間，除非服務對象主動要求停案，否則居家服務就是要義無反顧地守護社區中需要長照照顧的服務對象，但雖然如此，居家服務的服務人員還是不免要承受案家和部分醫療單位的質疑以致影響服務的進行。例如：某縣市的洗腎中心要求接送洗腎服務對象的居服員需自費進行快篩，但當時中央並未強制規定，案家也不願意花錢幫服務員做自費篩檢，居家服務的服務員更僅是公費疫苗施打對象的第五順位，以致在當時形成某些居家服務提供的障礙，雖然最後由縣市主管機關裁示讓服務員將服務對象送至洗腎中心大門口交接給洗腎中心的工作人員即可，但這種既需要又質疑的態度在傳染疾病盛行時總是反覆發生難以改善，而即使遭遇此種對待，服務員不論是疫情前後都是一群非常注重清潔消毒的專業工作人員，對於防疫更是比一般民眾要更為熟稔，防疫能力其實更甚。而在居家服務的體系裡，也不只有服務員在單打獨鬥，還有其他專業人員一起提供服務，劉家勇（2020）就提到從事居家服務的工作人員包含居家督導員與居家服務員。其中居家督導員需要符合相關資格的其中一項條件[2]，但不論是哪一

---

[2] 《老人福利服務專業人員資格及訓練辦法》第六條修正條文
　　第六條　居家服務督導員應具下列資格之一：
　　一、領有社會工作師證照。
　　二、專科以上學校社會工作、醫學、護理、職能治療、物理治療、營養、藥學、
　　　　公共衛生、老人照顧等相關系、所、學位學程、科畢業。

個專業背景來擔任居家督導員，在服務的過程中皆須具備與家屬的溝通、協助長輩的心理調適與連結相關資源介入等專業能力。以下就這兩種角色分別說明之。

1. 居家督導員（表11-5）

表11-5　居家督導員工作內容一覽表

一、進行接案	
（一）接案	1. 衛福部長照系統接案。 2. 其他機構轉案。
（二）服務訪視安排	初次電訪時與服務使用者／家屬討論服務時段。
二、初評及簽約	
（一）家訪	與服務使用者及家屬討論服務內容。
（二）居家環境評估	1. 觀察空間環境。 2. 是否具備服務所需之設備。 3. 其他服務使用者特殊狀況觀察。
（三）簽訂契約	協助服務使用者／家屬，了解開始服務後彼此之權利及義務。
（四）媒合服務員	1. 依服務員派班原則派班，例如：服務員能力、特殊限制、前後班別間的銜接性等。 2. 若服務員請假，使用者／家屬仍有代班需求，則督導員視服務員空班狀況媒合人力，並經由服務使用者／家屬同意後，可提供代班服務。
三、提供服務	

三、專科以上學校，非屬社會工作、醫學、護理、職能治療、物理治療、營養、藥學、公共衛生、老人照顧相關系、所、學位學程、科畢業，具專門職業及技術人員高等考試社會工作師考試應考資格，且具一年以上老人、身心障礙者福利或照顧服務相關工作經驗。
四、高中（職）學校護理、老人照顧等相關科、組畢業，且具三年以上老人、身心障礙者福利或照顧服務相關工作經驗。
五、曾專職或專任照顧服務員滿五年以上。
六、領有居家服務督導員職前訓練結業證明書。

照顧服務員至服務使用者家中提供服務	確認服務員之服務品質與協助服務期間服務困難排除。
四、定期評估	
評估內容	1. 評估原則 (1)居家服務：督導員針對每位服務使用者，每個月應至少電訪一次；每三個月家訪一次。透過例行性家／電訪，了解服務使用者身心狀況，支援系統及需求是否有改變。 (2)喘息服務：督導員針對每位服務使用者，每季至少電訪一次，每六個月家訪一次；若有服務使用者每個月持續使用服務則每月至少電訪一次，每三個月家訪一次。 2. 評估重點 (1)生理狀況：服務使用者自理或生活狀況是否明顯衰退或有所進步，就醫情形等。 (2)心理狀況：服務使用者情緒、認知、意識或心理狀況是否有明顯變化，如：孤獨感，是否有自殺傾向等。 (3)生活歷程：了解服務使用者生命歷程及生活習慣，以便能更順利與服務使用者建立起良好之服務關係。 (4)家庭支持系統：服務使用者原有支持系統增強或減弱，有新的支持系統進入或原支持系統撤出，尤是發生家庭暴力事件，則須調整服務時間及通報家暴防治中心介入等。 (5)生活環境評估：服務使用者居住環境清潔，出入動線安全，無障礙環境設施及輔具使用狀況，如：屋內是否堆積、照明不足、扶手安裝等，可適時轉介輔具中心諮詢。 (6)服務使用狀況：除每三個月進行例行家訪外，並不定期對照顧服務員進行抽查，以了解照顧服務員是否確實依服計畫執行、到班狀況、服務技巧及其他服務事項協調，必要時對照顧服務員進行個別督導，以利服務品質維護。 (7)其他（社會互動狀況，居家喘息服務適用）：了解主要照顧者社會支持情形，且適時提供主要照顧者支持團體、講座、紓壓活動等相關資源訊息給主要照顧者參考，讓主要照顧者能有社會參與的機會，得到符合其需求之精神支援及紓發管道，以促進主要照顧者與服務使用者之生活品質。
五、服務員個督	

督導內容	1. 目的：確保服務員執行工作時遵守本機構規範及倫理守則，並了解服務員工作情形並與之共同討論問題，以確實掌握本會之服務品質，保障服務使用者權益。 2. 進行方式：採一對一面談或電話連繫方式，每三個月至少一次。 3. 填寫「服務員督導紀錄單」。

六、暫停服務及結案

（一）暫停服務	1. 若服務出現下列情形，督導員可於評估後暫停服務 (1)住院（暫停超過三個月以上者則結案）。 (2)出國或暫往他地（暫停超過三個月以上者則結案）。 (3)案主拒絕服務。 (4)實際要求服務之內容與契約書所定之內容不符者。 (5)未依本契約書鎖定之時間及金額繳納費用者。 (6)個案或其家屬經醫師診斷確定患有高度傳染力之傳染病，對照顧服務員構成威脅（若為弱勢個案，無可就近照顧之親屬，為顧及個案基本生活照顧需求，處理機制另案處理）。
（二）結案	1. 若服務出現下列情形，督導員可於評估後進行結案 (1)公費補助戶確實聘請看護（傭）者。 (2)服務使用者遷離本會居家服務負責之區域。 (3)請領政府提供之其他照顧費用補助，如：入住機構補助，中低收老人特別照顧津貼。 (4)服務使用者死亡。 (5)服務使用者已進入機構收容安置。 (6)服務使用者失聯，且經長期照顧管理中心協助發文通知後，於兩週內沒有回應者。 (7)經長期照護管理中心定期複評，服務使用者身心功能改變，已有生活自理能力者。 (8)服務使用者因為住院、離家或其他因素暫時無法接受服務超過三個月。 (9)服務使用者／家屬決定停止服務。 (10)協助轉介其他居家服務單位進行服務。 (11)嚴重違反居家服務合約，經雙方協調仍未改善者。 (12)嚴重威脅照顧服務員人身安全之危險、恐懼、名譽及權益受損，經協調後仍無法改善者。 (13)服務使用者／家屬出現性騷擾、暴力等行為，對照顧服務員職皆造成身體上之接觸或傷害者。

何淑蘭（2020）研究指出，居家服務是以「人」為本的一種服務型態工作，服務者為人，被服務的對象亦為人，因此須從「人」的特性與角度來評估工作的成果與績效。而關係的建立與良好的互動也就成為居家服務品質的重要關鍵，在「以案主為中心」的服務模式上，工作人員須與服務對象及其同住者充分溝通以了解其需求，避免在服務過程中發生不愉快，進而影響到照顧服務的品質，故此，居家督導員會是服務提供前很重要的溝通橋梁，其溝通的面向大致分以下三部分：

(1) 接案時和A個管師溝通服務項目、CMS等級（確認照顧計畫內容與服務對象或家屬的期待是否有落差？若存有落差是否需要再與個管師討論）、案主的特殊狀況（例如：服務對象本身無法協助開門的問題要如何排除）、適合進入案家服務的時間以及找出適合且服務時間對應得上的服務員。

(2) 協助服務員在尊重服務對象生活習慣的原則下提供服務、能避免危機也熟悉突發狀況的因應方式、遵守工作規範、自我保護和健康衛生維護。

(3) 和家屬再次確認服務內容與方式、服務時間與頻率、服務員基本資料、說明與簽訂契約等。

從陳燕禎（2009）、黃秀梨、張媚、余玉眉（2006）之研究可歸納出現行的長照服務體系中，主要是以被照顧者的失能等級作為補助標準和依據，這與家庭照顧者實際需求現況是有落差的，即便在《長期照顧服務法》第十三條具體規範家庭照顧者支持服務為法定服務項目，提供諸多外在服務，如：照顧諮詢與轉介、長照知能訓練、喘息服務、情緒支持及其他提升家庭照顧者生活品質之服務等。對於照顧者內在需求的探討與服務提供仍較為不足（張文宜，2020）。另外，照顧服務單位的社工，督導對居服使用者及其家庭照顧者的關心與理解，是否了解該家庭的需求，也都會影響後續服務對象是否會持續服務的重要因素，長照2.0強調照顧計畫需與服務對象充分溝通，建立良好關係及互動去共同擬定，如此才能達到居家服務的目的與功能，並讓居家服務對象獲得所需的協助及恢復其自信心，但有時候，要讓服務員充分同理照顧者的困難也是需要一些技巧，畢竟服務員的用心照顧還是需要家屬給予配合，以下舉例說明可能會發生的溝通狀況。

實例說明：

陳爺爺長期情緒不穩易發脾氣，雖然居家督導員和服務員都持續提醒陳爺爺的女兒陳小姐（以下稱陳小姐）要盡快帶陳爺爺至醫院讓醫師診斷是否因失智而有行為異常，但陳小姐遲遲未積極處理。

某天，服務員在攙扶陳爺爺時突然被陳爺爺用力撞擊下體並口出惡言攻擊，當下不僅感到受辱且十分疼痛，遂在確認把陳爺爺安置在輪椅上後隨即打電話回報機構，居家督導員請服務員先暫停服務（家中還有陳奶奶可看顧陳爺爺）並通知在工作的陳小姐。

隨後，居家督導員帶服務員至急診驗傷，確認生理傷害程度並取得驗傷單與費用單據並同步讓陳小姐了解服務員狀況。

事後，陳小姐表示希望能當面向服務員表達歉意並願意支付相關醫療費用，但服務員對於陳小姐遲遲未帶爺爺就醫導致陳爺爺出手傷人覺得不滿故拒絕與陳小姐溝通……。

處遇建議：

1. 居家督導員先關注服務員情緒，確認服務員的想法，再給予雙方在溝通上必要之協助（例如：陪同討論或提供法律諮詢）。

2. 由居家督導員代表居服單位和陳小姐表明不能接受服務員有再被攻擊的可能，雖願意理解陳爺爺的攻擊行為不是故意，但也需要先排除服務危機才能再進行服務，故須請陳小姐馬上安排陳爺爺看診並依醫囑給予必要的協助，此外也鼓勵和陪同服務員直接和陳小姐溝通。

3. 最後，陳小姐因居家督導員的協助能夠當面和服務員致歉也賠償醫療費用並保證當月就會帶陳爺爺至失智門診看診，服務員也在了解了家屬的難處後願意恢復服務，更令人開心的是，陳爺爺在看診穩定用藥後已經未再出現攻擊行為。

　　上述案例說明了居家督導員正向溝通能力對維護服務品質的重要性。現今的長照市場服務人力短缺，需求量大，開業門檻不高，有些單位只要手上握有幾位可服務的人力就可掛招牌開業，且對服務對象來說，只要自己熟悉的服務員能定時到家中服務，居家督導員的功能似乎就沒有這

麼凸顯，但服務出現需要協調處理的狀況是常態，服務員和服務對象很快就能體會居家督導員的重要，故此，整個長照服務要提升品質，須仰賴居家督導員發揮專業並提早洞察案家需要去早一步預防服務過程可能會衍生的問題，讓服務員、服務對象以及家屬都能順利在服務提供的過程中各自受惠，這對提升長照服務的品質將十分有助益。

2. 照顧服務員

只要具中華民國國籍或符合身分要求[3]、滿16歲（含）以上、無學歷限制、身體健康狀況良好、具擔任照顧服務工作熱忱者皆可先向辦理訓練的單位（分有補助班和自費班和線上課程班）進行報名，除了線上課程班（學科線上學習），只有在術科實習時才須找辦訓單位幫忙報名實習外，其他自費班和補助班都須於面試通過後開訓進行前完成體檢，並繳交體檢表等相關資格文件才正式開始進行訓練，而面試是能否順利報名職前訓練的關鍵，因為辦訓單位大多希望藉由辦訓的機會爭取曝光機構機會以及早一步接觸到適合的服務員可延攬，所以對於報名受訓學員真正進入服務職場的能力和意願都會做初步的確認和把關。

話雖如此，但比起來，服務員資格的取得還是較為快速的，加上長照市場需才若渴，如何把關服務員品質就顯得重要。何淑蘭（2020）的研究指出，居家服務對象會因「性別」、「年齡」而對居家服務的需求有所差別，雖說居家服務的需求仍以身體照顧服務為主，但服務員除了有品質、有效率地完成服務外，和案家維持好的專業關係也是關鍵，因為這都是讓服務對象或家屬對服務感到滿意而願意穩定接受由固定居服單位或服務員進行服務或主動要求增加服務項目（不論是補助範圍內甚或願意自費）的主因。

服務員至服務使用者家中進行服務，服務內容就是居家督導員指派的

---

[3] 1.與中華民國境內設有戶籍之國民結婚，且獲准居留在臺灣地區工作之外國人、大陸地區人民、香港居民或澳門居民。2.符合《入出國及移民法》第十六條第三項、第四項規定單一中華民國國籍之無戶籍國民，或取得居留身分之泰國、緬甸、印度或尼泊爾地區無國籍人民，並依《就業服務法》第五十一條第一項第一款規定取得工作許可者。3.跨國（境）人口販運被害人，並取得工作許可者。

項目，例如：提供其身體照顧服務，包含協助如廁、沐浴、穿換衣服、口腔清潔、進食、服藥、翻身、拍背、簡單被動式肢體關節活動、上下床、陪同運動、協助使用日常生活補助器具及其他服務。但服務員如何能在講求效率的市場運作下還能堅守專業分際？除了服務員自己本身的自我鍛鍊，居服單位需提供服務員相關的在職訓練以確保其服務品質與量能，居家督導員更是服務員進行服務時遇到困難或問題時的重要戰友。因為依規定，服務員在完成規定項目的工作之餘，若被動得知或主動觀察到案家可能其他的需求時，須回報給居家督導員，再由其評估是否需要通報社區整合中心的個管師，但有時候這樣的評估標準不好拿捏，很多時候居服單位也會顧慮服務對象的支持系統是否已發揮功能、提供更多的服務後服務對象會不會過度依賴反而能力更加退化？因為這樣的協助雖會是服務對象和居家服務單位建立信任關係的機會，但也可能是影響服務對象自立的關鍵原因，孰輕孰重的考量其實並不容易。以下舉些實例來說明上述案例在處遇時可以參考的運作方式。

實例說明一：
獨居無子女的吳奶奶近來常和服務員頻繁要求異動或增加服務項目，但居家督導員評估後發現吳奶奶的生理功能維持良好，需要的是可能是更多心理上的關心與陪伴。

處遇建議：
1. 服務員服務時間允許下盡量抽空問候並與奶奶聊天或鼓勵其參與，例如：想想下次想吃什麼食物或是一同揀菜備餐，聊聊天氣或給予心情鼓勵。
2. 若吳奶奶的陪伴需求大過於目前支付項目所能提供，可由服務員多為鼓勵其參與社區據點課程或是到據點共餐或是由個管師評估了解吳奶奶對日間照顧服務的接受度，視狀況與服務員一同鼓勵吳奶奶嘗試。

實例說明二：
張伯伯中風後右癱且影響口語表達，個性變得暴躁易怒，不僅家屬照

顧甚爲辛苦，服務員也無法順利提供服務，但居服單位又不忍心停止服務由家屬單方承擔照顧責任。

處遇建議：

由服務員、居家督導員和家屬一起討論出讓張伯伯情緒平穩的方式，例如：由服務員和家屬細心觀察張伯伯的情緒是否來自於突然需要被人照顧的羞愧感，若眞爲此原因，可由服務員主動在服務的過程中鼓勵張伯伯接受幫忙並配合醫囑就可以早一天自主，從卸除張伯伯的心防開始鼓勵張伯伯靠自己的力量復原。

實例說明三：

吳阿姨常常跟服務員說如果有事情要忙可以先走，我不會跟你們居服單位的督導說，服務員雖多次跟吳阿姨表示該遵守的服務規範，但吳阿姨還是很習慣勸服務員早些離開。

處遇建議：

1. 告知服務對象服務項目的服務時間訂有規範，所以即便已經完成項目也不可以先行離開。
2. 可以在服務時間多爲觀察服務對象身心狀況，以提早發掘需求提早預防可能會有的照顧風險，例如：有些服務對象會刻意隱瞞身體退化或心理憂鬱的狀況所以常常催促服務員提早離開。

三、品質管理

　　服務人力短缺是長照面臨的最大挑戰，此現象造就了居家督導員在維護服務品質時心中最大的軟肋。服務員的年紀常大於居家督導員，人生閱歷也比督導員來得豐富，專業服務技能更不是來自居家督導員，且服務員在進入長照工作前的工作背景十分多元，因此，當居家督導員在對服務員於服務品質上有所要求時，服務員可能會因不認同而萌生離職之意，造成人力流失與案量減少。但誠如前面介紹居家督導員時所述，服務員於服務的過程中有許多需要居家督導員協助或提醒的地方，例如：晚到早退、過

度涉入案家問題、洩露隱私、挑班、不當言行、遲到早退、私下協議、財務糾紛、收受饋贈、醫療處遇、性騷擾、界線拿捏不當、提供額外時間額外服務、情感反轉移。專業度不足（嫌案主長相、覺得太辛苦只想做陪伴）、未能配合排班等問題都需要居家督導員去進行服務品質管理以讓服務員順利進行服務與維護服務對象權益。

此外，何淑蘭（2020）之研究曾指出對於居服人力短缺的因應建議。其想法為居家服務人員在地化之聘任與培訓居家服務單位常抱怨請不到人員，是否可協助社區裡的家庭照顧者組織「互助團體」或「協會」，或者發展「共生型照顧」體系，讓在地人互相幫忙照顧彼此的家人，由居家服務單位，招募家庭照顧者受訓成為居服員，讓這群家庭照顧者除了照顧自己家人外，也能照顧該社區別家的人，並賺取收入，這樣不但讓家庭照顧者可以有收入來源，又能解決居家服務人力短缺的問題。以上的建議在實務工作上其實窒礙難行，原因在於家屬照顧自己的家人已經難以負荷，恐沒有額外的精力成為照服員去照顧社區中的其他人，若彼此交換照顧人力，對家屬來說也無實際的幫助，因為賺取的收入轉手也要付給提供服務的單位。此外，若仿歐美國家所推行的「家庭照顧有薪制」，雖強化了家庭照顧者的地位，但由家屬擔任照顧者的照顧品質檢測，若以被照顧者的認知來評斷，會很難排除掉評判時的主觀和偏坦，且被照顧者的滿意度變成家庭照顧者是否能領到照顧費用的關鍵時，被照顧者也會有很大的心理負擔，甚至容易被威脅。

不過，實務工作中也不乏服務員被服務對象或家屬不當對待的例子，居家督導員也必須支持和保護服務員。舉個例子，在臺灣COVID-19疫情嚴峻時，少數服務對象認定服務員因要到處服務所以身上肯定都是細菌，對服務員多所嫌惡卻又不願意暫停服務，所以在服務員至案家後即對服務員口出惡言並且要求其只能在陽臺進行項目（服務對象事先把要清潔的東西搬到陽臺），服務員雖一再耐心說明已經做好相關防護措施，但服務對象依舊不友善，最後導致服務無法完成還怪罪於服務員，或是惡意評批服務員的外貌身形並要求更換，或是因提出不當要求被拒絕而故意投訴等行為都需要靠居家督導員協助服務員爭取自身權益。以下舉例說明此類案例會有的狀況以及建議的處遇方式。

實例說明：

85歲男性，患有高血壓、糖尿病、失智症、中風（右側偏癱）等病史。近期因肺積水住院，診斷有心臟肥大問題，出院後有功能退化的情形，可簡易對答，但不太說話（案女表示以前就很少說話），聽力可，下肢肌力退化，移轉位需旁人協助，大部分日常生活需旁人協助。

案女表示服務前需先跟案主互動才可進行服務，每次沐浴前都需先讓服務對象如廁（大號）後才可沐浴，案女表示案主不喜歡蓮蓬頭，不可使用蓮蓬頭沖澡，需用舀水的方式沖澡，水溫不可過低（案女表示水溫低會導致案主感冒）。洗頭時因案主血氧濃度低，沖頭髮時不可低頭，吹頭髮時，案主身上需披一件毛巾（案女表示預防案主感冒）。沐浴時，上半身要用毛巾洗，下半身不可用毛巾，因案主有糖尿病，皺褶處需特別注意，鼠蹊部要沖乾淨，不可殘留肥皂泡泡，沖水時不可噴到免治馬桶面板，沐浴後鼠蹊部需擦乾上藥才可穿衣服。沐浴後，需用棉花棒掏耳朵、鼻孔和腳趾縫，鼻孔和腳趾縫都需上藥，浴室用完後要先刷過再溼布乾布擦一遍；室內空調全程開著，案女表示怕服務對象流汗。

服務員對於案女的要求都努力達成，但案女並未因此對服務員信任且應對態度越發惡劣，不僅要求越細越多，甚至開始口出惡言威脅若不順從即要投訴，讓服務員每次去服務時都提心吊膽深怕得罪，忍耐到最後才和居家督導員求救。

處遇建議：

1. 居家督導員除肯定服務員的認真投入外，也再次和服務員聲明服務中千萬不要有任何隱忍，發覺任何異常或有風險或不確定的狀況都請第一時間打電話給居家督導員請求支援或協助。

2. 由居家督導員和案女說明
   (1) 服務前先互動沒有問題，但需請案女於前面幾次服務時先協助安撫以避免耽誤服務規定的時間或無法完成服務。
   (2) 如案主都習慣沐浴前才如廁，那就需請案女於服務員到案家進行沐浴協助前先協助服務對象如廁。

(3) 告知案女原本調的水溫溫度偏高（事先量過水溫並請教過護理師），可能引發服務對象皮膚紅癢，如案女擔心水溫低易導致案主咳嗽感冒可考慮使用電暖器輔助。

(4) 服務員基本上不做上藥的動作，即便藥膏上標明為皮膚藥膏。

3. 經居家督導員出面再次和案女說明後，案女表示明白以後該如何與服務員搭配照顧服務對象以讓服務能順利。

　　闡述完上述的人力隱憂，維持居家服務品質須從制定選用稽核標準與正確理解評鑑標準開始，以避免在需才若渴的狀況下誤用到不適任的工作人員與能正確依循評鑑標準做好品質管控。

(一) 工作人員選用稽核標準

1. 居家督導員

　　除了需符合老人福利服務專業人員資格及訓練辦法之晉用標準外，因為居家督導員的工作重在與長照網絡中的不同環節之不同專業、不同特質、不同需求的網絡夥伴、服務對象或家屬溝通，以便讓服務能穩定順利進行，所以在應徵居家督導員時注重其換位同理、方言會話、情緒調適、敏感度與危機處理等面向的經驗和能力，以下針對上述能力進一步說明和舉例：

(1) 換位同理：大多的居家督導員沒有長期照顧生病家人或自己罹患重病需要被照顧的經驗，因此在協助需要案家時需要藉由專業學習和服務經驗來鍛鍊換位同理的能力以便能更貼近和理解案家的感受與需求，也才能在居家服務能掌握的範圍內幫服務對象找到最適合的服務員和掌握服務進行效益，例如：一個從未使用過長照服務的家庭經由照顧專員評定CMS等級，個管師確認照顧計畫後準備連結居家服務進入案家提供照顧服務，但案家還是有可能因為不習慣讓陌生人進到家中或擔心服務員無法理解自己的飲食要求等種種顧慮而對使用服務怯步，這個時候居家督導員若具備換位思考的能力就能讓對方感受到心中的顧慮被理解而願意嘗試，故在選用居家督導員時會確認面試者在這方

面的學習和累積程度。

(2) 方言能力：能以和服務對象用相同的語言溝通的優勢很多，包含建立信任關係、可直接評估服務對象需求等等，很多時候，在居家督導員進入案家的那一刻起，運用共同語言就可以建立起一個堅固的橋梁，讓案家第一時間解除心防放下擔憂，後面的溝通就相對順利許多。

(3) 情緒調適：長期需要面對突然或已經長期面對病痛或照顧壓力的服務對象和家屬，居家督導員本身需要有更為健康的情緒調整或主動積極尋求督導資源協助去避免自己被負面情緒影響導致工作無法順利進行的能力。

(4) 具敏感度：居家服務是長照服務中唯一有機會密集且持續進入案家的服務，在預防家庭暴力、長照悲歌上扮演著很重要的角色，居家督導員須具備好的敏感度，在各種和案家互動的機會與服務員提供的訊息中敏感到異常和可能會有的危機，並進一步評估和處遇。例如：一向很重視照顧品質會和居家督導員主動溝通的案家屬忽然不再出現，這個時候就需要有所敏感，可進一步關心以便提供家庭照顧者負荷狀況是否需要進行通報或轉介其他資源。

(5) 危機處理：如果居家服務是長照服務的第一線服務，那居家督導員就是那個第一線要直接面對和處理服務問題的專業工作者，而服務過程再穩定也難免出現危機或意外，狀況可能來自於服務對象、家屬或是服務員，居家督導員能否在得知危機發生時的第一時間做出專業的評估判斷並進行處遇，會是危機狀況會如何演變、影響範圍能否縮小和損失是否可控的關鍵。

2. 服務員

因為通常是服務員自己到案家進行服務，所以服務員對於居家督導員針對案家狀況和服務要領的指導和提醒，要有足夠理解和應變以及求助的能力，才能避免服務問題出現，故在選用服務員時可以參考的稽核標準如下：

(1) 簡單文字和系統理解的能力：服務員除了需要與服務對象與家屬進行簡單的溝通以外，也會有例如填寫報表或上系統打卡或填寫資料等簡單的行政工作必須完成，所以對於服務族群的日常用語和因應習慣與文字需具理解能力，以避免因溝通問題而衍生糾紛。

(2) 情緒管理與壓力調適的能力：服務員需第一線面對服務對象或家屬因生心理疾病或是不熟悉長照服務限制而會有的負面情緒，因此需有同理能力以便做好情緒管理，不會容易被負面情緒影響自身的工作時的情緒與態度，並能在時間內有品質地把工作完成，例如：有些服務對象或家屬會在服務員進行服務時抱怨與服務無關的事，有時還會牽涉到政治與宗教立場，服務員當下皆需以完成手邊工作為第一要務，避免對這些抱怨內容進行回應或評論而引發其他不必要的糾紛與申訴，但如果服務對象還是持續要求服務員必須要有回應而造成服務上的困擾，最好的做法就是先和服務對象表示自己有聽到但沒有任何想法或評論，先避免衝突場面發生，事後再回報居家督導員後續協助。

(3) 落實職前學習並持續在職進修：職前訓練包含學、術科課程、實習等，而每家辦訓單位的課程內容與實習單位略有不同。上完課後，每一位學員皆須經機構筆試和實習單位操作考試都通過方能取得辦理課程機構所頒發的及格證書，才能再進行長照人員服務證的申請，取得後方可開始從事照顧服務工作，但學習的成果有異，工作後還是要持續完成六年一百二十小時長照積分課程進修或是居服單位所規劃的技能課程。

(4) 對長照服務工作具有當責能力：因為服務員與服務對象的距離最近，是最有機會觀察和敏感到異常或高風險狀況發生的專業人員，所以服務員若能有當責能力，在認真服務之餘將五感打開，發揮敏感度做到以下事項便能有機會協助長照防護網在社區中發揮更大的功效。

①將服務對象或家屬的特殊變化向居家督導員通報，讓督導能夠及時評估判斷下一步的做法。

②能在發生異常或高風險事件時第一時間判斷求救對象的順序，例如：服務對象或家屬發生命危急事件需先打電話給119並協助急救後再通報居家督導員。

③不隱瞞不當對待之情事或是和服務對象或家屬一起隱瞞居家督導員，以下用案例說明。

實例說明一：

服務員多次接受案家額外服務的要求，居家督導知道後，已請案家勿再對服務員有此要求，並請服務員在案家犯規時暫時停止服務並致電居督請求協助，但服務員未聽勸導，依舊逕自提供額外服務與案家後才告知居家督導，居家督導多次請服務員配合都沒有明顯的效果。

處遇建議：

居家督導除確認服務員對於犯規後果（包含對自己與對機構的影響）以及求助方式有清楚的了解外，還須詢問服務員對於拒絕案家不合理要求是否還有可協助的地方，最後，一定要讓服務員明白這些督導經歷和結論都會清楚地記載於服務對象與督導紀錄中，所以如果服務員仍事後才告知（或隱瞞）導致服務發生問題或產生申訴事件，居家督導恐難以共同承擔後果，此舉是為提醒服務員事情的嚴重性，也為杜絕服務員遭受不當對待的狀況發生。

實例說明二：

服務員與服務對象互動關係緊密，案家開始會幫服務員隱瞞部分事實，例如：服務員當天未到班提供服務，但案家依舊協助服務員簽立服務證明讓服務員可以領取公司給予的薪水後再給案家當天服務的自負額費用，服務員會以幫忙案家非照顧計畫內的服務內容來作為交換。

處遇建議：

1. 給服務員說明的機會，也讓服務員了解此行為已涉及詐騙。
2. 必要時需諮詢法律專業該如何處理以保障權益。

(二) 評鑑內容的說明與標準

1. 經營管理效能

(1) 業務計畫擬定與執行。

(2) 工作手冊及行政管理規定：手冊內容應明列機構組織架構、各單位及人員業務執掌、重要工作流程、緊急或意外事件處理辦法求助與通報等連繫窗口、電話等等資料以幫助新進人員可藉由手冊加快熟

悉工作內容的腳步，除了是不熟悉工作步驟前很重要的參考依據，也是遇到意外狀況時確認處理標準的關鍵。

(3) 督導制度運作

① 提供居家督導員之個別督導或團體督導。所謂的個別督導，指的是機構主任或是業務負責人針對居家督導員的身心狀況、工作進度、團隊合作與成長目標進行了解與確認須提供的資源與協助。而爲了確認督導與被督導者雙方的理解一致與方便檢視調整方向與成效故須留存有個督紀錄，爲讓被督導者有安全感願意分享，紀錄的內容只記錄大方向，可供下個月調整或績效考核留任升遷依據即可，表11-6爲個督紀錄的範例，內容可視機構需要再進行調整。

表11-6　個督紀錄表

xxxxxxxxxxxxxxxxx居家服務機構 督導紀錄表 日期：2021年4月　日	
主題：	
地點：	
時間：	紀錄者：
受督者：	督導：
督導項目及內容 上次追蹤事項完成狀況 一、身心狀況（受督者身心狀態） 二、工作進度 　　1.了解行政、方案、服務對象處理狀況。 　　2.了解實際服務成果與計畫預期效益的誤差狀況。 　　3.對於工作所遇到的挑戰處理的對策與方向（督導者引導受督者思考並規劃出方法）。 三、職涯規劃（對自己工作發展的期許與需要的資源和協助）	
下次追蹤事項：針對彼此於個督時達成的工作品質改善即目標進行記錄以便下次個督時確認。	
下次督導時間：5月	

受督者簽名：	督導簽名：	單位主管審核：

② 服務員除服務過程不定時給予工作障礙排除或心理支持的督導外，因為工作性質的特殊性（服務員皆獨立至案家進行服務工作），需透過每個月或每三個月一次（月會或季會）的會議讓服務員們與居家督導員們有機會聚在一起進行交報表、重要訊息布達、績效獎勵、新人介紹、工作心得交流分享或是相關問題的討論與主題學習等，讓大家有情感凝聚和互動的機會，也藉機觀察每一位服務員和居家督導員服務品質成長累積的狀態。

(4) 健全的財務管理制度。

(5) 資訊系統填報。

(6) 評鑑期間接受主管機關督考／查核缺失改善。

(7) 訂定工作人員權益相關制度。

(8) 長照服務人員定期接受健康檢查。

(9) 新進工作人員職前訓練

① 包含工作手冊、在地資源盤點等相關書面資料的說明、審閱、契約簽訂外還包含環境消防介紹、公司組織介紹、工作職責說明、會務常規說明、性別平等說明、緊急事件處理、CPR訓練（配合開課狀況參加最近期之課程）。

② 熟悉所需負責的服務對象相關資料與電、家訪技巧。

③ 學習與案家和服務員溝通並能將服務員的工作效能做最大發揮的工作班表排定方式。

④ 核銷業務。

⑤ 依新進人員本身專業外需要的協助進行加強訓練，例如：社工師加強醫療復能、護理師加強社政資源連結等。

(10)業務負責人實際參與行政與照顧品質管理。

(11)訂定照顧服務員排班機制。

2. 專業照護品質

(1) 強化長照服務人員專業知能。

(2) 長照服務人員之服務執行及服務對象／家屬回饋。
   居家督導員針對每位服務對象，每個月至少電訪一次與每三個月家訪一次。透過例行性家／電訪，了解服務對象身心狀況支援系統及需求與是否需通報個管師再進行評估與確認服務品質。

(3) 跨專業服務提供。

實例說明

王伯伯85歲，胃癌末期並且癌細胞已轉移至肝，經手術後，醫師告知家屬已是末期，希望他能返家療養。但王伯伯回家後因不適症狀反應會嘔吐以及疼痛，讓兒子幾乎每兩天都要請假帶王伯伯回醫院打止痛針。後經過轉介居家緩和醫療後，固定有專業團隊到宅協助，讓王伯伯的嘔吐、疼痛狀況得以緩解，使王伯伯在最後一程是保有尊嚴的離世，兒子這段期間也減輕不少照顧上的壓力。

(4) 服務對象開案及結案管理。

(5) 意外或緊急事件處理。

3. 服務對象權益保障

(1) 與服務對象或家屬訂定服務契約。

(2) 收費標準與開立。

(3) 意見反應／申訴機制的訂定與處理。

(4) 服務滿意度調查：每年至少辦理一次滿意度調查，包含服務內容、服務人員態度等項目，實際運作方式由居家督導員互換服務對象的方式來進行。

四、督導專業

因為服務員多是獨自進入案家服務，案家中大多沒有監視器，無特

別狀況服務過程也不會進行錄影，故若服務意外或糾紛事件發生時就容易衍生爭議，嚴重還需要訴諸法律。此外機構對服務員有督導與品質管理之責，當服務員的服務出現問題時，機構該如何證明已盡該盡之責或是理解將要一起承擔何種責任？以上種種，都提醒了機構若想要善盡督導之責和預防問題，投注資源聘請律師於在職訓練時教導工作人員何種行為會觸法、如何在服務的過程中避免觸法，以及需要時有法律顧問可提供諮詢，都是可以讓服務員覺得被支持不會孤立無援的重要福利，也有助於工作人員提升對機構的認同和久任意願。至於居家服務實務工作中可能會發生哪些與法律相關的問題，以下舉幾個實例來闡述：

實例說明一：
某天，服務員於服務前在服務對象面前服用自己帶去的營養品，服務對象看見後表示也想嘗試，服務員遂出於善意協助購買但未居中獲利。案妹日後得知，也請服務員代為購買，但等代買事實成立後，案妹立即向主管機關提出申訴，表示服務員行為不當，在服務時間內推銷且懷疑有營利行為，調查過後該服務單位與服務員皆被主管機關以停案數月處分。

處遇建議：
1. 如果居服單位於在職訓練或督導過程中都有提醒過服務員不要提供服務對象非照顧計畫中的服務，即可提出服務紀錄、督導紀錄或布達的會議紀錄證明已盡督導之責，一旦證明是服務員單方面未遵守，服務單位所造成的損失可向服務員求償也可依此考核進行人員汰換，但若服務員平時考績良好且為初犯，服務單位大多會一起概括接受處罰。
2. 不論最後對服務員的處遇為何，居服單位皆須在事後於服務員會議、在職訓練等適當時機提醒全體服務員引以為戒並留下會議紀錄已備不時之需。

實例說明二：
服務員於服務過程中因為不同原因〔原因可粗分為：(1)服務員自己操

作不當：(2)案家額外要求，並請服務員放心大膽協助沒有關係，但服務對象若有何狀況就全部怪罪服務員〕致案主受傷，事後服務單位雖已出面協助處理表示會負擔所有醫藥費和往後三個月的照顧費，但當案女又私下找服務員恐嚇，服務員在害怕之餘自行簽了20萬元的賠償支票後又因無力負擔搞失蹤，導致最後案女還是找回了服務單位要求概括承受服務員簽的賠償支票。

處遇建議：

1. 服務單位一開始先以負責服務對象的醫療費用的處理方式基本上是正確的，因為不論原因為何，服務對象是在服務員服務的過程中受傷，一般民眾在乎的是服務單位的解決問題的速度和態度，只要處理的態度能讓案家放心，通常問題也就解決了大半。

2. 至於案女私下找服務員簽賠償支票但事後賠不起案女又要服務單位負責，此部分牽涉的範圍已涉及法律，讓法務或有辦理長照案件的律師協助會更為恰當。

實例說明三：

服務員於服務過程中被服務對象或家屬攻擊或騷擾受傷，身心受創之餘決定提告。

處遇建議：

1. 服務單位除了提供足夠的情緒支持外，也可以協助服務員釐清自己想要獲得的賠償和致歉方式是什麼。

2. 提供單位的法律顧問資源或補助部分因協調或訴訟而產生的費用以表支持。

3. 以單位立場表明支持服務員人身安全的聲明，用團隊力量給予服務員保護。

　　除了上述案例建議的處遇方法，服務單位在長照服務風險的控管策略上還是有其可依循的原則方針，也會是提供工作人員督導和服務對象保障的重要證明，以下就原則方針來進一步說明。

(1) 於契約書中清楚載明：約定長照機構、長照人員、案主和家屬之行為規範，事前明確化可能的責任歸屬。

(2) 事前蒐集必要證據、訂定詳實明確的 SOP 與書面紀錄，例如：工作日誌、督導日誌。若事態嚴重，為了提供證據還是可考慮錄音、錄影紀錄以為證明服務提供方為了防止損害發生，已盡善良管理人注意義務且無任何違反行為規範的情形。

(3) 尚無發生事件前，機構和工作人員與案主和家屬要能建立信任關係，讓整個協商的過程能夠因為彼此的情感帳戶有足夠的存款而願意心平氣和地討論。

(4) 事件發生後處理的態度必須積極，不要讓服務對象覺得機構或工作人員試圖逃避責任或不夠關心。

1. 專業知識的供給

長照人員被規定六年必須上完長照一百二十積分的課程，也要求一年需要平均完成二十積分，機構可視自己的工作人員對專業服務課程需要的先後順序聘請專家老師至機構上課，除可免除工作人員需花錢到外地上課的舟車勞頓外，也可藉機吸引別的單位的工作人員對機構更為認識與熟悉以增加未來一起共事的可能性。

2. 自我認同的提醒

許多服務員對自己的工作並不認同，覺得自己會的不多所以才來從事照顧服務的工作，但現在的服務員在符合《勞基法》的規範下不挑班工作每個月月薪6萬元不是夢，已經不輸給一般公司小主管的月薪，加上服務對象對工作人員專業服務的認可和信任無價，現在的長照專業服務人員尤其是照顧服務員早已不可同日而語，其所累積的寶貴經驗，雖讓部分的專業服務人員勇敢創業當老闆，但大部分的工作人員仍然對自己的工作和角色缺乏肯定與信心，所以機構可以多於督導時加強其自我認同，讓其了解長照市場的發展和對長照人才的需若渴，與對服務對象和家庭照顧的幫助，都可以讓工作人員有更多的自我肯定進而熱愛自己的工作也珍惜機構對其的肯定。

實例說明：

陳阿嬤80歲，因跌倒後導致下肢無力，移位都需要旁人大量協助，再加上阿嬤失智惡化，開始出現幻聽、幻覺的狀況，讓媳婦王小姐感到照顧壓力沉重。而家中觀念傳統，認為照顧責任應在媳婦身上，無人輪替照顧。王小姐表示經常失眠、吃不下，感覺二十四小時都被「照顧綁架」，非常痛苦！

經友人介紹申請長照2.0服務後，由個管師協助連結居家服務和喘息服務進入協助，讓王小姐感到有專業服務員的幫忙真的好幸福，喜極而泣地說自己終於可以和親友出門走走、吃飯，所以非常感謝大家的幫忙，尤其是到家裡來服務的服務員張小姐，專業又親切，讓她非常放心也非常倚重。

3. 生涯規劃的協助

若真有服務員具備經營管理的潛質與興趣，機構可以協助服務員開設家庭托顧，再由機構擔任品質督導的角色，讓優秀的工作人員在可以繼續與機構合作又可以開創自己的事業的狀況下取得雙贏。

(1) 家庭托顧：協助受訓合格的居家服務員提供補助性及支持性的照顧，輔導服務員自己在家規劃可以照顧三至四位長輩的居家空間，除了提供失能者家庭的另一個選擇，也讓服務員可以有不同工作模式的選擇。

(2) 自行開業：若工作人員對自行經營管理有興趣，可協助培養服務員自己創業當老闆，在初期的時候提供經營管理課程學習機會，後期輔導開業，日後有適當機會還可形成聯盟共同承接方案或服務需要的服務對象。

五、人事管理

1. 招募方式

(1) 對於較難招募的服務員職缺提供介紹獎金。

(2) 讓服務員對機構認同，願意主動成為機構最佳的行銷人員。

(3) 於面試時協助面試者澄清對於服務員工作既有的偏見和誤解。

(4) 同理面試者會有的工作時間或其他條件的限制，除了盡力給予協助看是否能排除和調整外，也主動思考可以轉圜的方式，讓有心投入服務員工作的人能先嘗試，因此會建議先兼職，等適應或調整好再考慮全職。

2. 福利規劃

依《勞基法》規定工作人員工作需要和機構營運狀況可提供工作人員的福利照顧，例如：

(1) 針對照顧服務員提供工作耗材，如：口罩、乳膠手套、防水長圍裙。

(2) 員工旅遊津貼或辦理員工旅遊。

(3) 員工體檢。

(4) CPR訓練。

(5) 員工尾牙或春酒。

(6) 開工紅包。

(7) 一般員工提供三節禮金；服務員提供年節禮盒、超過特定服務時數獎勵、久任獎金等。

(8) 不定期辦理績優員工表揚活動、聚餐等。

(9) 免費參加據點活動或於空班時間於據點活動空間休憩。

(10) 提供友善育兒空間。

(11) 視工作需要提供免費專業課程學習。

結論

劉家勇（2020）提出，事實上目前我國長照政策的居家服務項目，仍多偏向身體照顧、生活維持與基本生理需求的滿足，例如：包含基本身體清潔、基本日常照顧、測量生命徵象、餵食、餐食照顧、協助沐浴及洗頭、陪同外出或就醫、到宅沐浴車服務等。但居家服務的內容除了以上所述項目外還應該包含心靈、心理、精神層面的協助，更進一步說明，居家服務應以家庭社會工作為基礎、以家庭整體為觀點，去避免提供零碎式、

斷裂式的服務。而建議的做法就是能提供的居家服務項目不僅是資源的介接與申請，更期待能深入家庭脈絡、運用家庭社會工作方法的知識與技巧去進一步協助或診斷家庭問題、重整家庭成員間的關係、處理家庭危機與資源管理、協調，並結合社政單位、警政單位、教育單位、衛生單位、民間單位與司法單位組成一個居家服務團隊來共同推動老人居家照顧工作。

　　但在實務工作中，長照2.0的居家服務是以支付碼來計算服務費用，居服單位除了需要管控成本，更要幫服務員最大化其收入，故居家督導員在排服務員的班表時除了有限制工作時間的服務項目外，都需要在完成的速度和品質之間取得最好的平衡，以便讓服務員有更大的量能能夠提供服務。在上述的前提下所謂的深入家庭脈絡、運用家庭社會工作方法的知識與技巧去進一步協助或診斷家庭問題、重整家庭成員間的關係、處理家庭危機與資源管理、協調相關資源等等的工作，在現今的居家服務要實行的確有其困難度，但的確可以發揮配合社區整合中心（長照A）個管師照顧計畫的角色，站在第一線觀察家庭成員的狀況與家庭問題對服務的影響並提供這些第一手資料供個管師評估適當的照顧計畫，已達到預防與降低長照悲歌發生的機率。

參考資料

中文資料

何淑蘭（2020）。臺北市居家服務使用者自我照顧能力、居家服務需求與憂鬱傾向之相關性研究。臺中：東海大學社會工作碩士論文。

吳玉琴（2004）。臺灣居家服務的現況與檢討。社區發展季刊，*106*，132-140。

呂寶靜（2012）。臺灣日間照顧和居家服務之展望。臺灣因應高齡社會來臨的政策研討會發表之論文，國立臺灣大學社會科學院國際會議廳。

邱彥瑜（2020）。在供不應求的時代裡打造品牌的多元長照。ĀnkěCare創新長照，2020年11月23日。取自https://www.ankecare.com/2020/22066?fbclid=IwAR1iX8pwm4ViZ-u1b2Kt4InKbaY4OtTP_4MhesUswnJimtC8o2ZRPZoD1zo

張文宜（2020）。照顧者負荷和居家服務使用的相關性探討：主觀性需求的中介角

色。臺北：國立臺北護理健康大學長照所碩士論文。

陳燕禎（2009）。老人服務與社區照顧——多元服務的觀點。臺北：威仕曼。

黃秀梨、張媚、余玉眉（2006）。我國機構式喘息服務政策之分析與建言。護理雜誌，*53*(2)，59-66。

劉家勇（2020）。老人社會工作長期照顧實務與應用。臺北：華都。

蔡漢賢（2000）。社會工作辭典。臺北：內政部社區發展雜誌社。

衛生福利部（2020）。長照專區—我想申請長照——服務有哪些。取自 https://1966.gov.tw/LTC/cp-4495-48857-201.html

衛生福利部統計專區（2023）。長期照顧十年計畫2.0——長期照顧服務特約服務資源數、居家照顧服務間數。取自 https://1966.gov.tw/LTC/lp-6485-207.html

謝美娥、沈慶盈（2015）。老人居家照顧的服務與治理。臺北：國立政治大學。

第十二章
長期照護相關
理論介紹

鄭淑方

本章介紹和說明長期照護相關的理論，對於剛開始學習長期照護的學生而言，認識長照相關的理論的重要性在於：理論提供一個思考和整合的架構，有助於實務的學習。

 ## 第一節　服務使用和品質相關理論

本節討論兩種理論或模式，一是安德孫醫療或長照服務使用行為模式，一是Donabedian的服務品質模式。在實證研究和實務方面，兩種模式都有很廣泛的運用。

壹、安德孫服務使用行為模式

在醫療和長期照護的服務使用行為的預測方面，安德孫服務使用行為（Andersen's behavioral model of service utilization, Anderson & Newman, 1973）是最被廣泛運用的理論，國外有無數的論文都運用該模式指引研究，也就是研究之前提出研究想要檢證的模式或架構與假設，再針對某個母體群或樣本，檢視變項關係是否成立（圖12-1）。

該模式認為影響醫療或長照服務的三個主要的因素是前置因素（predisposing factors）、使能因素（enabling factors）和需求因素（need factors），三者的關係就是：每個人或群體使用長照服務的行為會受到一些基本的人口特質（前置和原本就存在）的影響，想使用服務還需要兩個很重要的條件，第一個就是要有相關的資源或能力，有這些條件還不一定會使用服務，除非個體或群體有需要或需求。這三個因素群分別說明如下：

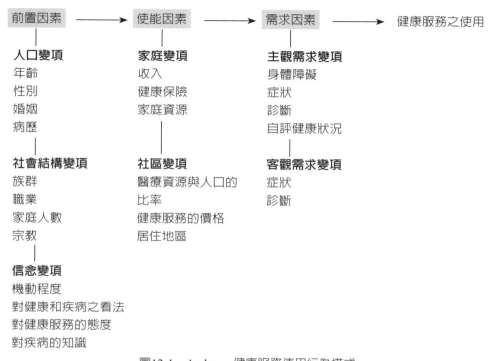

前置因素 ⟶ 使能因素 ⟶ 需求因素 ⟶ 健康服務之使用

人口變項
年齡
性別
婚姻
病歷

社會結構變項
族群
職業
家庭人數
宗教

信念變項
機動程度
對健康和疾病之看法
對健康服務的態度
對疾病的知識

家庭變項
收入
健康保險
家庭資源

社區變項
醫療資源與人口的
比率
健康服務的價格
居住地區

主觀需求變項
身體障礙
症狀
診斷
自評健康狀況

客觀需求變項
症狀
診斷

圖12-1　Andersen健康服務使用行為模式

資料來源：Andersen & Newman (1973)。

一、前置因素

　　前置因素包括各種人口特質，不論是性別、年齡、族群、婚姻、居住安排（獨居與否）和教育等，這些是許多研究比較常放入研究架構的變項或因子。安德孫（Andersen, 2008; Andersen, 1995）在原先的模式還加入其他的因子，比較特別的就是健康相關的信念，健康相關的控制感，這種服務使用者的健康控制感是從內控和外控的理論衍生而來，健康狀況內控的人，內在的想法和信念會認為健康掌握在自己的手上，比較會實踐健康的行為，包括使用醫療或長照服務；相較之下，認為健康狀況掌握在外在力量的人，比較不會實踐健康相關行為，包括使用健康醫療或長照的服務，使用醫療和照顧服務的可能性也比較低。

二、使能因素

使能因素是指有能力使用服務的條件和資源,在個人層面是指福利身分、個人或家戶收入、可以使用服務相關的保險和區域資源的配置情形。區域資源配置是安德孫服務使用行為模是最具特色的地方,凸顯小區域的服務資源配置(失能人數和服務資源的比值)的重要性,這也是長照服務資源的重要議題,目前長照2.0的服務配置不公平,偏鄉缺乏資源,長照2.0服務使用的資料分析結果雖然顯示偏鄉服務資源有成長的情形,居家服務提供的機構數目成長很快。這樣的結果可能容易誤導,讓大家以為資源配置不均情形改善了。其實,機構數目快速增加,服務員的人數也有些增加,可是進入偏遠鄉鎮服務的意願仍是問題。因此,長照服務的區域資源的多寡和取得服務的距離屬於服務的可獲得性(availability)和可近性(accessibility)的指標,兩者屬於一體兩面的議題,可獲得性和可近性不足,成為服務使用的障礙(barrier),這也是服務使用行為研究和實務上必須納入考量的因素。

服務使用的障礙相關的指標頗多,在長期照護服務最常被提到的就是服務使用的資訊,從長照政策和服務建構開始到今天,民眾使用長照服務的資訊不足一直都是政策制定和推動與執行者關注的重要的問題之一,即使有了1966專線(垃圾車漆有號碼)和相關的資訊,似乎仍有許多民眾不知道長照2.0相關的服務,如何將這些服務資訊傳遞到每個社區是當務之急。

由於安德孫服務使用行為模式並沒有提出服務資訊相關的因素,有些專家學者的研究會主動加入服務使用的資訊或知不知道長照服務的存在的因素,用來預測服務的使用,研究的結果通常是確認服務資訊的重要性。問題是使用服務的人就會知道有該項服務,掌握或知道服務的資訊和使用服務,哪個是因、哪個是果,很難釐清。有些研究者以家庭人數或社會網絡代表服務資訊取得可能性的大小,離實際知道和掌握服務資訊又更遙遠了。

三、需求因素

　　人口特質（前置因素）可能會讓個體有使用服務的傾向，想使用服務還是需要經濟、保險和服務資源的可獲得性和可近性等重要的能力因素的條件，不過，有能力使用不代表有需要，需要還是使用服務最重要的因素。安德孫的理論進一步將需求因素區分成兩種次因素，主觀性和客觀性需求，這種區分並不是安德孫原先提出，前者就是服務對象主觀的認為自己有需求，後者則是透過專業評估之後確認有需求。布拉德蕭（Bradshaw, 1972）提出多種需求，主要的四種需求包括：

(一) 規範性需求（normative needs）

　　專家評估結果認定有需求。

(二) 表達性需求（expressed needs）

　　將需求表達出來讓周遭周知。

(三) 感覺性需求（felt needs）

　　與規範性需求對照，主觀或自覺性需求。

(四) 比較性需求（comparative needs）

　　和其他群體比較或對照之後，感受到或覺察到的需求。

　　從上述的整理可以看出布拉德蕭的規範性需求和安德孫模式的客觀性需求有異曲同工之處，感覺性需求和主觀性需求也是契合的概念。

　　如前所述，在醫療服務使用的行為預測方面，安德孫模式是最廣泛運用的模式，該模式的應用也擴充到長期照顧的領域，這麼廣泛的應用主要是因為安德孫服務使用行為模式對於三個因素群的定義並沒有很清楚，每位研究者都可以自由地放入相關的變項，好像將自己屬意的變項放入一個三角錐萬花筒，綻放出各種變項組合的樣態，這是該模式的優勢，但是也因為這種自由和彈性，使得研究結果的對照和解讀比較困難。另外，在應

用安德孫服務使用行為模式預測老人使用長照服務做法上，最有名的主張就是Bass和Noelker（1987），他們認為預測老人長期照顧服務的使用行為必須考慮老人特質之外，還需要考慮家庭照顧者的特質，包括照顧者負荷，因為老人和照顧者是緊密的二人系統，服務使用的決定也無法脫離兩者的特質和緊密的關係。

貳、Donabedian品質三個構面

Donabedian（2005）提出品質理論強調服務品質是結構、過程和結果三個構面所組成的模式（three components approach），三個構面的意涵：

一、結構（structure）

包括所有影響照顧服務輸送情境的因素，主要是所有的硬體和軟體設施設備和人力資源，以及人員訓練，這些軟硬體設施和設備或人力資源屬於品質的源頭，如果品質有問題，則需要從這些源頭找尋問題並加以解決。長照評鑑的行政類指標，不論是住宿式、社區式或居家式行政指標項目，都包括結構面品質，隨著長照2.0服務量能的擴張，經營管理和人力資源管理越來越受到重視；人員的訓練規範和制度也越來越嚴謹，包括：職前訓練、在職訓練、繼續教育學分、取得長照小卡、人員登記、報備支援等。

二、過程（process）

過程指稱照護、照顧或服務過程的每個環節，從個案管理在醫院出院準備服務或個案家庭訪視的問題和需求評估、依據評估結果進行照顧計畫的擬定、接著由A個管連結服務和監測品質、B單位依照計畫執行、

A和B單位進行服務結果的追蹤，這些環節都屬於過程面，包括：工作手冊規範的工作守則、操作化程序、流程。Donabedian將過程再區分為技術（technical）過程和人際互動（interpersonal）過程，前者是照護的專業服務輸送，後者是服務過程和服務對象專業互動的行為、舉止、態度。中央和地方的評鑑指標，過程面的項目最多。Donabedian認為過程的監測就等同於服務品質的監測，因為醫療照護的主軸還是醫療專業服務的輸送。他將服務輸送過程的紀錄和資訊歸類於過程面，不過，資訊的軟硬體設備通常屬於結構面的項目。

三、結果（outcome）

結果就是醫療和健康照護服務輸送造成的案主或案主群的改變，包括健康或失能程度穩定或改善、照護或照顧的知識和能力增加、建立或養成健康和照顧的良好行為。問題是Donabedian沒有明確說明醫療健康或長期照顧結果或成效的指標有哪些，政策制定者、研究者或實務工作者都必須從服務方案的本質、內涵或過程研議可能的成效或成果指標。在長照的評鑑指標方面，居家式和社區式的評鑑指標幾乎不含成效的項目，只有滿意度調查，但是這項調查只是服務對象對服務的主觀性意見，並不屬於成效的一部分（張宏哲，2014）。相較之下，住宿型機構評鑑比較強調品質指標，例如：護理之家六大品質指標包含：跌倒、壓瘡、機構內感染、非計畫性體重改變、約束和非計畫性轉至急性醫院住院等指標的監測。

Donabedian的品質三個構面模式的應用很廣泛，許多醫療和健康照護機構都以該模式為指引，試圖改善服務輸送的品質。該模式也應用在長期照護品質相關的研究，或者作為改善服務輸送品質的實務指引。在應用這個模式的時候，比較無法確認的就是三個構面之間的關係，比較確定的就是結構或者過程會影響結果。比較無法確定的就是間接關係：過程會不會扮演中介的角色，也就是結構除了和成效有直接關係之外，結構也可能透過過程，影響結果。

第二節　社會心理和壓力因應理論

　　老人社會心理發展相關的理論並不多，本節介紹兩個最有名的理論，Lazarus和Folkman（拉撒勒、霍克曼）的壓力和因應理論（stress and coping theory）和Erikson（艾瑞克森）生命週期八大階段社會心理發展的理論。

壹、生命週期發展理論（life cycle development theory）

　　艾瑞克森的理論最為人知，該理論提出生命週期八大發展階段發展的課題，每階段都有正向和負向發展主題的對立或衝突，有些負向是難免的，但是必須能夠克服負面的問題或是危機，滿足環境對個體發展的要求，卻同時必須從環境支取發展所需資源，例如：出生之後大約一至二年的發展課題是信任和不信任，這階段的嬰幼兒最需要穩定的呵護和照顧，穩定帶來他對周遭的人和環境的信任感，不穩定則可能產生不信任感。由於呵護和照顧不可能完美，對周遭有些不信任感是必要的，但是整個發展的基調就是信任感的建立，如果沒有建立信任感，可能衝擊到該階段和未來的發展，無法信任周遭的人和環境，造成人際互動和適應的問題。

　　艾瑞克森提出的生命週期八大階段發展課題很容易被誤認為每個階段的主題只是該階段發展的課題，和其他階段無關。他晚年和其他兩位作者最重要的著作《Erikson老年研究報告》（*Vital Involvement in Old Age*）（Erikson, Erikson & Kivnick, 1994），強調的是老年階段的統整和絕望的發展課題之外，也重視回顧和統整過去七個生命週期階段的課題。

　　本節首先簡述八個階段的主要課題，接著說明長者如何統整每個發展階段的發展主題（Erikson, 1982）。

一、生命週期八個階段發展的主題

(一) 信任和不信任

　　從出生到1歲半，嬰幼兒依靠照顧者的穩定照顧和呵護，這些照顧和呵護如果足夠的話，嬰幼兒會感受到對周遭的信任，心中也產生希望或盼望。呵護不足就可能產生不信任和懷疑，對環境也可能充滿了焦慮。因為照顧和呵護不可能完美，有些許的不信任是正常的，但是基調仍是信任。照顧者的呵護和依附關係的建立影響日後人際關係的互動模式，照顧和呵護不足可能產生不信任和缺乏安全感，日後的人際關係很可能產生焦慮型的互動，怕失去對方而緊迫盯人的控制對方，另一個極端就是怕失去友誼或情誼，而拒斥人際或親密關係，而選擇過著孤家寡人的生活，但這不表示他或她不需要友情或愛情。呵護和信任足夠的人在日後人際關係展現的就是安全和穩固的情誼。

(二) 自主和羞愧與懷疑

　　幼兒開始學步學習控制自己的肌肉骨骼與平衡，跌倒爬起，透過意志力駕馭身體機能和行為，達到熟練的地步。任何的挫折可能引起對自己的能力懷疑或羞愧。給予自主權有助於其探索和發展粗動作和精細動作。過度的控制或干涉容易產生羞愧和懷疑。

(三) 主動和罪惡感

　　學齡前兒童透過遊戲和活動，發揮創造力，建立人際互動和合作關係，試著讓精細動作和粗動作更加精熟，特別重要的是學習自理能力，如果無力達成，很容易造成無力感、罪惡感和自責，因而自我限制和沮喪，缺乏主動自動自發的特質。

(四) 勤奮和自卑

　　學齡兒童學習多重的技藝，面對學習新事物和適應新環境的挑戰，不斷操練和熟悉過去學習的技巧，滋長出自我的效能和自己擁有能力的感

受、想法和行爲，也因此產生勤奮的意向、行爲和習慣。成年階段的工作持續塑造這種能力感。如果無法面對學校和家庭的挑戰，就有可能充滿挫折感，甚至感到自卑。

(五) 自我認定和角色混淆

青少年開始面對自我概念和自我認同的議題，思考：我是誰？我未來要從事什麼樣的工作？信仰哪一類的宗教？持守什麼樣的價值或信念？扮演什麼樣的角色？如果能夠在這些層面有些方向，開始準備自己，專心投入，就會產生某種程度的認同感；如果認同感缺乏，對於上述的角色和議題的承諾不足，搖擺不定，就會產生認定感的混淆。

(六) 親密與孤立

親密和孤立的主軸在於強調親密和愛的能力如何和獨處取得平衡，能夠眞誠與人互動，體驗到愛和被愛的親密感受，也能夠面對孤單。如前所述，嬰幼兒成長過程依附關係不足的人，可能產生焦慮式和拒斥型的人際互動關係，兩種類型雖然不同，前者因爲焦慮和關係衝突，後者排斥人際關係，當事人可能會感受的人際關係的疏離，落入孤立的樣態和情境。

(七) 生產繁衍和頹廢遲滯

中年是事業或職場的巔峰期，在家庭和社會扮演重要角色，對家庭和社會有所貢獻，關心社會議題；相反地，有些人選擇漠不關心和頹廢，感受到士氣低落，生命生活就會有停滯感覺。

(八) 統整和絕望

老年階段的社會心理發展主要任務是透過生命的回顧，一方面能夠從回顧過程，肯定自己過去的生命和貢獻；另一方面能夠接納或寬恕自己，放下讓自己感到遺憾的事，能夠做到肯定與接納是智慧的表徵，長者就比較能夠安然面對老化、失能和死亡的課題，以及焦慮和恐懼。

二、老年階段統整八個階段的課題

艾瑞克森等人（Erikson, Erikson & Kivnick）在1994出版的《Erikson老年研究報告》訪談許多長者，整理出長者針對八個階段課題統整的結果，本段除了摘要之外，也添加作者的一些引申，參酌的資料是前述的英文版著作和臺灣的譯著（Erikson et al., 1994；周怡利譯，2000）：

(一)信任和不信任

老化造成生理和心理層面功能的衰退，也造成社會層面的職位、角色和權力的失落，多重失落影響自我概念，我還是像過去一樣對周遭充滿信任的我嗎？我還可以信任什麼？老伴、老狗、老友？多重失落也影響家庭關係和人際網絡，減損他們對長者的尊重和呵護，因為功能衰退，靈性和信仰活動也因為老化而減少，整體而言，過去可以信任的人、事、物和靈性信仰的對象和團體或網絡，都可能因為老化的多重失落而失去信任感。因此，如何強化周遭的關懷和承諾，重拾長者的信任感，對未來仍然存著希望或盼望，否則不信任感可能越來越強，對外來失去盼望，充滿憂慮和焦慮。

(二)自主和羞愧與懷疑

老人身體衰退，駕馭或控制力衰退，自主能力降低，這些衰退會影響心情和行為，有人開始放棄自主權，行為很退縮，周遭的人也可能因此過度介入，讓老人容易感到羞愧，遇到挫折的時候容易懷疑自己的能力。有人接受衰退的現實，努力適應；有人則否認衰退的現實，堅持透過意志力，維持自主和獨立，不願意使用輪椅、手杖、四腳拐等輔具，以免呈現出老化衰退的樣態，堅持獨立自主，堅持不接受協助或照顧。在堅持自我和接受老化失能依賴兩者之間取得平衡，感受意志力的同時又能夠接受協助，是長者必須面對的議題。

(三) 主動和罪惡感

　　老人因為衰退而導致功能虧損和受限，需要重新建立人際關係，預防進一步虧損，或者尋求恢復部分的功能，因此，必須重新投入活動，努力依據自己仍存的能力調整活動，充滿主動好奇積極的精神，追求目標和成就感，避免緬懷過去和退縮，造成停滯不前。老人可能有這兩極的反應：積極投入活動目標的長者可能需要面對功能不如以前的限制，轉化與調整是必要的。老人本身可能沉溺於過去未達成目標和願望的遺憾，因而悔恨裹足不前，或者因為功能衰退而為自己找藉口，心裡充滿罪惡感。協助長者找到目標，投入目標，再次感受到自己的能力和成就感，是這個階段統整的重要任務。有些長者投入子女或孫子的關懷，每日生活充滿期待，從中找到目標和成就感。

(四) 勤奮和自卑

　　老年階段因老化身心機能衰退，如何維持能力和勝任感覺格外重要，因為退休、失能、喪偶引起的自卑和無能為力感或逐漸失去的控制感，同時能夠接受死亡的逼近和衰退與失能的無法逆轉性，仍然能夠展現活力，重新投入新的事物與目標，讓自己的能力和勝任感不要消失，甚至從過程之中發展出新的技藝，因而感受和重拾自信，更激發出勤奮的心情和態度，否則就可能產生自卑。這個階段主題的統整涉及自我的效能和自尊，一方面學習接受自己功能的衰退，另一方面還可以善用剩餘的能力，發揮潛能和感受到能力的發揮。

(五) 自我認定和角色混淆

　　老人回顧過去、現在和未來的自我，回顧過去持守的信念和承諾、回顧獨特的自我，回顧過去自己對信仰和婚姻的忠誠和承諾的信守，回顧自己在工作方面投入和盡力的情形，想到自己在家族之中的獨特位置：前無古人（除非想到父親的楷模），自己站上世代的最前端，站在這個位置，就必須持守先前的承諾、價值和信念；可是老化過程和不斷失落的功能，成為自己持守信念與價值和信守諾言的挑戰，同時也面臨後代對自己的尊

重程度，以及後代是不是能夠傳承自己的價值和堅持，老人面對重要課題就是如何調整老化面臨的身體、心理和社會功能衰退對自我的挑戰。

在自我認定方面，長者重視一生的連續性，尤其是參與活動和追求目標的能力，希望讓現在的自己能夠像原來或過去的自己，老化和衰退帶來的無力感或失去能力產生的──焦慮、害怕、恐懼和鬱卒，這些都在老年自我認定過程扮演重要的角色，老人努力掙扎克服這些負面感受，以便讓自己相信和感覺到自己像過去有能力的自己，例如：活動過程強迫自己持續做下去就會覺得越來越像自己，一旦放棄，自己就不見了；中風之後，持續想閱讀相關資訊維持過去勤奮勤學的樣態。

在個人的外貌和人際關係方面，有些長者想留住自己的容顏與青春，對於容顏和修飾的重視，很容易被周遭的人輕忽，有些住宿型機構還特意將長者的頭髮剪短以利於照顧，其實是忽略了老人對於外貌的重視和自我認定感的堅持。

在個人特質方面，長者的自我認定的焦點在於自我的形象，希望自己身後給人的印象是正向的，例如：我是一個幽默的人，我預約自己的墓誌銘：「這裡躺著一個幽默樂活的人」；因為個人的特質也定義了自己的存在，所以老人希望維持：「我是一個……的人」，老人可能喜歡凸顯自己的特質：「我是一個通情達理和樂觀的人」，因為努力想要維持自我的樣貌，使得有些老人能夠克服失能的限制，想要當不老騎士，跌倒也不懼怕，「拍斷筋骨顛倒勇」。周遭的人也可以把握這些比較不受身體衰退所衝擊的特質加以稱讚，有助於維護長者的自尊心。

在身分地位方面，長者可能會比較周遭的人，有些人會認為自己的處境還是比較好的，這種向下的社會比較（downward comparison）有助於強化自我的認定感，但是過於執著自己過去的角色和光榮，可能也容易「跌倒」或失望，畢竟老化過程可能因為失能、失智，進入被照顧的情境，特別是安置在住宿型機構，機構化、集體化和嬰兒化照顧氛圍之下，個別化照顧無法到位，折損的就是長者的自我概念、自尊和自我的認定。因此，周遭對長者的尊重影響長者的自我認定感（self-identity）。

在信仰和價值觀的自我認定方面，回顧自己的家庭，如果能夠肯定自己過去在家庭的價值觀的堅持，雖不富裕，但奮鬥不懈、堅守道德、關係

和睦；在靈性和信仰方面，肯定自己信仰的堅定和持守，確信自己是被上天特別照顧或保佑的「寶貝仔」。

在人生目標的自我認定方面，肯定自己已經完成心願，沒有完成的就學習放手，例如：雖然放棄職涯有點遺憾，但是把孩子照顧得很好，每個都有成就，子女、孫子傳承家庭的價值和美德，即使沒有繼承父母的衣缽，也是自己目標心願的完成；或者，步入老年終於有比較多的時間和資源，可以著手完成過去未完成的目標或心願，例如：兒童繪本《艾瑪畫畫》描述的是守寡、兒孫滿堂、獨居的奶奶，雖然心滿意足，卻心有遺憾，沒有能夠將豐盛的生命流傳下去，拾起畫筆開始作畫，開發過去未曾有過的藝術靈感和潛能。

(六) 親密與孤立

喪偶、親朋好友過世、社會網絡縮小，以及失能，都可能造成長者和周遭的人與子女之間的距離，增強了疏離感，可能也強化了孤立的感受，如何重新參與社會，重新經歷愛與被愛，除了強化社會參與，包括疫情期間以多元社交媒體維持連繫，維持幾位拜把兄弟和姊妹淘，內在的轉化也很重要，包括：能夠面對過去不幸福的婚姻帶來的孤立感，面對配偶照顧的責任和壓力帶來的負荷和孤立，面對婚姻長期以來既衝突又互相依賴和緊密的關係，都是需要轉化的事項。有人的轉化是喪偶之後經營第二春，再婚並不代表對過往的配偶不忠誠，而是一種祝福，配偶在天之靈也會希望自己過得快樂。有些再婚的長者，夢中可能仍在呼喊過世丈夫的名字呢！有些長者透過對往生配偶的思念和回想初戀的親密情景，緩解自己的孤立或獨處的寂寞；艾瑞克森等人的訪談還發現有長者回想初戀親密的情境還可能會臉紅，對丈夫的思念與甜蜜甚至夢見他真的回來看我了，不以為是鬼魂。有些配偶認為沒有夢見往生的丈夫會很難過。

長者親密的議題也涉及他們本身和周遭的人對銀髮族親密關係的刻板印象的問題。老人自己和家庭或社會普遍認為長者不適於經營親密關係，這讓他們裹足不前，例如：老年夫妻可能因為刻板印象或對親密關係的誤解（將親密等同於性行為）而忽略或荒廢親密關係，可能和長照服務過程

男性長者對服務人員的騷擾問題有關；另外，喪偶的長者可能想經營第二春，卻可能因為害怕被負面標籤或嘲笑（例如：老不修），或是子女擔憂長者被詐財，周遭的人也可能因為刻板印象反對，使得鰥寡孤獨的長者不敢經營第二春。

(七) 生產繁衍和頹廢遲滯

　　老年階段生產力的表徵之一就是關懷，如果將關懷放在「社會交換理論」的框架裡，除了親子之間在財務上互助和互通有無的能力之外，關懷是很重要的社會交換的籌碼。長者過去養育子女，現在關懷他們和他們的孩子，這是也是過去親職關懷角色的延續，其中又以隔代教養成為老年期最主要的關懷類型，特別是子女婚姻失敗，祖父母承擔隔代教養責任，讓孫子感受到祖父母的愛，有些長者喜歡吹噓自己孫子的成就，引以為傲，勝過吹噓子女的成就。由於生命餘年延長，有些長者還擔負照顧老年父母親的責任，直到自己也需要被下一代照顧，接受照顧也是自我關懷的重要部分，有些長者很獨立，不習慣接受照顧。部分長者還有可能投入手足的照顧，照顧失能的兄弟姊妹。另外，許多長者也會投入志願服務，關懷需要協助的個體或族群。其實，還有許多方面的著力，可以印證自己的生產力。

　　在親職教育方面，長者可能會檢視子女現在的生活和成就，以子女的成就為傲，認為他們完成了自己過去的志向，印證了親職教育的成功，他們可能也會檢視子女對孫子的親職關係，對照自己的親職教養經驗，評估自己持守的價值是否傳承下去。艾瑞克森等人的研究也發現，克制自己不自殺，以免孫子會受到影響，對自己身為祖母產生負面印象，也屬於傳承的理念的一部分。

　　生產力的感受可能也來自對於子女婚姻挫敗能夠正向地解讀，看到他們和自己一樣繼承了堅忍的特質，面對生命事件和挫折也能夠克服困難，順利因應。停滯的感覺可能來自長者對於子女的婚姻和職涯的問題的負面反應，有些會出現憂鬱、擔憂和罪惡感，雖然有遺憾之處，但是有些人認為自己已經盡力了，有些人則一輩子遺憾。

(八) 統整和絕望

　　統整是指針對過去所有的階段進行整合，希望在每一階段兩相對立的發展課題，能夠找到因應的方式，特別是老年階段的身體、心理和社會層面的失落，能夠找到平衡與轉化，包括找到可以學習的楷模或典範，能夠成為子女生活的智慧指引。轉化的重點在於達到一種平衡，一方面能夠接受自己的老化、失落和身心靈功能的衰退和失能，一方面能夠活躍老化，活出自我肯定的智慧和發揮仍然存在的潛能。肯定和接納是老年期統整最重要的課題，長者必須能夠肯定自己過去的貢獻，包括克服許多生命的難關和困境，能夠順利度過每個階段的挑戰，肯定也意味著相信子女、孫子是自己生命的延伸，有些長者可以從子女的容顏、眼神和表情看到自己容顏的韻味，感受到傳承，有些則從子女的價值觀看到自己價值觀的延續。在接納方面，如前所述，面對自己和子女生命歷程覺得遺憾之處，能夠接納和放手，覺得自己已經盡力了。

　　依據艾瑞克森的主張，能夠做到自我肯定和接納，長者面對晚年的失能、失落和生命的結束都比較能夠處之泰然或釋然，比較不會有遺憾，甚至絕望的感受。

貳、壓力與因應理論

　　Lazarus和Folkman（1984）提出著名的「交互性的壓力和因應理論」（transactional stress and coping theory），在研究和實務方面都有許多的應用。他們認為心理壓力就是「人和環境交相互動的特定關係，這項交相互動的關係被個體的認知評價之後，如果被認為是一種負擔或費力費神的事件，或者超出個人資源可以因應，有可能危及到個人的福祉」（Lazarus & Folkman, 1984, p.19）。

　　這種互動關係會不會造成壓力，因兩個環節或過程而決定，一是個體的認知評價（cognitive appraisals），二是因應機制（coping mechanism）。

一、認知評價

認知評價是一種評估過程，將人和環境互動關係加以區分，同時確認該關係對個人的福祉或幸福感的重要性和意義。Lazarus和Folkman（1984）認為有三種評價，簡述如下：

(一) 主要評價（primary appraisal）

主要評價指的是判斷人和環境之間的關係屬於無關緊要、良性正向或具有壓力，如果評價為壓力情境或事件，個體會把它區分成三種形式，已經造成的傷害或失落（harm or loss），威脅（threat）屬於預期會帶來的（傷害或失落），和挑戰（challenge）可以帶來個體的歷練和成長。

(二) 次要評價（secondary appraisal）

次要評價就是決定要如何面對情境，依據個人的目標和限制，評估每個因應策略的優勢和可能帶來的結果。

(三) 再評價（reappraisal）

再評價指的是獲得有關個體和環境的任何新資訊之後，進行不斷的評價，再評價和主要評價的差異在於再評價是以前一個評價為基礎進行的評估。

綜合上述的說明，主要評價就是主觀的評估情境的可控制性，以及個體可以運用的資源；次要評價指引特定的因應策略的選擇；這些因應的策略決定了再評價，以及個體的心理調適。

二、因應策略

因應（coping）指的是「認知和行為方面不斷的努力，以便管理這些被評價為負擔或超出個人資源能夠因應的內在或外在的要求」（Lazarus

& Folkman, 1984, p.141）。因應的資源可以分成身體（健康和體力）、心理（心理的信念、自信、控制感、士氣等）、社會（社會支持和家庭社會網絡）和物質（金錢和其他有形的資源）等層面。因應當然不是橫跨不同情境之下，維持穩定恆常的人格特質，而是因應情境的變化可能運用的策略。這些策略和因應方式雖然很多元，可以歸納出主要的兩種形式：情緒焦點的因應（emotion-focused coping）和解決問題焦點的因應（problem-focused coping）。當壓力問題似乎很難解決，個體評價之後，認為該壓力情境比較無法改變，可能造成損害、威脅或挑戰也無法逆轉，就可能採用情緒焦點或改變情緒的因應方式，例如：迴避、大事化小事或一廂情願。當壓力情境被評價為可以扭轉，個體比較可能採取問題解決焦點或直接行動的因應策略，例如：學習新技巧、找到滿足個人欲望或期待的替代性出口，或發展出行為的新標準。有些因應策略（例如：尋找社會支持）則兩種策略兼具，既可以協助抒發情緒，又可以協助解決問題。

　　整體而言，從因應方式本身無法判斷個體採用了之後，調適的效果如何。只能說如果情境判斷正確，採用與情境契合的因應方式，則調適的效果可能比較好。

 第三節　老化與失能相關理論

　　本章回顧老化和失能相關的理論，聚焦在老化和失能可能帶來社會角色與功能的變化和如何適應或因應的議題，本章的理論選擇以Putnam（2002）的回顧為基礎進行整理和討論。

壹、個體老化理論

　　本段簡介個體老化理論（theories of the aging individual），這些理論聚焦在個體的老化和因應，包括撤退理論、活動理論和持續理論等。

一、撤退理論

Cumming和Henry（1979）提出有名的撤退理論（disengagement theory）認為老化和社會相互撤退，這樣安排的結果是生活滿意度的提升。該理論並未提到和失能有關的觀點。

二、活動理論

Lemon等人（Lemon, Bengtson & Peterson, 1972）提出和前者相反的活動理論（activity theory），認為即使面對老化的生理、心理和社會層面等的衰退，老人還是可以維持活動和建立社會網絡和社會參與。結果也是生活滿意度的提高，該理論並未提到和失能有關的觀點。

三、持續理論

Atchley（1989）提出持續理論（continuity theory），老化過程持續的調適可以維持內在心理和外在社會與環境結構，有助於維持自我的連續感，結果是自我概念可以穩定轉化。該理論雖然有提及失能適應重要性但著墨不多，也沒有說明失能程度差異對個體的衝擊。

貳、個體在社會系統老化理論

前述的理論以個體為基礎，本段的理論則涉及個體和社會互動的關係，包括社會交換理論、現代化觀點和年齡分層化觀點。

一、社會交換理論

Dowd（1975）提出社會交換理論（social exchange theory），個體的社會互動是建立在成本效益的基礎上，老化和衰退使得長者的交易資源減少，社會端的成本上升，老人必須增加資源籌碼，否則只能進行角色和行為方面的妥協，或者從社會撤退，減少社會交換的不平衡。這項理論聚焦在社會可交換資源的社會系統強調的對等關係，雖然沒有提到失能的議題，但是很明顯地可以引申到：失能可能失去更多的交換籌碼，對於個體的社會交換的能力的負面衝擊更為嚴重，社會撤退的可能性越高。

二、現代化觀點

Burgess（1960）提出現代化（modernization）觀點，科技化過程讓長者失去競爭力，成為邊緣化人口，需要職能再造，如何強化長者的職能競爭力和社會地位。這理論聚焦在職能和社會競爭系統，暗示失能可能的衝擊。

三、年齡分層化觀點

不同的年齡世代有其社會界定的角色，老化過程就要讓出角色給年輕世代，往下一個社會定位的世代角色，稱為世代流動。有助於區分老化型態與世代角色流動的傳承型態。聚焦在世代傳遞角色的差異，角色受健康失能和多元文化影響，暗示失能可能造成角色和地位的失去，但沒有說明失能如何影響社會互動。

參、權力區分理論

權力區分理論（power differentiation theory）提出的主要目的是想顛覆占據社會、政治、經濟和文化主體的權力結構，解構主流文化對老化的詮釋。本段簡介政治經濟觀點和女性主義觀點。

一、政治經濟觀點

Estes（1991）聚焦在政治經濟（political economy），她認為現存的社會結構，個體的權力受到性別、階級、族群和年齡影響，主流社會（例如：社會階層之中，占多數的白人、男性、中上階級、非老人）定義老化意涵，衝擊老化政策和長者的權力，權力強勢的群體界定老年相關的政策、銀髮服務方案、老年的現實感。結果造成社會對老人的烙印或刻板印象，甚至結構性的歧視。老化和失能在主流社會結構之下，都屬於弱勢族群。

二、女性主義觀點

Arber和Ginn（1991）提出女性主義（feminism）的老化觀點，強調社會結構對女性老化觀點的影響，由於主流社會的結構男性權力高於女性，有關老化的理論偏向父權觀點的解讀，以男性的老化經驗作為對照的標準，女性老化的實際經驗被忽略了。女性觀點必須重視翻轉主流社會結構的社會建構。由於女性失能的比率高於男性，失能對女性的衝擊勢必比男性嚴重，又因為在男性主流的社會結構之下，女性因應失能的社會條件可能不如男性，女性又必須肩負家庭主要照顧的責任，政策必須能夠反映女性在這方面處境的弱勢。

肆、個體在環境中的勝任感

本段的理論聚焦在個體和環境的互動關係，包括生態理論和人在環境之中的理論。

一、生態理論

Lawton（1998）提出生態理論（ecological theory）主張環境對個體的要求和個人的能力之間的平衡與契合，環境增壓或個體失去能力造成不平衡狀態，兩個可以相互調整。理論後來有些調整，加入個體對環境的評價影響自己對失能存在的看法和應該採取的行動。這項觀點的修訂也強調環境積極協助個體的觀點，這項結果就是幸福感和達成發展的里程。沒有直接提到失能的衝擊和因應，但失能有可能降低個體因應環境對個人發展的要求的能力，這項理論的重點在於強調人和環境的互動的關係之契合度，個體如果因為失能而比較無法因應環境的需求，環境必須對個體的處境有些回應，因此重點已經不在個體失能需要負擔的責任，而是環境是否對個體的需求有充分的回應，這項主張有助於減少對個體的責怪。這項理論有需要深化，深入討論失能和長期面對失能造成的人和環境互動的因應原則，以及提出人和環境互動最佳的契合度的具體指標。

二、人在環境中模式

Kahana（1982）提出人在環境中（person in the environment）的觀點，將人和環境的關係建立在老化的生態模式上，更明確地提出人和環境兩者的互動關係和結果，當人的身體能力和環境的要求兩者越適配，契合度也就越高，結果就是幸福感越高。和前一個理論一樣，這項理論並沒有直接提到失能的衝擊和因應，但失能有可能減少因應環境要求的能力，環境應該要有所回應，因應個體的能力進行調整或降低需求。像前一個理論

一樣，如果該理論能夠深入討論失能和長期面對失能的因應模式，理論的實用性也會更高。

伍、失能的社會模式

整體而言，失能的社會模式建立在一個重要的前提，就是：失能並不是個體固有的一部分，而是人和環境互動產生的議題，個體的能力和環境的需求之間有個鴻溝，身體殘缺或障礙本身並不構成失能。本段呈現三個相關的理論。

一、功能限制

Nagi（1991）提出功能限制（functional limitation）觀點，主張活動性病理（active pathology），就是疾病打亂了正常的過程、個體想要恢復正常，無法恢復正常就是障礙（生理或解剖性的異常）。與其強調病理，不如重視功能上的限制，甚至超越功能上的限制，也就是說：失能是個體在社會、文化和物理的環境或情境之中，無法執行社會定義的角色和任務，這不應該被認為就是病理、功能障礙或功能限制。這項理論有助於提升老化失能的個體的生活品質。影響失能者適應的因子就在於人和環境互動的狀態，因此，必須能夠檢視兩者的互動關係，進一步將該互動關係予以強化，找到介入點。因此，要不要提出有關失能的操作性定義，已經不重要。

二、國家醫學院和世衛組織模式

Verbrugge和Jette（1994）的理論建立在「國家醫學院」（Institute of Medicine）和世界衛生組織（World Health Organization, WHO）和前述Nagi的失能過程模式的基礎上，同時加入風險因子和生活品質，建構

了更明確的失能過程模式。由於WHO強調失能和相關因子之間的互動關係成為實務的介入點。Verbrugge和Jette則進一步釐清因子之間的互動關係，在考量人口、生理、心理、行為、社會和環境因素之後，可以緩衝失能帶來的負向衝擊的保護因子有二：

(一) 個體

生活方式和行為模式的改變、社會心理特質、妥適的因應方式和維持與調整活動的方式。

(二) 環境

醫療照護、復健復能、藥物和其他治療、外在支持、物理和社會環境的建構。

就像Nagi理論的主張，失能因子受到人和環境互動狀態的影響，辨識和強化兩者之間的互動關係，有助於找到實務的介入點。就像前一項理論，有沒有失能的操作性定義已經沒有那麼重要了。

三、國家醫學院使能和失能過程模式

前述的國家醫學院修訂1991年的模式，創造出使能和失能過程模式（enabling-disabling process），這個新模式有三項新的主張：
（一）失能的狀態已經不包括在模式之中，失能只是個體和環境互動的潛在結果，使能失能的過程可以分成四個階段：沒有失能的情況、失能的病理學、虧損和功能性限制。
（二）新的模式認為過渡性的因素和生活品質，兩者都和使能失能過程交相互動。
（三）通往失能之路並不是單程車票，而是雙向的歷程，顯示失能過程有逆轉的潛能。
    1.個體與環境互動或交易的因素和生活品質與使能和失能過程交互影響。

2.通往失能之路，不是單向的歷程，在失能的過程有可能逆轉的。

使能失能過程模式將人和環境的交互作用或互動描述為失能的情境，該模式運用視覺印象，描述一個人站立在一個環境的墊子的中間，該墊子是一個大而具有彈性的三個層面的物體，分別代表個體可以在其中移動的身體和社會層面的環境。個體站立在墊子的中心，可以體驗到的失能程度就是該環境墊子的力道。例如：一個人如果有肢體方面的虧損，如果他所處的物理、社會和文化環境提供了很好的支持（例如：可以補償身體缺陷的輔助或協助），表示他所站的墊子很堅固，他經歷到的失能極為有限。反之，如果環境支持很有限，他站立的墊子就很脆弱，經歷的失能程度也就比較巨大。由此可見，這個模式將失能當作是關係的結果，不是放諸四海皆準的穩定特質。失能不在個體本身，而是個體的身體功能和物理或社會環境的要求，兩者無法達到契合。

四、國際功能、身心障礙與健康分類系統（International Classification of Functioning, Disability, and Health, ICF）

ICF是另一個研究失能和身心障礙很著名的模式，源於世界衛生組織1980和2001年發展的「國際機能損傷、活動和參與分類」，ICF是人類功能分類的普世模式，用於分類或區分與健康狀況互動並影響個人身體的功能、結構、活動和社會參與的個體和環境因素。所以該模式也沒有提供失能的正式操作性定義，重點放在個人和環境因素，以及兩者的互動，焦點是希望能夠評估身心障礙對個體的衝擊。

 ## 第四節　長照正式和非正式服務的關係

長期照顧體系最常見的區分就是正式照顧和非正式照顧，前者是指照顧體系各種服務方案的專業人員所提供的服務，後者是指家庭照顧者提供的照顧。如果將照顧的投入以數量統計，包括照顧時數或將照顧時數換算

成薪資，家庭提供的照顧還是占整體長期照顧時數和薪資的絕大多數，足見家庭照顧的重要性，但是在政策制定方面，後者經常被忽略。本節討論正式和非正式的長期照顧兩種體系之間的關係的理論，包括守門員、層級彌補、任務特定、替代和輔助等五個理論（張宏哲，2010）。

壹、守門員理論

　　守門員理論又稱橋梁理論，並無特定的主張者，本章整合安德孫的服務使用行為模式（使能因素）和臨床實務經驗，提出這項觀點。該理論強調家庭照顧者的角色除了照顧長者之外，也扮演長期照顧正式服務使用的橋梁、守門和決定的角色，守門員的把關或決定使用服務的角色功能的發揮包含：決定使用哪些類型的服務、決定服務使用的時數、決定選擇哪些服務的提供者，以及為品質把關，決定要如何協商服務和要不要申訴或陳情等。過去的實務經驗顯示，許多的服務決定是由照顧者主導，長期照顧服務人員也常跳過長者，直接和家庭照顧者進行照顧的安排和協商。長期照顧2.0的評估過程和照顧計畫的擬定，照顧管理專員和A單位個案管理人員都會呈現出家屬的期待，比較少提到長者的期待。其實，同時兼顧長者和家庭照顧者的意見和期待，服務的輸送會比較順利。

　　守門員理論的主張也顯示家屬和照顧者除了扮演服務資訊提供和協助連結服務資源的角色之外，照顧角色的自我定位也會影響長照服務使用的決定，有些照顧者將自己定位為父母親的守護者，照顧不假手他人，影響使用長照服務的意願和限制使用的時數，直到負荷嚴重才有可能放手，專業人員必須在這方面協助克服服務使用的障礙。另外，專業人員也要針對自己管理的個案分析影響服務使用的相關因素，作為服務連結的參考，例如：男性照顧者（相較於女性）、手足或朋友（相較於配偶和子女）、福利身分是一般戶（相較於低收和中低收入戶）、CMS失能等級在六至八的長者、認知障礙兼有行為精神問題的長者、負荷比較高的照顧者、住在都會區（相較於偏遠地區），使用長照服務的意願比較高，使用的時數也比較高。這些相關因素是參考指標之外，也可以彙整使用服務的障礙指

標，例如：不知道有居家服務、不知道聘僱外籍看護仍然可以使用部分服務、經濟困頓的一般戶和住在資源不足的偏鄉等。

貳、層級彌補理論

文化習俗、價值觀、血緣關係和性別角色社會化等因素，都有可能影響家庭照顧安排和服務使用的決定。Cantor（1979）提出層級彌補模式（hierarchical-compensatory model），她主張家庭照顧的選擇安排是建立在文化和血緣的價值觀的基礎上，依照偏好照顧的層級，類似漣漪向外擴散，從配偶、子女、媳婦或女婿、親戚、朋友、鄰居，當這些優先考量的親朋好友、鄰居照顧者無法到位，或者負荷過重導致功能無法發揮的時候，才會使用正式的長期照顧服務，因此，這個模式又稱為「家庭照顧或非正式照顧替代正式照顧」的模式。

這個模式的主張預設血緣和孝道價值觀的存在，這項文化價值觀可能因為時代和地域而有差異，另外，過去的研究也顯示偏好親人照顧的現象通常是發生在貼身的ADL身體照顧項目，屬於工具性的協助，使用長期照顧服務的可能性也比較高，這也顯示家庭照顧和正式的長期照顧服務是可以分工並存的。

參、任務特定理論

任務特定模式（task-specific model）又稱最佳契合（optimal fit）或補充模式（complementary model），該模式的提出者Litwak（1985）主張需要照顧的個體所接觸的初級團體（primary groups）包括家庭成員、親戚、朋友、鄰居和正式的照顧者，每種團體都有獨特的結構特質和功能，包括：面對面接觸的機會和頻率（從經常接觸到零星接觸）、經驗的類似性（從共同性到差異性）、情感的緊密度（從疏遠到緊密）、關係的持久性（從短暫到持久）和投入的動機（出自內心到自私和被動）、處理

偶發事件的機會和頻率（從經常到偶然）。

　　所有的初級團體之中，配偶最獨特，因為只有配偶同時兼具前述的特質，包括關係最持久、情感連結最強、同住最久、面對面接觸最頻繁、照顧項目最廣、照顧投入最強。子女則僅次於配偶，不論是關係、情感、照顧投入，都和配偶可以相比，但是同住和接觸頻繁度可能比較不足。遠親不如近鄰，鄰居就在隔壁，有機會可以就近協助處理緊急事件，可是長期投入的意願可能不如家屬。必須依據初級團體的不同特質，搭配不同的照顧安排，讓這些團體的效能可以發揮，是家屬或A單位個管人員可以合作協調的事宜。A個管人員可以協助家屬進行照顧安排，讓兩個體系的照顧者各司其職，找到Litwak所謂的最佳契合的安排組合，讓兩個體系發揮最大效能，才能夠滿足被照顧者的需求。

肆、替代理論理論

　　替代理論（substitution theory）源於政策制定者的擔憂，認為正式的長照服務提供或輸送，可能腐蝕家庭的孝道和投入照顧的動機和意願，造成政策制定和服務提供的「道德風險」，這是政策制定者不樂意看到的問題。過去研究（佐藤信人，2010）也顯示日本介護保險啟動之後，確實有這種現象，家庭在使用介護保險相關的服務之後，家庭成員會認為主要照顧者已經購買服務，他們就可以抽身，不用再參與照顧。Chang（1997）針對美國全國性的長期照顧服務資料的貫時性分析結果顯示：家庭照顧者投入照顧的人數確實會因為長照正式服務的使用而減少，但是每個月總投入的時數並沒有顯著的降低。

　　長照2.0的服務因為補助額度大增，自付額大幅降低，造成長者和家庭使用服務的人數大幅的成長，但是探討服務使用之後的替代效應的實證研究並不多，未來的實務工作和研究有需要探討這項議題，除了檢視長照2.0服務的使用會不會腐蝕家庭照顧的投入（人數和時數）之外，有需要探討照顧者會不會因為使用正式服務之後，將空下來的時間投入其他照顧的項目或是強化自己照顧的品質。

伍、輔助理論

Edelman和Hughes（1990）試圖彙整替代模式和任務特定模式，他們以照顧來源、照顧類型和照顧量三個指標界定正式和非正式照顧之間的關係，認爲照顧安排的消長或變化也需要考量進去，強調貫時性研究才有可能探討照顧安排的變化，他們主張替代作用只發生在同一種照顧項目或照顧類型，例如：居家照顧服務的身體照顧，當正式照顧的使用量增加，服務員可以進行身體照顧的沐浴和盥洗等服務，相對地，家庭照顧者在這項照顧的投入次數或時數就減少；因爲兩個照顧體系各司其職，正式照顧如果轉移位和肢體關節活動方面比較專業，則家庭照顧者轉移到其他照顧項目的投入量就增加。以上述這些情形觀之，兩個體系的照顧和服務屬於互補性，替代作用的現象比較不存在。

結論

理論的建構來自實務經驗的反省和深思，以及實證研究結果的累積和彙整，屬於兩者整合之後產出的結晶，這些實務和研究成果的結晶，反過來又成爲臨床實務過程的指引，讓實務工作能夠成爲有意識的過程，能夠以長期累積下來的概念導引實務過程，避免過度依靠直覺和主觀的意向，以免造成處遇的偏誤。本節簡介多個長照相關的理論，除了可以作爲實證研究應用的架構和假設檢證的依據之外，也可以作爲實務工作過程的參考，冀望專業人員可以養成將理論應用在實務工作的習慣，好讓臨床過程成爲有意識和客觀的專業歷程。

參考資料

中文資料

佐藤信人（2010）。日本介護保險實施十年的回顧與評價。中華民國老人福祉協會「從日本介護保險十年經驗談台灣長期照護保險的發展」研討會。

周怜利（譯）（2000）。Erikson老年研究報告（原作者：Erikson, E., Erikson, J., & Kivnick, H.）。臺北：張老師文化。（原著出版年：1994）

張宏哲（2010）。長期照護正式和非正式體系之間關係的模式──研究和實務議題的探討。社區發展季刊，*132*，20-33。

張宏哲（2014）。長期照顧服務品質確保機制的建立──品質資訊的蒐集和公開。社區發展季刊，*141*，161-172。

英文資料

Andersen, R. (1995). Revisiting the behavioral model and access to medical care: Does it matter?. *Journal of Health and Social Behavior*, *36*(March), 1-10.

Andersen, R. (2008). National health surveys and the behavioral model of health services use. *Medical Care*, *46*(7), 647-653.

Andersen, R., & Newman, J. F. (1973). Societal and individual determinants of medical care utilization in the United States. *Milbank Memorial Fund Quarterly*, *51*(1), 95-124.

Arber S., & Ginn J. (1991). *Gender and later life: A sociological analysis of resources and constraints.* Sage, Newbury Park, CA.

Atchley, R. (1989). A continuity theory of normal aging. *The Gerontologist*, *29*(2), 183-90.

Bass, D. M., & Noelker, L. S. (1987). The influence of family caregivers on elder's use of in-home services: An expanded conceptual framework. *Journal of Health and Social Behavior*, *28*(2), 184-196.

Bradshaw, J. (1972). Taxonomy of social need. In McLachlan, G. (ed.), *Problems and progress in medical care: Essays on current research*, 7th series, 71-82. Oxford University Press, London.

Burgess, E. (1960). *Aging in Western societies*. University of Chicago Press, Chicago.

Cantor, M. (1979). Neighbors and friends: An overlooked resource in the support system. *Research on Aging*, *1*, 434-463.

Chang (1997). *Substitution between formal and informal in-home care for the dependent elderly in the community: Comparison of three types of informal networks*. Doctoral Dissertation, Washington University, St. Louis, Missouri.

Cumming, E., & Henry, W. (1979). *Growing Old: The Process of Disengagement*. New York: Basic Books.

Donabedian, A. (2005). Evaluating the quality of medical care. *The Milbank Quarterly*, *83*(4), 691-729.

Dowd, J. (1975). Aging as Exchange: A Preface to Theory. *Journal of gerontology*, *30*, 584-94.

Edelman, P., & Hughes, S. (1990). The impact of services to the homebound elderly on provision of informal care to homebound elderly persons. *Journal of Gerontology*, *45*(2), S74-S84.

Erikson, E., Erikson, J., & Kivnick, H. (1994). *Vital Involvement in Old Age*. New York: W. W. Norton & Company.

Estes, C. (1991). The new political economy of aging: Introduction and critique. In Minkler, M., & Estes, C. ed., (1991). *Critical perspectives on aging: The political and moral economy of growing old*, 19-36. Baywood, Amityville, NY.

Kahana, E. (1982). A congruence model of person-environment interaction. In Lawton, M., Windley, P., & Byerts, T. (ed.), *Aging and the environment: Theoretical approaches*, 97-121. New York: Springer.

Lawton, M. (1998). Environment and aging: Theory revisited. In Scheidt, R., & Windley, P. (ed.), *Environment and aging theory: A focus on housing*, 1-32. Greenwood Press, Westport, CT.

Lazarus, R., & Folkman, S. (1984). *Stress, Appraisal, and Coping*. New York: Springer Publishing Company.

Lemon, B., Bengtson, V., & Peterson, J. (1972). An exploration of the activity theory of aging: activity types and life satisfaction among in-movers to a retirement community. *Journal of Gerontology*, *27*(4), 511-23.

Litwak, E. (1985). Complementary roles for formal and informal support groups: A study of nursing homes and mortality rates. *Journal of Applied Behavioral Sci-*

ence, *21*(4), 407-425.

Nagi, S. (1991). Disability concepts revisited: Implications for prevention. In Pope, A., & Tarlov, A. (ed.), *Disability in America: Toward a national agenda for prevention*, 304-327. National Academy Press, Washington, DC.

Putnam, M. (2002). Linking Aging Theory and Disability Models: Increasing the Potential to Explore Aging with Physical Impairment. *The Gerontologist*, 42(6), 799-806.

Verbrugge, L., & Jette, A. (1994). The disablement process. *Social Science and Medicine*, *38*(1), 1-14.

國家圖書館出版品預行編目(CIP)資料

長期照護概論／張宏哲，吳家慧，王潔媛，
鄭淑方合著 ； 張宏哲主編. -- 初版. --
臺北市；五南圖書出版股份有限公司，
2023.09
面 ； 公分
ISBN 978-626-366-499-9(平裝)

1.CST: 長期照護

419.71   112013506

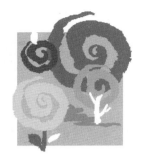

1J1D

長期照顧概論

主　　編 ― 張宏哲

作　　者 ― 張宏哲、吳家慧、王潔媛、鄭淑方

發 行 人 ― 楊榮川

總 經 理 ― 楊士清

總 編 輯 ― 楊秀麗

副總編輯 ― 李貴年

責任編輯 ― 何富珊

封面設計 ― 陳亭瑋

出 版 者 ― 五南圖書出版股份有限公司

地　　址：106台北市大安區和平東路二段339號4樓

電　　話：(02)2705-5066　　傳　　真：(02)2706-6100

網　　址：https://www.wunan.com.tw

電子郵件：wunan@wunan.com.tw

劃撥帳號：01068953

戶　　名：五南圖書出版股份有限公司

法律顧問　林勝安律師

出版日期　2023年 9 月初版一刷

定　　價　新臺幣500元

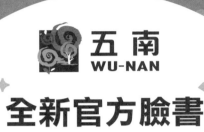
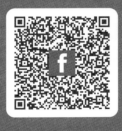
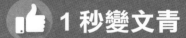

經典永恆・名著常在

五十週年的獻禮——經典名著文庫

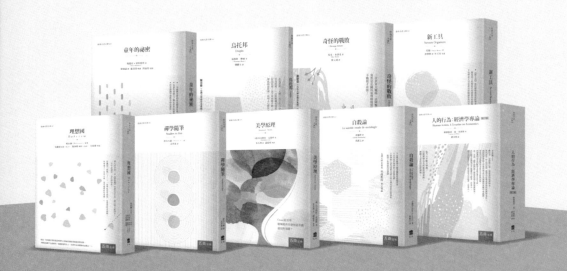

五南,五十年了,半個世紀,人生旅程的一大半,走過來了。

思索著,邁向百年的未來歷程,能為知識界、文化學術界作些什麼?

在速食文化的生態下,有什麼值得讓人雋永品味的?

歷代經典・當今名著,經過時間的洗禮,千錘百鍊,流傳至今,光芒耀人;

不僅使我們能領悟前人的智慧,同時也增深加廣我們思考的深度與視野。

我們決心投入巨資,有計畫的系統梳選,成立「經典名著文庫」,

希望收入古今中外思想性的、充滿睿智與獨見的經典、名著。

這是一項理想性的、永續性的巨大出版工程。

不在意讀者的眾寡,只考慮它的學術價值,力求完整展現先哲思想的軌跡;

為知識界開啟一片智慧之窗,營造一座百花綻放的世界文明公園,

任君遨遊、取菁吸蜜、嘉惠學子!